学前卫生学基础

柳 倩 主编

国家开放大学出版社·北京

图书在版编目（CIP）数据

学前卫生学基础/柳倩主编．——北京：国家开放大学出版社，2022.1（2024.8重印）
ISBN 978-7-304-11005-5

Ⅰ．①学… Ⅱ．①柳… Ⅲ．①学前儿童-儿童少年卫生学-开放教育-教材 Ⅳ．①R179

中国版本图书馆 CIP 数据核字（2021）第 215138 号

版权所有，翻印必究。

学前卫生学基础
XUEQIAN WEISHENGXUE JICHU

柳　倩　主编

出版·发行：国家开放大学出版社
电话：营销中心 010-68180820　　　　总编室 010-68182524
网址：http://www.crtvup.com.cn
地址：北京市海淀区西四环中路 45 号　　邮编：100039
经销：新华书店北京发行所

策划编辑：陈　蕊	版式设计：何智杰
责任编辑：刘　铭	责任校对：冯　欢
责任印制：武　鹏　马　严	

印刷：河北盛世彩捷印刷有限公司
版本：2022 年 1 月第 1 版　　　　　2024 年 8 月第 3 次印刷
开本：787mm×1092mm　1/16　　　印张：15.75　　字数：297 千字
书号：ISBN 978-7-304-11005-5
定价：38.00 元

（如有缺页或倒装，本社负责退换）
意见及建议：OUCP_KFJY@ouchn.edu.cn

Preface 前 言

当前，我国学前儿童健康领域面临着新旧交织的挑战，重点问题包括伤害，饮食、久坐、近视等生活方式，健康危险因素，心理健康等。人们对学前儿童健康的研究从疾病治疗向预防性服务拓展，从常见病转移到伤害和心理健康问题。作为初级卫生保健机构，托幼机构在保障学前儿童健康方面承担着重要的任务和责任。

我国托幼机构倡导保教结合，教师工作中的重要内容是卫生保健。随着我国托育政策的调整，托幼机构托育对象的年龄呈现向下延伸的趋势，教师工作中的卫生保健部分更加突出。本书的主要目的是阐明托幼机构卫生的方法，使教师能从中获益，为学前儿童的身心健康保驾护航。本书主要的读者群体是托幼机构的教师，当然，也可能包括托育机构的其他保教人员或学前儿童的家长。我们认为，托幼机构的教师应该具备基本的生理学知识，考虑到这些群体的知识基础和工作需要，我们尝试编写一本方法比较全面、内容实用且容易理解、应用实践性比较强的教材。

本书是国家开放大学学前教育（专科）专业的专业基础课"学前卫生学基础"的全国通用教材。本书以学前儿童保健学、营养学等为学科基础，从健康观、发展观和教育观等理论视角入手，和读者一起研习与学前儿童卫生有关的理论和实践问题，阐述学前儿童卫生实践的关键素质和方法，旨在使教师树立现代健康预防和健康促进观念，拓宽学前卫生学的视野；使读者掌握学前卫生学的基本知识，理解幼儿园卫生工作的基本原理，能运用学前卫生学基础的相关知识科学安排学前儿童一日生活，为其营造健康的心理环境，具备一定的学前儿童常见伤害的预防和安全防护的知识技能。

本书共七个单元。第一单元描述的是学前卫生学基础概述，包括学前卫生学基础的相关概念、影响学前儿童健康的因素，以及学前卫生学基础的研究对象和任务。第二单元是学前儿童生长发育，阐述了学前儿童生长发育的概况、特点、卫生保健及基本规律，学前儿童生长发育的影响因素，学前儿童生长发育的评价与健康检查。第三单元是学前儿童常见身体疾病和防护，主要内容包括学前儿童患病时的临床症状、学前儿童常见传染性疾病的预防和护理、学前儿童常见非传染性疾病的预防和护理、托幼机构体弱儿健康管理。第四单元是学前儿童心理卫生，主要内容包括学前儿童心理健康概述、学前儿童心理保健、学前儿童常见问题行为。第五单元是学前儿童膳食营养和卫生，主要阐述了学前儿童营养基础、幼儿园膳食安排、学前儿童饮食行为偏差与改善。第六单元是幼儿园保教活动安排的卫生，阐述了幼儿园一日生活制度制定的意义和依据、幼儿园一日活动各环节安排的卫生、幼儿园卫生保健管理。第七单元是学前儿童伤害和安全防护，阐述了伤害的内涵与分类、学前儿童伤害的发生原因、学前儿童常见伤害的预防和学前儿童伤害发生后的处理。

我们构思本书时，考虑的是当前我国学前儿童面临的主要健康问题是什么、托幼机构教师的卫生定位和任务是什么。基于这些思考，本书在内容上除了身体疾病，还将重点放在伤害、心理健康、营养方面；同时，本书也将教师在托幼机构的卫生工作定位在预防、现代健康观、体现公平等方面。

本书由来自全国不同高等师范院校、开放大学的教师及一线的幼儿园教师组成的编写组共同编写完成。本书主编为华东师范大学学前教育学系柳倩副教授，编写人员有湖南省民族职业技术学院郭殷、浙江开放大学邹笑、福建省建瓯实验幼儿园吴海云（正高级教师）。具体编写分工如下：柳倩编写第一单元、第三单元、第七单元；郭殷编写第二单元、第五单元；邹笑编写第四单元；吴海云和柳倩编写第六单元。

本书在教学大纲、课程多媒体教学资源一体化设计方案、书稿的撰写和审定及出版过程中，得到了浙江开放大学的高度重视与大力支持。本书也得到了北京师范大学王雁教授、中华女子学院王练教授、洛阳师范学院杜燕红教授和国家开放大学唐已婷副教授的审定建议，在此我们深表感谢。同时，我们还要感谢国家开放大学出版社的编辑，他们为本书的出版做了细致、辛勤的工作。

在本书编写过程中，我们参考、应用、借鉴了许多国内外学者的研究成果，在书中一一做了标注，在此一并表示衷心的感谢。

鉴于作者水平有限，书中如有错误或欠妥之处，诚请读者批评指正。

《学前卫生学基础》编写组

2021年8月

Contents 目 录

第一单元　学前卫生学基础概述 ·· 1
　第一节　学前卫生学基础的相关概念 ·· 3
　第二节　影响学前儿童健康的因素 ·· 6
　第三节　学前卫生学基础的研究对象和任务 ·································· 13

第二单元　学前儿童生长发育 ·· 17
　第一节　学前儿童生长发育的概况、特点、卫生保健及基本规律 ········ 19
　第二节　学前儿童生长发育的影响因素 ·· 45
　第三节　学前儿童生长发育的评价与健康检查 ······························ 49

第三单元　学前儿童常见身体疾病和防护 ······································ 64
　第一节　学前儿童患病时的临床症状 ·· 66
　第二节　学前儿童常见传染性疾病的预防和护理 ···························· 69
　第三节　学前儿童常见非传染性疾病的预防和护理 ························ 76
　第四节　托幼机构体弱儿健康管理 ·· 92

第四单元　学前儿童心理卫生 ·· 100
　第一节　学前儿童心理健康概述 ·· 102
　第二节　学前儿童心理保健 ·· 111
　第三节　学前儿童常见问题行为 ·· 120

第五单元　学前儿童膳食营养和卫生 ·· 137
　第一节　学前儿童营养基础 ·· 139
　第二节　幼儿园膳食安排 ·· 157
　第三节　学前儿童饮食行为偏差与改善 ······································ 165

第六单元　幼儿园保教活动安排的卫生 …… 172
第一节　幼儿园一日生活制度制定的意义和依据 …… 174
第二节　幼儿园一日活动各环节安排的卫生 …… 180
第三节　幼儿园卫生保健管理 …… 201

第七单元　学前儿童伤害和安全防护 …… 215
第一节　伤害的内涵与分类 …… 217
第二节　学前儿童伤害的发生原因 …… 218
第三节　学前儿童常见伤害的预防 …… 221
第四节　学前儿童伤害发生后的处理 …… 224

参考文献 …… 237

附录1　儿童入园（所）健康检查表 …… 239

附录2　0~18岁儿童青少年身高、体重百分位数值表 …… 240

数字资源目录

序号	资源名称	单元	页码
1	文本：《健康儿童行动计划（2018—2020年）》	1	11
2	文本：《托幼机构秋冬季新冠肺炎疫情防控技术方案》	2	58
3	文本：《关于印发儿童眼及视力保健等儿童保健相关技术规范的通知》	2	59
4	文本：《综合防控儿童青少年近视实施方案（征求意见稿）》	3	90
5	文本：故事《小蜗牛的微笑》	4	115
6	视频：学前儿童分离性焦虑时的处理	4	121
7	视频：学前儿童饮食行为偏差与改善	5	167
8	文本：学穿衣儿歌	6	192
9	文本：托幼机构环境和物品预防性消毒方法	6	206
10	文本：学前儿童安全座椅的使用误区	7	222
11	视频：碰伤、擦伤、割伤的预防和处理	7	231

第一单元 学前卫生学基础概述

导 言

健康是学前儿童成长的基础。我国《幼儿园教育指导纲要（试行）》和《3—6岁儿童学习与发展指南》都将健康作为学前儿童五大领域发展之首。同时，中华人民共和国成立以来，"学前卫生学"一直是我国师范院校学前教育专业的核心课程、基础课程，也是幼儿教师资格证考试的重要内容。在实践中，存在着把卫生、健康连在一起运用的情况。那么，卫生和健康是一个概念吗？它们的内涵分别是什么？卫生和健康的内涵是否随着不同历史时期发生变化？当前，人们对于卫生、健康的理解究竟如何？影响学前儿童健康的因素是什么？学前卫生学基础这门课程的研究对象和任务是什么？本单元将围绕上述问题展开讨论。

学习目标

1. 理解卫生、健康的概念。
2. 理解现代健康观的内涵。
3. 理解影响学前儿童健康的因素。
4. 了解学前卫生学基础的研究对象和任务。

思维导图

- 学前卫生学基础概述
  - 学前卫生学基础的相关概念
    - 卫生的概念
    - 健康的概念
  - 影响学前儿童健康的因素
    - 生物学因素
    - 环境因素
    - 生活方式因素
    - 社会因素
  - 学前卫生学基础的研究对象和任务
    - 学前卫生学基础的研究对象
    - 学前卫生学基础的任务

健康是基本人权，是国家和社会对每个公民的权益保障。学前儿童健康是全民健康的基础。改革开放以来，我国学前儿童健康领域取得显著发展成就，学前儿童医疗卫生服务体系日益健全，学前儿童健康水平和身体素质持续提高。与此同时，随着工业化、城镇化、人口老龄化、疾病谱变化、生态环境及生活方式变化等现象的出现，学前儿童健康领域出现了一些新的问题。为应对学前儿童健康的一系列新挑战、进一步提高学前儿童健康水平，社会和各级政府纷纷做出回应。在《中华人民共和国母婴保健法》《"健康中国2030"规划纲要》《中国儿童发展纲要（2011—2020年）》等文件的基础上，国家出台了《健康儿童行动计划（2018—2020年）》，其内容涵盖基本原则、主要目标、重点计划和组织实施等，提出到2020年，我国覆盖城乡的学前儿童健康服务体系进一步完善，学前儿童医疗保健服务能力不断提升，学前儿童健康水平得到提高。

提升学前儿童公共卫生水平和健康水平的关键，是厘清学前卫生学基础的相关概念，了解影响学前儿童健康的因素及其影响发生机制。本单元将围绕这些内容进行阐述。

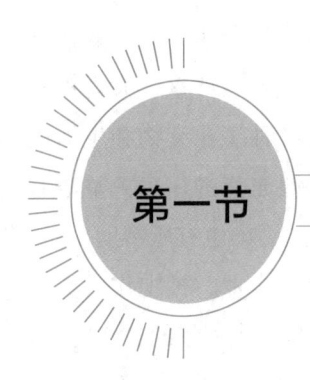

第一节 学前卫生学基础的相关概念

一、卫生的概念

在中国文化里，"卫生"一词由来已久。卫有"卫护、维护"之意，生有"生命、生机"之意，卫生即卫护人的生命，维护人的健康。"卫生"做名词时，可以解释为"维护生命或保护身体的行为"或"维护生命或保护身体所采取的行为或措施"，包括预防疾病、维护和促进健康所采取的一切措施。"卫生"做形容词时，可以解释为"干净""清洁"等。在医学中，现代医学所指的是狭义的卫生。《中国公共卫生理论与实践》将卫生学定义为人类以保护自身健康为目的、清除生活垃圾和工业废物，以保护空气、水、食物和环境的清洁安全所发展起来的一门学科，这一定义具有以下几个特征：它是针对传染病和工业污染展开的；针对的是预防疾病（笼统的，而非专门的），不是治疗；卫生措施是社会的和群体的；观察和干预的是人们的外部环境因素，如空气、水、食物、环境等。

卫生对应的英文词汇是 hygiene 和 sanitation。在英文词典里，hygiene 的解释为：为了预防疾病保持个人及其生活和工作环境的实践行为，更倾向于个人卫生习惯。sanitation 的解释为：为了保持环境的清洁而使用的设备和系统，更倾向于处理垃圾和废物的系统。hygiene 里包含了 sanitation，sanitation 是 hygiene 中的一种实践行为。

受到社会政治、经济、生活方式等因素的影响，人类历史上对于卫生的理解经历了几次重大的变化，具体如下。

人类对卫生的最初概念源于对传染病的预防。在现代医学诞生之前，人们没有特别有效的治疗措施，卫生预防措施在传染病的预防方面发挥了主导作用。早期病因的"瘴气说"是人类认识传染病的集中体现。"瘴气说"将传染病的病因指向了人类生活的外部环境，这种观点认为外部环境的潮湿、肮脏是产生传染病的主要原因，环境污染的主要因素是人、动物、植物等。卫生的最初含义就是创造一个有干净的空气、水、食物和居住的环境，养成一定的卫生习惯。

工业革命爆发后，卫生的概念从传染病的预防扩大到减少工业污染。工业污染对于空气、水、食物和环境的破坏及由此造成的疾病呈现出快速、严重、大规模等特点，人类用预防传染病时的卫生思路来加以应对，通过对各种工业废物和生活废物进行处理，提供洁净的空气、水、食物，此外，通风、光照充沛的住房，整洁有序的居住环境等，对减少工业废物对空气、水、食物和环境的污染也有所帮助。

随着社会的发展，卫生逐渐被视作全社会的事业、全民的事业，被视作人类生存和发展的基本要素，公共卫生的概念也由此发展。卫生就是人类积累的，在防止、消除或规避垃圾对水、食物和居住环境污染方面的经验、方法的汇总，这不仅属于个人行为，还具有公共性和群体性。

1. 公共性

公共卫生强调人们通过有组织的社区活动来预防疾病、延长生命和进行健康管理。传统的公共卫生的功能主要是由卫生部门负责的三大任务：健康教育、预防医学措施、卫生执法。新公共卫生的概念包括公平地获得有效的医疗保健、以社区参与为基础的伙伴式健康公共政策及部门之间的合作。这一内涵并没有摒弃传统的公共卫生内容，而是在其基础上，强调把改善物质环境和社会环境、预防和适合的治疗结合起来，通过多部门的合作和社区的多种场合开展健康促进工作。从促进健康、预防疾病到治疗、康复、其他的保健，这是对整个健康有正向作用的卫生行动谱。无论个体还是群体，对人群健康所提供的服务都应该是整合性的，而且预防与保健应该在服务的各个环节中都能体现出来。这就要求通过预测将来（短期或长期）影响健康的因素，确定目前应该以什么方式来投入资源以减少这些可能会出现的健康问题，以及如何实施才能获得最佳的干预效果。

2. 群体性

卫生体现了个体性预防与群体性预防相互结合的原则。人生不同阶段的生理特点和环境的危险因素是不同的，需要根据个体预防服务对象的特点采取不同的干预策略。群体性预防以群体为对象，根据群体的具体情况和可用的资源，确定优先的健康问题、干预目标的策略，为人群提供综合性的预防服务。社区参与是一个关键环节，应以需求为导向，通过了解社区不同人群的健康状况、特征及变动情况，明确和推测人群中现在存在的、将来会出现的健康问题，以及引起这些健康问题的原因，由此制定和实施社区卫生的措施，不断改善社区的生态环境，提高社区居民的健康水平和生活质量。

二、健康的概念

健康对应的英文单词是 health。长期以来，人们对于健康的理解是没有疾病。1948 年，世界卫生组织（World Health Organization，WHO）对健康做了明确的定义：健康不仅是没有疾病和衰落的状态，更是一种在身体上、心理上和社会适应上的健全状态。这是从整体论的角度对健康的内涵做的深刻阐述。

随着人们对于社会公平、人权意识的关注，1978 年一些国家署的《阿拉木图宣言》将健康问题和人权联系在一起，该文件明确提出：健康是基本人权，应达到尽可能的健康水平，是世界范围内一项重要的社会目标，这一目标的实现需要卫生部门及其他多种社会及经济部门的共同努力。1998 年 5 月，在日内瓦召开的第 51 届世界卫生大会通过了世界卫生组织提出的"21 世纪人人享有卫生保健"的全球卫生战略，并提出了"提高生活质量、促进人类健康长寿、实现人人享有卫生保健"的健康目标。这一观点从社会责任、社会价值角度认识健康问题，明确了健康权的重要性。

随着健康预防观念的确立，人们提出三级预防体系，其核心思想就是将治疗和预防相结合，除要求疾病发生之前有预防医学任务外，疾病的发生、发展和转归的全过程，都有预防医学的任务。三级预防体系的概念体现了人们主动、积极向疾病进攻的态度，体现了整体论的健康观。三级预防体系的内容如下。

（1）一级预防包括两方面的任务，即增进健康和特殊防护。前者指提高人们卫生知识水平、坚持体育锻炼、保证合理的营养、保护环境、保证饮用水的清洁度、进行污染无害化处理，创造良好的劳动和生活（居住）条件，注意合理生活方式，控制人口过度增长，进行社会心理卫生教育，纠正不良卫生习惯等。后者指免疫接种、杀菌灭虫、监测高危险性环境和高危险性人群。

（2）二级预防包括早期诊断和及时治疗。二级预防注意提高人们利用保健服务知识的水平，如宣传小儿营养不良的先兆症状或体征，发动人们自觉找保健机构检查。此外，预防医（药）源性疾病也是二级预防，这类疾病包括医务人员在诊断、治疗和用药过程中，由于语言、行为、操作等不慎而产生的增加病人身心痛苦，甚至导致死亡等内容。

（3）三级预防包括防止病残和康复工作。防止病残是使人不致丧失劳动能力，即病而不残，保存人的社会价值，或者虽然有些人的器官或肢体缺损，但应力求残而不废，即借助康复工作，使这些人能够在身体上、心理上、社会上、经济上和职业上成为有用的人。

公共健康就是国家为了提高公众健康水平而采取的措施，源于国家对于一个地区人群健康水平的关注，进而使一个国家和地区采取措施预防和控制疾病，以提高人群的整体健康水平。为了提高公共健康的水平，国家主要通过构建健康保障制度、优化全民的公共卫生状况等方式来实现，这实质上是对弱势人群健康的重点关注。现代公共卫生是现代公共卫生学对传统的卫生学和公共健康进行综合的产物，是社会实现健康的一种制度安排。健康保障是具有减轻乃至消除健康脆弱性作用的制度安排，一般涵盖公共卫生功能服务和个人医疗服务两个领域。健康保障的功能在于预防或规避健康风险，减轻疾病带来的损失，应对灾难性后果。

> ⊙ 问题与思考
>
> 在理解了卫生与健康的概念后，你认为卫生与健康有什么样的关系？

第二节 影响学前儿童健康的因素

关于影响健康的因素，目前人们广泛采纳的是达尔格伦（Dahlgren）的彩虹政策模型（见图1-1）。这个模型描述了潜在的影响健康因素的分层，提出了每层影响健康的因素有多少、各层因素是如何行动的，以及彼此间的联系。在该模型的基础上，世界卫生组织按照青少年的生活环境，将影响青少年健康的主要因素归纳为四个方面：生物学因素、环境因素、生活方式因素、社会因素。

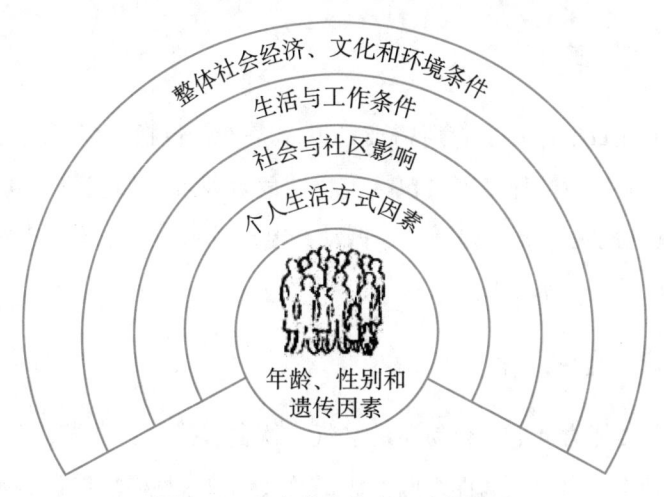

图1-1　达尔格伦的彩虹政策模型

一、生物学因素

生物学因素包含的内容较多，主要包括遗传、营养。

（一）遗传

种种研究表明，在各种出生缺陷中，遗传因素导致的出生缺陷逐年增加。染色体异常导致的重大畸形儿占新生儿总数的0.2%，近亲结婚者出现染色体异常的发生率高于一般人群。人的躯体特征和外貌主要由父母双方的遗传基因所决定，遗传基因决定学前儿童体格生长的轨迹、特征、潜力和趋势，而智能、思维、行为和人格等心理特征也在一定程度上受到遗传的影响。学前儿童的气质特点在中等程度上是由生物遗传性决定，一些精神障碍和行为异常与遗传有不同程度的关系，如精神分裂症、多动症障碍、某些神经症性障碍等。

（二）营养

营养对学前儿童的生长发育起着重要作用。营养研究表明，从出生到2岁这一时期是容易引起营养伤害的脆弱期，早期营养不良会导致大脑细胞数目减少、头围缩小等大脑的结构变化和生物化学变化。早期营养不良所致的某些神经系统损伤较难修复，也会影响学前儿童的认知发展。例如，缺铁的学前儿童容易出现注意力不集中、记忆力减退和性格的改变等问题；缺锌会影响其智能；缺碘可导致甲状腺功能低下、神经心理落后等问题。营养过剩则可致学前儿童肥胖症，其成年后发生糖尿病、动脉粥样硬化的概率更高。

二、环境因素

环境是学前儿童生存和发育所需要的基本条件，包括气候、地形、空气、水、食物安全和卫生等。危险环境因素包括生物性危险因素（如细菌、真菌、病毒、寄生虫等）、物理性危险因素（如噪声、振动、电离辐射等）和化学性危险因素（如毒素、农药、废气、污水等）。

（一）生物性危险因素

学前儿童免疫能力低下，容易通过空气、饮食、接触、虫媒、血行等传播途径被环境中的各种寄生虫、致病性细菌、病毒及其他致病性微生物侵袭致病。

（二）物理性危险因素

声音、色彩、光照、气压、温度等因素都会影响学前儿童的基本生存状态。和成人相比，长期暴露在35~50分贝的噪声环境中，学前儿童更容易在生理上出现暂时性或永久性听阈偏移，在心理上表现出心理不适、精力分散、烦躁不安、发火易怒、记忆减退、情绪波动等症状。学前儿童视觉尚未发育完善，过度的色彩刺激容易引起其视觉疲劳。由于皮肤调节体温的能力不强，所以学前儿童容易被捂热，也容易着凉。放射线的照射可破坏学前儿童的细胞，影响局部或全身组织的生长，甚至可能致畸。

（三）化学性危险因素

毒素会引发学前儿童的获得性认知和行为功能障碍。铅中毒问题被称为"当前我国儿童健康的头号威胁"。中国疾病预防控制中心的数据显示，1990年，我国有57.5%的2~7岁儿童铅摄入量超标，2000年，这一数字上升到62.1%，截至2006年，有1/3的儿童血铅含量超标。学前儿童消化道对铅的吸收率约比成人高5倍，而排泄率比成人低。铅中毒对学前儿童中枢神经系统和周围神经系统均有明显的损害作用，能够危及其智能、行为发育和体格生长。孕妇若食用含有甲基汞的鱼类和其他水生物体，甲基汞能够迅速通过血脑屏障和胎盘，对胎儿造成明显的神经损伤。

> **案例 1-1**
>
> **学前儿童铅中毒**
>
> 　　一名母亲带着8个月大的儿子到医院就诊。母亲告知医生，孩子自出生以来就不好好喝奶，睡觉也不安稳，还经常哭闹。该院为孩子进行铅检测后发现，其体内血铅水平高达300微克/升，为重度铅中毒。医生说，这与装修污染、饮食不当等有密切关系。经服药治疗后，孩子症状基本消失。
>
> 　　分析：铅是一种具有神经毒性的重金属元素，其理想的血液浓度应为0，一旦不为0就会对人体造成损伤。学前儿童血铅水平正常值为100微克/升以下，否则为铅中毒。由于学前儿童吸收多、排泄少、储存铅的流动性大等特点，相对来说，学前儿童更容易患铅中毒。一旦发生铅中毒，将对学前儿童的心理、智力、行为发育造成不可逆转的损伤，对其体格发育影响重大。
>
> 　　从目前的研究结果来看，铅进入学前儿童体内的主要途径是玩具及文教具、家庭装修、大气污染、汽车尾气等。此外，松花蛋、爆米花（旧法制作）等食品属于含铅量高的食品，食用过量更易导致学前儿童铅中毒。避免学前儿童铅中毒要做到以下几方面内容：减少在马路上的停留时间；定期做室内清扫，清扫时用湿布擦拭，以减少铅尘的飞扬；室内要经常通风，尽量使用环保涂料。此外，应少吃含铅量高的食品，多喝牛奶，多吃新鲜蔬菜、豆制品、海产品等。
>
> 　　资料来源：佚名.幼儿铅中毒严重，父母别不当回事［EB/OL］.（2016-04-17）［2021-08-01］.http：//www.51yey.com/yey/news_detail.aspx？aid=1174904.引用时有修改。

当前，环境对学前儿童健康的挑战正在发生变化。例如，全球气候对人口健康带来巨大挑战，健康风险包括温室效应、疾病传染模式等变化，食品和淡水供应的影响，生态系统的衰竭和物质生活资料的匮乏等。

三、生活方式因素

生活方式因素指由于自身行为生活方式而产生的健康危险因素，也被称为自创性危险因素。不良的生活方式有吸烟、酗酒、熬夜、滥用毒物、饮食不合理、缺乏锻炼等。不良生活方式与常见的慢性病密切相关。

人们对生活方式对健康影响的关注始于20世纪60年代。随着健康预防观念的深入，从公共卫生资源使用的有效性出发，基于提高人口质量的立场，一些发达国家率先掀起了第二次公共卫生革命，即通过改变生活方式提升国民人口素质。例如，美国于1979年向全国推荐六项有益于健康的生活方式，加拿大也在全国推行了生活方式行动计划。作为影响人体健康的重要因素，生活方式往往受到一定文化、民族、经济、社会、习俗、规范的约束，具有可控性和长期性，因此，具有较高的可塑性的学前儿童成为这场公共卫生革命的重点关注人群。

对于学前儿童而言，健康与生活方式有十分重要的关系。例如，学前儿童生长发育不良与膳食不平衡、热量摄入不平衡、偏食、挑食、过食等有关；不及时清洁双手的学前儿童，其血铅水平明显偏高。因此，培养学前儿童良好的生活方式，不仅有助于其健康成长，而且有助于提升其一生的生活质量。我国学者顾荣芳曾提出有助于学前儿童健康的八个生活方式：保持个人清洁；规律生活；平衡膳食、按时进餐；锻炼身体；注意安全；配合健康检查；适度表达情绪；关心环境卫生[1]。

世界卫生组织认为，现代社会正在进入后医学时代，危害人类健康的主要因素由生物病原体逐步转变为不良的生活方式，因此建立良好的生活方式显得尤为重要。对我国居民健康产生重大影响的因素已经从传染性疾病转变为多种因素，非传染性慢性疾病成为影响居民健康的主要疾病，不合理饮食、行为等因素对健康的影响力增强，高脂、高糖、高盐的饮食结构、缺乏运动的生活方式、环境污染、食品安全问题成为影响我国居民健康的重要因素。为此，2018年，在中华人民共和国国家卫生健康委员会颁布的《健康儿童行动计划（2018—2020年）》中，"培养儿童健康生活方式"成为重点推进行动项目"儿童健康促进行动"的重点内容。要强化儿童养护人为儿童健康第一责任人理念，提高儿童养护人健康素养，以家庭、社区、托幼机构为重点，加大健康知识宣传力度，普及健康生活方式；强化儿童健康管理，结合母子健康手册使用，扎实开展基本公共卫生服务项目中0～6岁儿童健康管理工作，为儿童提供全程医疗保健服务，促进儿童健康信息互联互通，逐步建立完善的儿童健康服务信息平台，推进儿童健康动态管理；加强托幼机构卫生保健，加强托幼机构卫生保健业务指导和监督工作，促进儿童平衡膳食和适量运动，做好托幼机构突发公共卫生事件、传染病和常见病以及多发病防控、食品安全、饮用水卫生、环境卫生等工作。

四、社会因素

社会因素指那些直接导致疾病的因素之外，由人们的社会地位、所拥有的资源、

---

[1] 顾荣芳. 学前儿童健康教育论［M］. 南京：江苏教育出版社，2003：42-51.

生活工作的环境决定的对健康产生影响的因素。它包括人们从出生、成长、生活的全部社会环境特征，如社会经济地位、社会支持网络、社会文化、价值观和社会规范。

在影响学前儿童健康的诸多因素中，健康保健体系是否完善是重要方面。健康保障体系不同于医疗保障，重在控制健康风险。学前儿童健康保障体系分为学前儿童卫生保健服务体系和学前儿童医疗服务保障体系两大部分。学前儿童卫生保健服务体系具体措施有健康指导、健康咨询和免费健康服务等，其服务对象是全体学前儿童，具有福利性、公益性的特点。学前儿童医疗服务保障体系侧重于学前儿童个体的疾病治疗，分为救助和保险两类。目前，我国妇幼保健工作已经形成了市县、乡镇和村三级网络。在市县层面，妇幼保健工作主要依托市妇幼保健院及其各站点；在乡镇层面，主要依托乡镇卫生站；在村级层面，主要依托村卫生室。《健康儿童行动计划（2018—2020年）》构建了更广泛意义上的学前儿童健康保障体系，从现有的医疗治疗保障模式向健康保障模式转变，提高学前儿童公共卫生服务项目在整个儿童医疗服务资源配置中的地位；建立符合学前儿童发展服务特点的产科、儿科（含新生儿科）、妇女保健科和儿童保健科等多学科协作机制，开展儿童早期发展专科建设；通过孕期营养、孕期心理、高危儿管理、儿童生长发育、儿童营养、儿童心理等方面的综合干预，充分开发学前儿童的潜能，促进其体格、心理、认知、情感和社会适应能力的全面发展；结合基本公共卫生服务，推动学前儿童发展均等化，在专业机构的指导下，促进学前儿童发展服务进农村、进社区、进家庭；实施母子健康发展综合项目，深入探索以农村为重点的学前儿童发展服务内容和服务模式；增强基本公共卫生服务能力，逐步形成基层首诊、双向转诊的就医格局；推进"互联网＋妇幼健康"模式，促进学前儿童健康服务信息化，开展学前儿童健康远程医疗服务；发挥中医药在学前儿童医疗保健服务中的作用；加强医疗机构中医儿科建设，积极推广应用儿科中医适宜技术，推进学前儿童健康领域中医药公共卫生服务项目的实施。

《健康儿童行动计划（2018—2020年）》

社会经济地位是指个体或群体在社会中所处的位置，通常可以用收入、受教育水平和职业三个指标来测量。收入直接影响人们的社会生活，对人们的健康水平造成影响；受教育水平的提高有助于缩小健康水平的差异；职业也会对健康产生影响。

社会支持网络包括社会支持体系（个体从社会网络获得的物质和情感支持，一般可以分为工具性支持、评价性支持和信息性支持）和社会资本（个人所拥有的社会关系成为一种社会资源而为个体所用）等。

社会文化、价值观和社会规范是指一个社会及其成员所持有的物质文明和精神文明的综合。在考查影响学前儿童健康的因素时，要充分考虑其所处的文化背景、特定的社会观念和习俗，以及由此决定的抚育方式。家庭所在的地理位置、家庭长期福利水平、父母受教育水平、父母的职业类别，以及学前儿童的年龄都与学前儿童的健康有明显的关系，家庭中孩子的性别组成显著影响我国学前儿童的健康，男童的健康状况优于女童，双子女的家庭规模较有利于学前儿童的健康，孩子性别比例较为均衡的家庭更有利于学前儿童的健康。[1]

随着社会各方面的发展和人民生活水平的提高，整体论的健康观逐渐受到人们关注。这种健康观的要点如下：治疗与预防相结合，求助与自助相结合，医学与社会相结合，生理与心理相结合，传统方法与现代方法相结合，把人类的科学成就全面地、系统地、积极地用于保护和促进人们身心健康上。

> **小贴士**
>
> **芬兰儿童全程医疗保健服务管理**
>
> 根据法律，政府必须为国民提供基本健康服务，主要由地方政府举办的社区健康服务中心提供。芬兰全国有160个社区健康服务中心，主要职责是健康咨询、健康教育、避孕建议、哺乳儿童保健和福利、疾病筛查、疫苗接种、学校卫生、心理健康服务、家庭照顾等。芬兰的基本健康服务健全，对所有社会人群免费提供，可及性好，在芬兰被广泛接受。妇幼保健服务是社区健康服务中心工作的重要组成部分，包括对学前儿童的生理、心理和社会适应状况的评估，对父母提供安全、照顾和家庭关系方面的教育咨询和支持，使儿童拥有健康成长的环境和生活方式，也使家长及早识别健康问题并得到适宜的解决办法。
>
> 根据服务指南的要求，在儿童7岁前，相关机构应在其生长发育的不同阶段提供至少15次的儿童保健检查服务。保健服务和信息管理的连续性好，实现了孕产期保健和儿童保健的高质量无缝衔接。社区妇幼保健服务的核心团队由公共卫生护士、助产士和全科医生共同组成。大学集团医院的分片对口管理模式使儿童健康服务资源得到有效整合，分级诊疗顺畅有序；高效整合的信息管理为实现全程化儿童医疗保健提供了强有力的技术支持和运行保障；以人为本的精细化和人性化服务理念贯穿整个医疗保健服务和管理过程；重视家庭环境和社会环境对儿童健康发展有很大影响，多部门协作有助于推进儿童健康和福利服务的整合。

---

[1] 王芳，周兴. 家庭因素对中国儿童健康的影响分析 [J]. 人口研究，2012 (2)：50-59.

第三节 学前卫生学基础的研究对象和任务

一、学前卫生学基础的研究对象

学前卫生学基础是在"预防为主"的卫生工作方针指导下，以学前儿童及其周围环境为研究对象，从健康观、发展观和教育观等理论视角，研究外界因素与学前儿童健康的关系，阐明环境因素对学前儿童健康影响的规律，提出利用有益环境因素、生物学因素、社会因素，控制有害影响的卫生要求及预防对策的理论根据和实施原则，以达到预防疾病，保护和促进学前儿童健康，提高生命质量的目的。

二、学前卫生学基础的任务

学前卫生学基础培养学生具备《幼儿园教师专业标准（试行）》所要求的专业价值观、专业知识与专业能力。

1. 专业价值观

专业价值观包括以下内容：认同学前教育的专业性，树立现代健康预防和促进观念，更新学前儿童卫生理念；启发学前教师应有的卫生学意识，拓宽其视野，提升其保护和促进学前儿童身心健康发展的素养，增强学前教师从事学前教育的技能与信心。

2. 专业知识

专业知识包括以下内容：掌握学前卫生学的基本知识，理解幼儿园卫生工作的基本原理；熟悉学前儿童身体各系统的特点、生长发育特点、健康监测方法和保育要求；熟悉学前儿童常见身体疾病和心理问题防控的目的、途径和方法，能借鉴相关知识分析学前儿童疾病防护实践中的一些问题；熟悉学前儿童需要的膳食营养和饮食行为特点，能借鉴相关知识分析学前儿童营养卫生实践中的一些问题。

3. 专业能力

专业能力包括以下内容：能运用学前卫生学基础的相关知识科学安排学前儿童一日生活和保教活动；能运用学前卫生学基础的相关知识营造学前儿童健康的心理环境；具有一定的学前儿童伤害预防和安全防护的知识和技能。

> **小贴士**
>
> **儿童健康促进行动**
>
> 1. 培养儿童健康的生活方式
>
> 强化儿童养护人为儿童健康第一责任人理念，提高儿童养护人健康素养。以家庭、社区、托幼机构为重点，加大健康知识宣传力度，普及健康生活方式。
>
> 2. 强化儿童健康管理
>
> 结合母子健康手册使用，扎实开展基本公共卫生服务项目中0~6岁儿童健康管理工作，为儿童提供全程医疗保健服务。促进儿童健康信息互联互通，逐步建立完善的儿童健康服务信息平台，推进儿童健康动态管理。
>
> 3. 加强托幼机构卫生保健
>
> 加强托幼机构卫生保健业务指导和监督工作，促进儿童平衡膳食和适量运动，做好托幼机构突发公共卫生事件、传染病、常见病与多发病防控及食品安全、饮用水卫生、环境卫生等工作。
>
> **儿童营养改善行动**
>
> 1. 加强婴幼儿科学喂养
>
> 实施婴幼儿喂养策略，建立生命早期1 000天营养咨询平台，强化医疗保健人员和儿童养护人婴幼儿科学喂养知识和技能。创新爱婴医院管理，营造爱婴爱母的良好社会氛围，保护、促进和支持母乳喂养。
>
> 2. 改善贫困地区儿童营养
>
> 将贫困地区儿童营养改善项目作为提高国民素质的重要任务纳入健康扶贫工程整体推进，扩大项目覆盖范围，强化贫困地区儿童营养健康教育和辅食添加工作，提高营养包服用依从性，切实改善贫困地区儿童营养状况。
>
> 3. 加强儿童肥胖监测和预防
>
> 开展儿童生长发育监测和评价，强化儿童个性化营养指导，引导儿童科学均衡饮食，加强体育锻炼，预防和减少儿童肥胖发生。实施儿童营养综合干预项目，研究开发儿童肥胖预防和干预适宜技术。
>
> 资料来源：《健康儿童行动计划（2018—2020年）》中重点行动部分的节选。

单元回顾

⊙ 单元小结

卫生是维护生命或保护身体所采取的行为或措施，包括预防疾病、维护和促进健康所采取的一切措施。健康不仅是没有疾病和衰落的状态，更是一种在身体上、心理上和社会适应上的健全状态。卫生和健康之间的关系可以这样理解：卫生是手段、措施，健康是目的。卫生和健康的内涵都受到不同历史时期的政治、经济、文化等因素的影响并发生着变化，当前社会已经发展出公共卫生观、健康预防观和现代健康观。

影响学前儿童健康的因素主要有生物学因素、环境因素、生活方式及社会因素。随着儿童疾病谱的变化，生活方式的影响作用日益突出，通过社会因素、生态体系培养学前儿童健康的生活方式成为学前卫生的重要内容。

学前卫生学基础是在"预防为主"的卫生工作方针指导下，以学前儿童及其周围的环境为研究对象，从健康观、发展观和教育观等理论视角，研究外界因素与学前儿童健康的关系，提出利用有益环境因素、生物学因素、生活方式和社会因素，控制有害影响的卫生要求及预防对策的理论根据和实施原则，以达到预防疾病，保护和促进学前儿童健康，提高生命质量的目的。

⊙ 案例分析

2020年春新型冠状病毒肺炎疫情暴发期间，我国出台了居民居家检疫等政策，以预防该传染病的发生和流行，这些政策有效地阻断了疫情，也改变了学前儿童的生活方式。一些家长发现，随着居家时间的延长，一些学前儿童出现了生活无序、情绪焦虑、体重增加等问题，为此，幼儿园纷纷开展线上教育活动，为学前儿童及其家长提供健康生活方式养成的教育支持资源，以便优化学前儿童的生活方式，改善学前儿童的健康状况。请运用学前卫生学基础的知识，从生活方式因素是影响学前儿童健康的重要因素这一视角，对这一现象进行分析。

分析：

居家隔离期间，学前儿童呈现出的少动、情绪焦虑、体重增加、生活无规律、偏食挑食等健康问题，与生活方式被改变有一定的联系；幼儿园提供线上家庭教育资源，为家长提供学前儿童在疫情居家生活期间的健康生活方式养成方案，如清洁卫生习惯、有规律生活、平衡膳食、按时进餐；锻炼身体、适度表达情绪等，这些内容有助于学前儿童健康成长、提高疾病预防能力。

⊙ 拓展阅读

［1］中华人民共和国卫生部，中华人民共和国教育部．托儿所幼儿园卫生保健管理办法［EB/OL］．(2010 – 10 – 26)［2021 – 06 – 30］．http：//www.gov.cn/flfg/2010 – 10/26/content_1730544.htm.

［2］中华人民共和国卫生部．托儿所幼儿园卫生保健工作规范［EB/OL］．(2012 – 05 – 22)［2021 – 06 – 30］．http：//www.gov.cn/zwgk/2012 – 05/22/content_2142591.htm.

［3］中共中央 国务院．"健康中国2030"规划纲要［EB/OL］．(2016 – 10 – 25)［2021 – 06 – 30］．http：//www.gov.cn/zhengce/2016 – 10/25/content_5124174.htm.

⊙ 巩固与练习

一、名词解释

1. 卫生
2. 健康

二、简答题

1. 卫生和健康的关系？
2. 如何理解健康预防观？
3. 我国学前儿童健康保障体系的基本架构是什么？
4. 学前儿童卫生学基础的任务是什么？

三、论述题

1. 结合实例说明环境是影响学前儿童健康的因素。
2. 结合实例说明生活方式对学前儿童健康有日益重要的影响力。

第二单元 学前儿童生长发育

导 言

"女儿宅在家中3个多月，没怎么长高，体重却增加不少。这几天她胸部肿痛，是长了什么东西，还是……"琪琪（化名）妈妈一到诊室就焦急地问医生。医生详细检查了琪琪的身体、骨龄、性激素等，也让她做了B超，然后告诉琪琪妈妈，琪琪确实有点儿性发育了。"怎么可能呢？琪琪才6岁，怎么出现性发育了？"琪琪妈妈感到疑惑，着急地问。这是近期医院儿童内科经常出现的情景。医生按惯例详细问了琪琪妈妈："近期琪琪有没有吃特殊食物？"

琪琪妈妈思考片刻后说："为了增强抵抗力，近几个月，我每天鸡鸭鱼肉轮换着吃，还吃了不少海参、虫草等保健补品。琪琪吵着也要吃，我就让她跟着一起吃了，加上运动少，琪琪以'肉眼可见的速度'长胖，3个多月，她的体重足足增加了近5千克，没想到……"

"近几个月很多人在家里过得太舒适了，吃好喝好，日夜颠倒，生活没有规律，加上外出少，活动量骤减，于是只见孩子的体重增加，却没见他们长高，肥胖的孩子也增多了。"医生分析道。

医生建议，要避免随意给孩子服用保健品，因为孩子的生长速度有自己的规律，家长不要"揠苗助长"。家长应注意不要让孩子过早接触各类成人护肤品和化妆品，也要将药品（如含激素的避孕药类）

尽量收好，避免孩子误服。①

学前儿童时期是儿童生长发育的一个阶段。生长和发育关系密切，不能截然分开。因此，"生长发育"一词包含机体质和量两方面的动态变化。只有熟悉学前儿童生长发育的特点，研究学前儿童正常的生长发育规律，我们才有可能发现异常、寻找原因，以便纠正或治疗，设法促进其正常的生长和发育。

☆ 学习目标

1. 掌握学前儿童生长发育的概况、特点与基本规律。
2. 理解学前儿童生长发育的影响因素。
3. 了解学前儿童生长发育的评价。

思维导图

学前儿童生长发育
- 学前儿童生长发育的概况、特点、卫生保健及基本规律
  - 学前儿童生长发育的概况
  - 学前儿童生长发育的特点及其卫生保健
  - 学前儿童生长发育的基本规律
- 学前儿童生长发育的影响因素
  - 遗传因素
  - 环境因素
- 学前儿童生长发育的评价与健康检查
  - 学前儿童生长发育的评价指标
  - 学前儿童生长发育的评价标准
  - 学前儿童生长发育的评价方法
  - 学前儿童健康检查

---

① 佚名.6岁女娃突然发育！妈妈后悔：都是我害了孩子！［EB/OL］.（2020-06-03）［2021-05-31］. https://mp.weixin.qq.com/s/bjebSdSSb-lJ9mMJbDyomg. 引用时有修改。

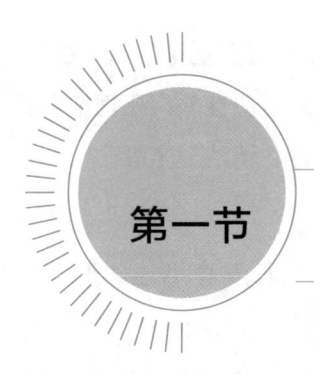

第一节 学前儿童生长发育的概况、特点、卫生保健及基本规律

人的生长发育是指从受精卵到成人的成熟过程。学前儿童的生长和发育过程是其不同于成人的重要特点。

一、学前儿童生长发育的概况

在具体了解学前儿童生长发育的规律前，我们有必要先认识一下学前儿童生长发育和发育成熟的概念，再从年龄阶段的维度了解各个阶段学前儿童的生长发育特点。

（一）生长发育和发育成熟的概念

学前儿童的生长发育和发育成熟是相互联系又有一定区别的两个概念。生长是指细胞的繁殖和增大，表现为各组织器官体积、重量的增加。发育是指组织器官在结构和功能上的改变。发育以生长为基础，生长是量的增加，发育是质的变化。发育成熟是指发育过程达到一个比较完备的阶段，标志着个体在形态、生理、心理上全面达到成人水平。

（二）学前儿童年龄分期及各时期发育特点

根据学前儿童解剖生理特点，学前儿童的生长发育可以划分为以下几个时期。

1. 胎儿期

从受孕到娩出的约 280 天（40 周）称为胎儿期。该时期的特点是胎儿完全依赖母体生存，组织器官逐渐形成，母亲的身体状态和生活状况对胎儿健康影响较大。胚胎和胎儿早期为 12 周，各系统器官在这个时期末已基本分化形成；胎儿中期是 13 周至 28 周，是胎儿内脏发育更趋完善的时期；胎儿后期是 29 周至 40 周，为四肢发育更加迅速的时期。在这一时期，孕妇应注意孕期保健工作。

2. 新生儿期

从胎儿娩出到出生第 28 天称为新生儿期。新生儿期的主要特点是新生儿从胎内依赖母体生活转到胎外独立生活，内外环境发生巨大变化，其适应性差，死亡率高。家长应注意新生儿期的保健，加强护理，如保暖、喂养、消毒、清洁卫生等。

3. 婴儿期

从出生第 29 天到 1 岁称为婴儿期。这是婴儿出生后生长发育迅速的时期，婴儿的身长在一年中增长 50%，体重增长 2 倍。婴儿的脑发育也很快，1 岁时他们已经基本会走路，能主动接触周围的事物、听懂一些简单的话、有意识地发出几个音。婴儿的营养来源以母乳为主，并逐渐添加辅食。母乳是婴儿最好的营养来源，应大力提倡母乳喂养。由于生长迅速，婴儿对营养素和能量的需求相对较大，但其消化功能尚不完善，容易有腹泻和营养不良等问题。6 个月以后，婴儿来自母体的免疫力逐渐消失，其抵抗力较差，易患传染病，应及时进行各种免疫接种。

4. 幼儿前期

1~3 岁为幼儿前期。此时期的主要特点是幼儿身高、体重的增长速度减慢，中枢神经系统的发育加快。幼儿的生活范围逐渐扩大，接触的周围事物增多，这促进了其动作、语言、思维和交往能力的发展，此时幼儿的智能发育较快。幼儿对外界危险事物的识别能力不足，容易发生意外创伤和中毒等事故，同时由于其免疫力仍然较低，所以幼儿容易患传染性疾病。幼儿的乳牙已出齐，其膳食也从母乳转换到普通饭菜。

5. 幼儿期

3~6 岁为幼儿期。幼儿的身高、体重的增长速度减慢，但四肢增长速度较快，神经系统发育也较快，智能发育进一步加快；他们有很强的求知欲和好奇心，爱问问题，爱好模仿；运动的协调能力不断提高，能从事一些精细的手工操作，也能学习简单的图画和歌谣。

二、学前儿童生长发育的特点及其卫生保健

人体是由细胞构成的。细胞是构成人体形态结构和生理功能的基本单位，形态相似和功能相关的细胞借助细胞间质结合起来构成的结构称为组织。几种组织结合

起来，共同执行某一种特定功能，并具有一定的形态特点，就构成了器官。若干个功能相关的器官结合起来，共同完成某一特定的连续性生理功能，即形成系统。人体由神经系统等系统和感觉器官组成。以下将从不同方面介绍学前儿童生长发育的特点及其卫生保健。

（一）学前儿童运动系统的发育特点及其卫生保健

运动系统由骨骼、肌肉和骨连接构成。骨连接是骨与骨之间的连接，可以活动的骨连接叫作关节。全身骨骼如图2-1所示。运动系统在神经系统的调节和各系统的配合下，起支撑身体、执行动作、保护内脏器官的重要作用。

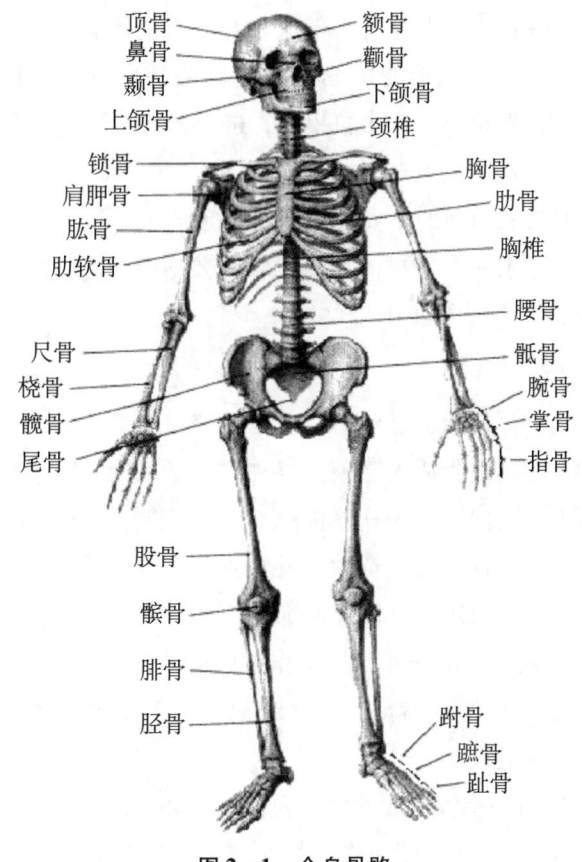

图2-1 全身骨骼

在学前儿童运动系统的发育过程中，骨骼生长迅速，骨骼柔软、易弯曲，腕骨未完全钙化，骨盆尚未长结实，脊柱的生理弯曲还未固定；肌肉容易疲劳，大肌肉发育早，小肌肉发育晚；关节窝较浅，周围韧带较松，足部肌肉、韧带还不结实。足弓图如图2-2所示。

正常足弓　　　高足弓　　　扁平足弓
(a)　　　　　(b)　　　　　(c)

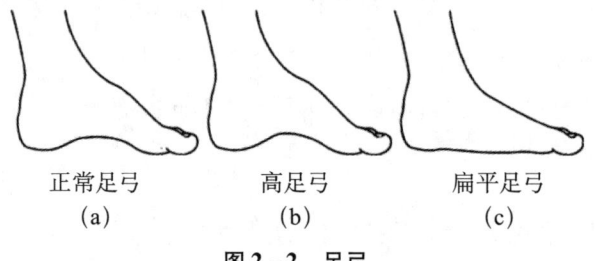

图 2-2　足弓

学前儿童运动系统的卫生保健方法如下。

1. 保持正确的站坐姿势，防止脊柱和胸廓畸形

保持正确的姿势，形成良好的体态，即"坐有坐相，站有站相"。这不仅是为了美观，而且是为了保证学前儿童身心健康发育。不良体态（如驼背、严重脊柱侧弯等）会使胸廓畸形，严重的会影响学前儿童的心肺发育，使其易患呼吸系统疾病。体态不良的学前儿童也容易产生自卑感，进而影响其健全性格的形成。

为防止骨骼变形，形成良好的体态，须注意以下几点：婴儿不宜过早坐、站，不宜睡软床和久坐沙发；负重时不要超过自身体重的 1/8，更不能长时间单侧负重；托幼机构应配备适合学前儿童身材的桌椅；教师要随时纠正学前儿童坐、立、行中的不正确姿势，并为学前儿童做出榜样。

2. 科学参加户外体育锻炼活动

户外体育锻炼活动可使肌肉健壮有力；可刺激骨骼的生长，使身体长高，并促进骨骼中无机盐的积淀，使骨质更坚硬。参加户外活动时，适量接受阳光照射，可使身体产生维生素 D，以预防佝偻病。锻炼时，血液循环加快，可为骨骼、肌肉提供更多的营养。我们要根据学前儿童的年龄特点，选择运动方式及运动量，使学前儿童全身得到充分锻炼。组织户外体育锻炼活动时，应注意以下问题。

（1）动作要全面发展。学前儿童的动作正处于迅速发展阶段，在组织户外体育锻炼活动时，应让其交替使用两臂，上下肢均参与活动，避免经常单一地使用某些肌肉、骨骼，如拔河等运动。

（2）保证安全，防止伤害事故发生。要做好运动前的热身活动和运动后的整理运动。不要在坚硬的水泥地面上进行较长时间的跑、跳运动等。

3. 衣服、鞋要宽松适度

学前儿童不宜穿过于紧身的衣服，以免影响血液循环；鞋过小时会影响其脚关节的正常发育。衣服、鞋要宽松适度，过于肥大时会影响运动，容易造成意外伤害。

4. 供给充足的营养

骨骼的生长需要大量蛋白质、钙、磷等，还需要维生素 D，以促进钙、磷的吸收；肌肉生长及"能量"的储存需要大量蛋白质和葡萄糖。合理膳食是保证骨骼、肌肉发育的重要条件。学前儿童应多吃富含钙、磷、维生素 D、蛋白质的食品（如虾皮、蛋黄、牛奶、动物肝脏、豆制品等），以促进骨的钙化和肌肉的发育。

5. 注意保护好关节和韧带

成人不要猛力牵拉孩子的手臂，以防造成肘关节、肩关节扭伤；应教育孩子不要从高处往硬地上跳，避免伤到骨盆。另外，教师在组织学前儿童进行户外体育锻炼时，应尽量避免在硬地上做激烈的跳跃运动。

> **小贴士**
>
> **如何为学前儿童科学选鞋？**[①]
>
> 不同的鞋应该怎么选？
>
> 步前鞋：适合会爬行至学步初期的婴儿（9~15 月龄）。鞋的材质以布质或线织为佳，选择帮底材料柔软、透气性好的鞋，有利于婴儿活动和脚部发育，最重要的是鞋底有防滑设计。
>
> 学步鞋：适合学步初期至熟练走路的学步儿（12~24 月龄）。学步鞋要求面料软，脚踝部包裹性好。鞋底要柔软并有曲线弯槽设计，脚前掌易折弯，还要有良好的防滑性。最好配有一定硬度的后跟杯与温和足弓垫，以帮助稳定脚型，培养正确的步态。
>
> 稳步鞋：适合已经会走路、处于稳步期的幼儿（24~48 月龄）。这个阶段幼儿的室外活动时间增多，所以鞋帮和鞋底要有一定的硬韧度，鞋要有温和足弓垫承托足弓。坚硬的后跟杯不仅可以保护宝宝柔软的踝关节，而且能够有效控制足外翻。幼儿的前脚掌位置的松紧度要适宜，以减小扁平足发生的概率。

（二）学前儿童消化系统的发育特点及其卫生保健

消化系统由消化道和消化腺组成。消化道包括口腔、食道、胃、小肠、大肠和肛门；消化腺能分泌消化液，消化液含有水、无机盐和多种消化酶，能分别消化、分解不同的营养物质。

婴儿的口腔较小，黏膜柔嫩，血管丰富，容易破损和感染。牙齿是咀嚼器官的重要组成部分，在机体的发育过程中，先发育牙体小、数目少、咀嚼功能低下的乳

[①] 佚名. 给宝宝买鞋需要注意什么 [EB/OL]. （2017-03-15）[2021-07-23]. https：dxy.com/column/11712. 引用时有修改.

牙，然后替换为牙体大、数目多、咀嚼功能强大的恒牙，整个发育过程需要20年的时间，每颗牙齿的发育时间不同，但其体现出有一定的时间范围、一定的顺序及左右牙齿对称发育的总体规律。牙齿的发育始于胚胎第6周，到出生时已有20个乳牙牙胚，出生后6~8个月，下中切牙萌出，2~2.5岁出齐20颗乳牙。在乳牙萌出过程中，恒牙已开始发育。乳牙牙釉质薄，牙本质较松脆，易生龋齿。

唾液腺在人出生时形成。新生儿及婴儿的唾液腺未发育成熟，其分泌唾液较少，因此口腔较干燥。出生后3~4个月，唾液腺逐渐发育，分泌唾液增多，唾液常流出口外，称为"生理性流涎"，这种现象随着婴儿的生长可逐渐消失。随着唾液量的增加，婴儿消化淀粉类食物的能力也逐步增强。

学前儿童的食道呈漏斗状，黏膜纤弱，腺体缺乏，弹力组织及肌层尚不发达，容易溢乳。学前儿童的食道比成人的短，也比成人的狭窄，易损伤。

学前儿童的胃呈水平位，当他们开始会走时，其位置逐渐变为垂直。由于贲门括约肌发育较弱，幽门括约肌发育较好，所以低龄婴幼儿吃奶时如果吸入空气或吃奶后振动胃部，容易漾奶。

学前儿童肠道的吸收能力强，消化能力差，肠的位置固定性较差，容易发生肠套叠和肠扭转。学前儿童的肝脏解毒能力差，所以要慎用损害肝功能的药物。一些学前儿童对淀粉类、脂肪类食物的消化能力较弱，其所吃的食物主要靠小肠液消化。随着年龄的增长，学前儿童的胰腺功能日趋完善。

学前儿童消化系统的卫生保健方法如下。

1. 保护牙齿，注意口腔卫生

（1）定期检查牙齿。至少每半年检查一次牙齿，以便及时发现问题，及时矫治。

（2）早晚刷牙，饭后漱口。学前儿童从出牙开始即应养成早晚刷牙、漱口的习惯。学前儿童应学会正确的刷牙方法，婴儿可以选择洁牙棒，幼儿可以选择头小且刷毛较软、较稀疏的儿童牙刷，每3个月左右更换一次牙刷。学前儿童每次刷牙后应将牙刷清洗干净、甩干，将刷头向上放在干燥的地方。学前儿童进食后应及时漱口，清除口腔内的食物残渣。

（3）不用牙齿咬过冷、过热、坚硬的东西。牙齿受到冷热刺激时或咬坚硬的东西后，牙釉质可能会产生裂缝或脱落，从而损伤牙齿。

（4）合理饮食。学前儿童要多吃富含钙和纤维素的食物，如蔬菜、水果、粗粮等，这样做有助于牙齿的清洁，也有助于人体对钙的吸收。

（5）纠正不良习惯。注意纠正学前儿童的不良习惯，如托腮、咬舌、咬唇、咬指甲、吃手指等，以防牙齿不整齐。若乳牙该掉不掉，影响恒牙萌出，应及时拔除，以保证恒牙正常萌出。

2. 培养良好的进餐习惯

（1）饭后擦嘴、漱口，吃零食后也应及时漱口。

（2）养成细嚼慢咽的习惯。细嚼慢咽有利于食物与消化液充分混合，能减轻肠胃负担，促进人体对营养素的吸收。细嚼慢咽还可使食欲中枢及时收到饱的信号，避免过量饮食。

（3）饮食定时定量，不暴饮暴食，少吃零食，不挑食。

（4）不要边吃边说笑，更不要边玩儿边吃零食。

3. 饭前饭后安排安静活动

饭前应安排学前儿童进行较安静的室内活动，饭后应安排他们做一些轻微活动（如散步），1~2小时后方可进行体育活动。

4. 培养良好的排便习惯

让学前儿童养成定时排便的习惯。不要让学前儿童憋着大便，以防其形成习惯性便秘。适当运动，多吃蔬菜、水果等含粗纤维较多的食物，多喝白开水都可促进肠道蠕动，预防便秘。

> **小贴士**
>
> ### 学前儿童便秘产生的原因[①]
>
> 李老师发现，班里有几个孩子经常便秘。孩子的父母很关注孩子在幼儿园的饮食和排便情况。李老师查找了便秘产生的原因，具体如下：便秘和饮食及排便习惯关系比较密切，生活环境的变化也会诱发便秘，遗传和精神心理等因素也可能和便秘有关系。便秘产生的原因不同，治疗的重点也会有些不同。
>
> 很多人可能已经注意到，孩子在吃母乳的时候大便都很好，但一吃配方奶粉，他们就开始便秘，有时候换一种奶粉后他们又好了。还有些孩子排便一直好好的，添加固体辅食之后他们就开始便秘了，原因可能就是食物中的一些成分影响了排便，如蛋白质过多、碳水化合物过少。
>
> 还有调查发现，便秘的孩子所吃食物的热量普遍偏低，所以有人认为进食过少是便秘的一个原因。但这个结论尚存在疑问，因为便秘本身也会影响孩子

[①] 佚名. 儿童便秘怎么办？[EB/OL]．（2015-03-27）[2021-07-27]．https：//dxy.com/article/2597. 引用时有修改。

的食欲，他们吃得少了，热量自然也就低了。

目前比较普遍的共识，是饮食中的纤维素和水分对排便很重要。纤维素不能被人体消化，能增加大便容量，保留水分，使大便柔软；部分纤维素被肠道细菌发酵分解，产生气体，可刺激结肠蠕动，利于排便。所以对于便秘的孩子，医生说得最多的就是多吃水果、蔬菜，多喝水。

比较轻微的功能性便秘通过调整饮食和排便习惯，可能很快就好了。对于顽固性的便秘，就需要进一步的检查，当然也可以做一些特殊的检查来了解肠道的功能。医生会根据每个孩子的情况做出不同处理。

对于严重的功能性便秘，除了前面讲的饮食调整，还可以让孩子多运动，或者做腹部的按摩，但最重要的还是排便训练。

可以先用开塞露、灌肠（最好在医院内进行）等方法清除直肠内潴留的大便，缓解孩子排便的痛苦。刚开始也可以让他们服用一些软化大便的药物（如乳果糖、聚乙二醇），让孩子对排便不那么恐惧，然后就要进行排便训练。可以让孩子每次餐后在便盆上蹲5~10分钟试着排便。胃内进食几分钟后，结肠在短时间内收缩活动会增强，可以促使粪便的推进，并使人产生便意，这叫胃结肠反射。这种方法有利于孩子养成自主排便的习惯。

（三）学前儿童呼吸系统的发育特点及其卫生保健

呼吸系统由呼吸道和肺组成。呼吸道包括鼻、咽、喉、气管和支气管，是气体进出肺的通道。我们通常把鼻、咽、喉称为上呼吸道，把气管和支气管称为下呼吸道。肺是气体交换的场所。

学前儿童的鼻窦尚未发育完全，随着年龄的增长，面骨和上颌骨逐渐发育，鼻窦才逐渐发育完善。因此，学前儿童虽然容易发生上呼吸道感染，但极少出现鼻窦炎。鼻中隔前下方血管丰富，容易因干燥、外伤等出血，称为"易出血区"。学前儿童的鼻泪管较短，开口位于眼内眦，瓣膜发育不完全。因此，如果上呼吸道感染，病菌可以通过鼻泪管侵及眼结膜，引发泪囊炎、结膜炎等。

鼻咽部及咽部由软腭分隔，在婴儿期相对狭小，方向垂直。学前儿童的咽鼓管较宽、短，而且平直，故婴儿发生上呼吸道感染时，容易侵及中耳，并发中耳炎，损伤听力。

学前儿童的喉腔狭窄，黏膜柔嫩，有丰富的血管和淋巴组织。如果感染，则可因黏膜充血、肿胀，喉腔更狭窄，导致呼吸困难。

学前儿童的气管和支气管管腔较成人狭窄，管壁柔软，肌肉发育不完善，缺乏弹性组织；黏膜血管丰富，黏液腺分泌不足而较干燥，黏膜纤毛运动较差，不能很好地排除微生物及黏液，因而若发生感染，易造成呼吸困难。

学前儿童的肺弹力组织发育较差，血管丰富。整个肺脏含血多，含气少，肺间质发育旺盛，肺泡数量较少，因而感染时，容易导致黏液堵塞，并易引起肺不张、肺气肿及肺淤血等。

学前儿童呼吸系统的卫生保健方法如下。

1. 培养学前儿童良好的卫生习惯

（1）养成用鼻呼吸的习惯，充分发挥鼻腔的保护作用。

（2）教育学前儿童不挖鼻孔，以防鼻腔感染或引起鼻出血。

（3）教育学前儿童咳嗽、打喷嚏时，不要面对他人，要用手帕捂住口鼻。教给学前儿童正确的擤鼻涕方法。

（4）不要让学前儿童蒙头睡觉，以保证其吸入新鲜空气。

2. 保持室内空气新鲜

新鲜空气里的病菌少，并且有充足的氧气，能促进人体的新陈代谢。保持室内空气新鲜可以增强学前儿童对外界气候变化的适应能力，室内应经常开窗通风。

3. 科学组织户外活动和体育锻炼

经常参加户外活动和体育锻炼，可以增强呼吸肌的力量，促进胸廓和肺的正常发育，增大肺活量。户外活动还能提高呼吸系统对疾病的抵抗力，预防呼吸道感染。在组织学前儿童做体育游戏、做体操、跑步时，应注意配合动作，使其自然、正确地加深呼吸。

4. 严防呼吸道异物

培养学前儿童安静进餐的习惯。教育学前儿童不要边吃边说笑，不要边玩儿边吃零食，更不可抛起来"接食"。不要让学前儿童玩儿玻璃球、硬币、纽扣、豆类等小物件，特别注意不要让他们把这些小物件放入鼻孔。教育学前儿童不要玩儿塑料袋，以防他们将其套到头上而发生窒息。

5. 保护学前儿童的声带

选择适合学前儿童音域特点的歌曲或朗读材料，每句不要太长。每次练习时，发声时间控制在4～5分钟。鼓励学前儿童用自然、优美的声音唱歌、说话，避免高声喊叫。练习发声的地点应保持空气流通，温度、湿度适宜。当学前儿童的咽部有炎症时，应让其减少发声，直至完全恢复。

> **小贴士**
>
> **如何知道咳嗽是不是感冒引起的？**[①]
>
> 通常情况下，持续时间小于3周的咳嗽称为急性咳嗽；持续时间为3~8周的咳嗽称为亚急性咳嗽；持续时间大于8周的咳嗽称为慢性咳嗽。
>
> 感冒引起的咳嗽通常是急性咳嗽。
>
> 这里要纠正大家对于感冒的一个认识误区，就是将真正的感冒（上呼吸道感染）和过敏性鼻炎区分开来，二者的治疗方法是完全不同的。
>
> 区分二者最容易的办法是看症状。感冒以咽痛为主要表现，可伴有或不伴有鼻塞、流鼻涕、打喷嚏等鼻部症状，咽痛若不治疗，要持续一周。过敏性鼻炎主要以鼻部症状为主，包括频繁打喷嚏、流大量清水鼻涕和鼻塞，经常突然发作，但若经过有效治疗，症状通常能够在数小时到1天内得到缓解。
>
> 那么人感冒后为什么会咳嗽？感冒后急性咳嗽的主要原因是病毒引起鼻腔分泌物倒流进咽喉和病毒性上呼吸道感染产生的炎性物质作用于气道感觉末梢。这种咳嗽的敏感性较强，4周后才可能恢复正常。这也就是人感冒后在受到轻度刺激（如冷空气和油烟）时咳嗽反应较大的原因。
>
> 有人可能会问，为什么别人感冒咳嗽时间短、程度轻，而自己感冒咳嗽时间很长且严重呢？这可能是由于我们受到了不同呼吸道病毒的感染。不同的呼吸道病毒对呼吸道上皮的破坏程度不同。例如，鼻病毒通常不会对气道上皮造成实质性损害，而腺病毒、流感病毒、副流感病毒及呼吸道合胞病毒常造成呼吸道上皮广泛性损伤。

（四）学前儿童循环系统的发育特点及其卫生保健

循环系统包括血液循环系统和淋巴循环系统，是一个密闭的、连续性的管道系统。循环系统的作用主要是使体内不断得到氧气和养料，同时又把体内产生的二氧化碳及其他废物不断地排出体外。

学前儿童的血液占体重的比例大于成人，为8%~10%。学前儿童的年龄越小，

[①] 佚名. 咳嗽老不好，会得肺炎吗？[EB/OL].（2016-01-21）[2021-08-09]. https://dxy.com/article/4969. 引用时有修改。

这个比例越大。但学前儿童的造血器官容易受到伤害，某些药物及放射性污染对造血器官的危害极大。其血浆含水分较多，含凝血物质较少，因此出血时血液凝固较慢，白细胞吞噬病菌的能力较差，发生感染后容易扩散，血液循环量增加很快，容易发生贫血。

学前儿童的心脏占体重的比例大于成人，心排血量较少，心率快。学前儿童的血管内径较成人大，毛细血管非常丰富，但是血管比成人短，管壁薄，弹性小，血压低。学前儿童淋巴结的屏障功能较差，发生感染后容易扩散。

学前儿童循环系统的卫生保健方法如下。

1. 注意预防缺铁性贫血，供给充足的营养

平衡膳食，多进食富含铁和蛋白质的食物，如瘦肉、蛋黄、动物肝脏等。

2. 着装要宽松适度

过紧的服装会影响血液循环的速度，导致学前儿童不能及时地从外界呼吸到氧气，也不能及时地把体内产生的二氧化碳排出。因此，学前儿童的着装要宽松适度，有利于血液循环。

3. 合理组织体育锻炼，增强体质

合理组织学前儿童进行适合其年龄特点的体育锻炼，可以促进其血液循环，增强其造血机能；能提高心脏的工作能力，增加脉搏输出量。组织学前儿童锻炼应注意以下几点。

（1）对于不同年龄、不同体质的学前儿童，应安排时间和强度合适的活动。避免长时间的剧烈活动及要求憋气的活动（如拔河比赛、长跑、长时间倒立等）。

（2）运动前做好准备活动，结束后做好整理活动，尤其是在比较剧烈的运动后，不宜立即停止。因为运动时，心脏向骨骼肌输送大量血液，如果立即停止运动，血液仍留存在肌肉中，静脉回流减少，这会使心排血量减少，血压降低，可造成短暂性脑缺血，出现恶心、呕吐、面色苍白、心慌甚至晕倒等症状。

（3）学前儿童剧烈运动后，不宜马上喝大量的水。如果运动时大量出汗，水、盐流失较多，最好喝少量淡盐水。饮用大量的水会增加心脏的负担。

4. 预防动脉硬化

预防动脉硬化应从幼年开始，使学前儿童形成有利于健康的饮食习惯。学前儿童应控制胆固醇与饱和脂肪酸的摄入量，同时，其饮食宜少盐、口味要淡。

> 小贴士

如何让孩子爱上运动?[1]

1. 多给孩子积极反馈

在孩子学会倒立或明白如何荡很高的秋千时,教师要及时表扬。在孩子走路、骑车时,如果其可以比上次坚持更远的距离,教师也要及时鼓励。请记住,要承认孩子为取得进步而付出的努力,而不要太在乎结果,这样才能帮助他们树立自信。

孩子并非天生就是运动员,他们可能会对自己身体的运动技能很在意,因而害怕在众人面前失败、尴尬、被嘲笑。孩子可能只是身体上很拘谨,这时就需要教师的支持和鼓励。唠叨或负面评论不仅没用,还有可能打击孩子的积极性。

2. 组织集体体育游戏活动

孩子喜欢和同龄人在一起玩儿,教师可以组织骑车、玩儿滑梯或打篮球等集体体育游戏活动。年幼的孩子都喜欢和小伙伴在操场上追逐打闹、荡秋千、玩儿滑梯、奔跑。

集体体育游戏活动的重点在于让运动变得有趣,能让孩子在运动中学习新技能,而非竞争和获胜,否则会降低孩子对运动的热情。

3. 将运动作为奖励

如果强迫孩子出去玩儿,可能会适得其反,使其产生逆反情绪。运动不应该是一种惩罚,相反,可以试着将运动作为奖励。

4. 对幼儿在幼儿园一日生活中的运动时间进行有规律的安排

要确保孩子的运动计划提上每日行程,使其成为日常生活的一部分。如果锻炼计划基于日常生活并形成习惯,孩子会更有可能坚持下去。

5. 建议家长限制"屏幕时间"

美国儿科学会建议,孩子每天的"屏幕时间"(看电视、上网、玩儿视频游戏等的时间)应控制在1~2小时。但生活中很多孩子每天在这些事情上花费的时间在4小时以上。

帮助孩子远离诱惑,家长可以试试把电视机从卧室里搬出,把计算机放在自己可以监督的公共空间里。

---

[1] 佚名. 孩子不喜欢运动怎么办? [EB/OL]. (2015-12-11) [2021-07-31]. https://dxy.com/article/4595. 引用时有修改.

6. 建议家长树立好榜样

家长要给孩子树立热爱运动的榜样，如能走路时不开车，能爬楼梯时不坐电梯。家长要定期运动，让孩子在热爱运动的氛围中长大。

孩子也喜欢和父母一起玩耍，所以一些全家一起参与的活动、游戏都是不错的选择，如全家一起郊游、爬山、骑行等。

（五）学前儿童泌尿系统的发育特点及其卫生保健

泌尿系统包括肾脏、输尿管、膀胱和尿道。肾脏生成尿，输尿管、膀胱和尿道排尿，膀胱还能暂时储存尿液。人体新陈代谢产生的大部分代谢产物通过泌尿系统，以尿的形式被排出体外。

学前儿童的肾脏发育不完善，浓缩尿及排泄毒物的功能较差。

学前儿童的输尿管较长且弯曲，管壁肌肉及弹力纤维发育不良，容易扩张并扭曲而导致梗阻，造成尿潴留，从而诱发感染。

学前儿童的神经系统发育不健全，对排尿的调节控制能力差，当膀胱内尿液充盈到一定量时，他们就会不自觉地排尿。学前儿童的年龄越小，其表现得越突出，时常会出现遗尿的现象。

学前儿童的尿道黏膜柔嫩，弹性组织发育也不完全，尿路黏膜容易损伤和脱落。女孩的尿道口接近肛门，若不注意保持外阴部的清洁，就容易发生尿道感染，引起炎症。感染后，细菌可以经尿道上行到膀胱、输尿管、肾脏，引起膀胱炎、肾盂肾炎等，称为"上行性泌尿道感染"。

学前儿童泌尿系统的卫生保健方法如下。

1. 培养学前儿童及时排尿的习惯

3个月起，家长应有意识地培养婴儿定时排尿的习惯。若培养得当，6个月左右的婴儿可在成人的帮助下练习坐便盆，学前儿童1岁时即可主动坐便盆排尿，1岁左右即能表示要大小便，并能自己主动去小便，3岁后夜间不小便，5岁后不尿床。

教师应注意培养学前儿童及时排尿的习惯，不要让学前儿童长时间憋尿。如果经常憋尿，不仅难以及时排泄废物，而且容易发生泌尿道感染。教师可在活动及睡眠之前提醒学前儿童排尿，使其养成习惯。但教师不要频繁地提醒学前儿童排尿，以免使其形成尿频，影响膀胱正常的储尿机能。

2. 保持会阴部卫生，预防泌尿道感染

（1）让学前儿童养成每晚睡前清洗外阴的习惯。要用专用毛巾、洗屁股盆，毛巾要经常消毒。

(2) 1岁以后，活动自如的学前儿童可穿封裆裤。

(3) 教会学前儿童大便后擦屁股要从前往后擦，以免粪便中的细菌污染尿道。

(4) 托幼机构的厕所、便盆应每天消毒。

3. 供给充足的水分

学前儿童每天应适量喝水，这既可满足机体新陈代谢的需要，及时排泄废物，又可通过排尿起到清洁尿道的作用，减少泌尿道感染。

（六）学前儿童生殖系统的发育特点及其卫生保健

生殖系统的主要功能是产生生殖细胞、繁殖后代、延续种族和分泌性激素以维持性的特征。生殖系统根据性别，分为男性生殖系统和女性生殖系统。生殖器分为内生殖器和外生殖器。

学前儿童的生殖系统发育非常缓慢，到青春期时才迅速发育。男孩儿在10岁前睾丸长得很慢，其附属物相对较大。女孩儿的卵巢滤泡在胎儿期最后几个月已经成熟，只在性成熟后才开始正常排卵。幼儿本身性腺未发育，没有或很少有雌激素的刺激作用，因而生殖系统的增长只是在儿童身体增长中按比例的增长。

学前儿童生殖系统的卫生保健应注意以下内容。

1. 早发现学前儿童的生殖器官发育异常情况

学前儿童的生殖器官发育异常较多见于男孩儿。男孩儿常见的生殖系统疾病有隐睾症、包茎和包皮过长等。睾丸是重要的生殖器官，它产生雄激素和精子。一般胎儿期睾丸位于腹腔中。随着孕期增长，睾丸逐渐下降，在孕妇怀孕9个月时可降入阴囊内。因此，男孩儿出生后大多都能在其阴囊内触摸到两个花生米大小的东西，这就是睾丸。只有极少数（约占3%）男孩儿，在其阴囊里触摸不到，但也会在其出生后1~2个月触摸到。假如男孩儿出生后3个月，在其阴囊里仍触摸不到，就应诊断为隐睾症。切莫小看隐睾症，隐睾症患者不仅不能产生精子，成年后易丧失生育能力，而且可能发生癌变，危及生命，故宜及早发现并予以手术治疗。

2. 注意生殖器官的清洁卫生

要注意保持学前儿童生殖器官的清洁卫生。应经常用流动的水清洗外阴，对于女孩儿，要注意从前向后清洗，最后清洗肛门。勤换洗内裤，内裤要宽松，洗外阴和内裤时最好用个人专用的盆。

3. 着装要宽松适度

学前儿童的着装应宽松适度，内衣以纯棉为好。男孩儿的内裤、外裤都要宽松，尽量避免穿紧身牛仔裤，特别是在高温季节，过紧的衣裤容易导致局部温度过高，影响睾丸发育。

（七）学前儿童内分泌系统的发育特点及其卫生保健

内分泌系统是人体内的调节系统。内分泌系统由内分泌腺组成。内分泌腺释放的化学物质叫作激素。激素以"渗透"的方式进入腺体周围的血管和淋巴管，经血液循环，到达身体的各个部位，控制和调节机体的新陈代谢、生长发育及生殖等生理过程。

学前儿童的脑垂体分泌的生长激素较多，若在学前儿童时期，睡眠不足或其他原因会导致学前儿童生长激素分泌不足，进而使其生长迟缓，身材矮小（身体各部分比例匀称），甚至患侏儒症（智力发育一般正常）；反之，若此时期脑下垂体机能亢进，生长激素分泌过多，则学前儿童会生长速度过快，甚至患巨人症。另外，学前儿童缺碘会影响甲状腺的功能，幼年时胸腺发育不完全会影响其免疫功能。

学前儿童内分泌系统保健方法如下。

1. 制定和执行合理的生活制度

安排好学前儿童的睡眠，使其睡眠时间充足，睡得踏实。根据学前儿童的身心发展特点，合理安排一日的生活制度，劳逸结合，能有效地促进学前儿童内分泌系统的正常发育。

2. 安排科学、合理的膳食

合理的营养能促进学前儿童内分泌腺功能的提高。非沿海地区的学前儿童膳食中应使用加碘食盐。补碘应在医生指导下进行。

3. 不乱服用营养品

有些营养品的成分并不十分明确，有的营养品虽然只含微量激素，但长期服用有可能在体内累积，引发学前儿童"性早熟"。生长发育正常的学前儿童不必服用营养品。

（八）学前儿童神经系统的发育特点及其卫生保健

神经系统具有一定的调节功能。神经系统分为中枢神经系统和周围神经系统两部分。中枢神经系统包括脑（见图2-3）和脊髓；周围神经系统是指脊髓及脑干软脑膜之外的所有神经结构。

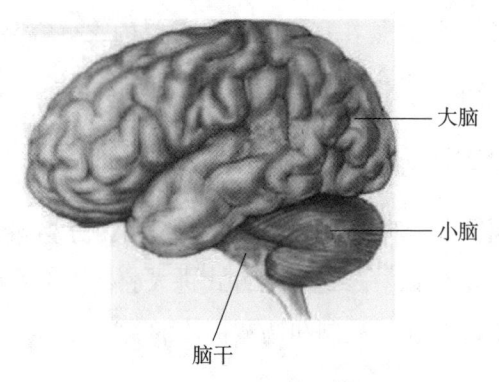

图 2-3 脑的构成

学前儿童的脑发育非常迅速，从出生到 7 岁，脑重量增加近 4 倍，7 岁左右脑重量已基本接近成人。与此同时，脑的机能也逐渐复杂、成熟和完善，为建立各种条件反射提供了生理基础。

脑的迅速生长可从脑重量的变化上得到反映。人在不同阶段脑重量的变化见表 2-1。

表 2-1 人在不同阶段脑重量的变化　　　　　　　　单位：克

年龄	新生儿	6 个月	1 岁	3 岁	6 岁	成人
脑重量	350	600	900	1 000	1 200	1 450

脊髓和脑干在人出生时已发育成熟，而小脑发育相对较晚，从 1 岁左右迅速发育，3~6 岁逐渐发育成熟。所以，学前儿童在 1 岁左右学走路时步履蹒跚，3 岁时已能稳稳地走和跑，但摆臂与迈步还不协调；5~6 岁时能准确、协调地进行各种动作，如走、跑、跳、上下台阶，而且能很好地维持身体的平衡；8 岁左右儿童的大脑皮层发育已基本接近成人。

脑的发育是否完善主要受两个因素的影响：其一为遗传基础，即发展的潜力；其二为个体生长环境中各种刺激的作用，丰富的、适度的刺激可促进脑细胞结构和机能的发育。优生提供了脑发育的良好潜力；优育给予学前儿童丰富的生活体验，使潜力得以充分发挥。

学前儿童的大脑皮层发育尚未完善，兴奋占优势，抑制过程形成较慢，但兴奋持续时间较短，容易泛化，这主要表现为他们对事物保持注意的时间不长，常随兴趣的改变而转移注意，动作缺乏准确性等。

学前儿童的内脏神经发育不完善，交感神经兴奋性强，而副交感神经兴奋性较弱。例如，学前儿童的心率及呼吸频率较快，但节律不稳定；胃肠消化能力极易受情绪影响。

学前儿童神经系统的卫生保健方法如下。

1. 提供合理的营养

合理的营养是脑进行生理活动和生长发育的物质基础。学前儿童正处于脑细胞发育的高峰期，如果缺乏必需的营养物质，神经细胞的数量及质量将受到影响。所以，要保证学前儿童的合理膳食，饮食中要提供丰富的优质蛋白质、磷脂、维生素和无机盐等营养素。

2. 保证空气新鲜

成人脑的耗氧量约占全身耗氧量的1/4；学前儿童脑的耗氧量几乎占全身耗氧量的1/2。因此，学前儿童生活的环境应保证空气新鲜。新鲜空气含氧多，可以满足学前儿童发育对氧气的需求。

学前儿童对缺氧的耐受力不如成人，如果居室空气污浊，则脑细胞首先受到影响。所以，学前儿童所在的房间一定要定时通风，保证学前儿童脑力活动对氧的需求。

3. 保证充足的睡眠

充足的睡眠可使全身各系统、器官，特别是神经系统得到充分休息，消除疲劳，积蓄营养和能量。睡眠时脑垂体分泌的生长激素多于清醒时脑垂体分泌的生长激素。若长时间睡眠不足，则学前儿童身体和智力的发育会受到影响。睡眠时间有明显的个体差异，总的规律是，年龄越小，睡眠时间越长；体弱者的睡眠时间会长一些。

4. 制定和执行合理的生活制度

托幼机构应根据学前儿童的年龄特点，合理地制定生活制度，安排好不同年龄班一日活动的时间和内容。学前儿童生活要有规律，形成良好的习惯，可以更好地发挥神经系统的功能。

5. 创设良好的精神环境，使学前儿童保持愉快的情绪

托幼机构的保教人员要热爱、关心学前儿童，为学前儿童创设良好的精神环境；与学前儿童建立良好的师生关系，帮助和引导学前儿童与同伴友好相处；坚持正面教育，不伤害学前儿童的自尊心；不歧视有缺陷的学前儿童；更不能对其进行体罚及变相体罚，以保证学前儿童在托幼机构中生活愉快。

6. 安排丰富的活动及适当的体育锻炼

丰富的活动，特别是适合学前儿童年龄特点的体育锻炼，能促进其脑的发育，能提高其神经系统反应的灵敏性和准确性。为了使大脑两半球均衡发展，应使学前儿童的动作多样化，如两手同时做手指操、攀爬及各种基本体操等。在日常活动中，教师要教学前儿童多动手，尽早用筷子进餐，使其学会使用剪刀，玩儿串珠子游戏

等。让学前儿童在活动中用两手同时做事，能更好地促进其大脑两半球的发育。

（九）学前儿童皮肤的发育特点及其卫生保健

皮肤覆盖人的全身，保护机体免受外界环境的直接刺激，并具有感觉、吸收、体温调节、分泌、排泄等生理功能。

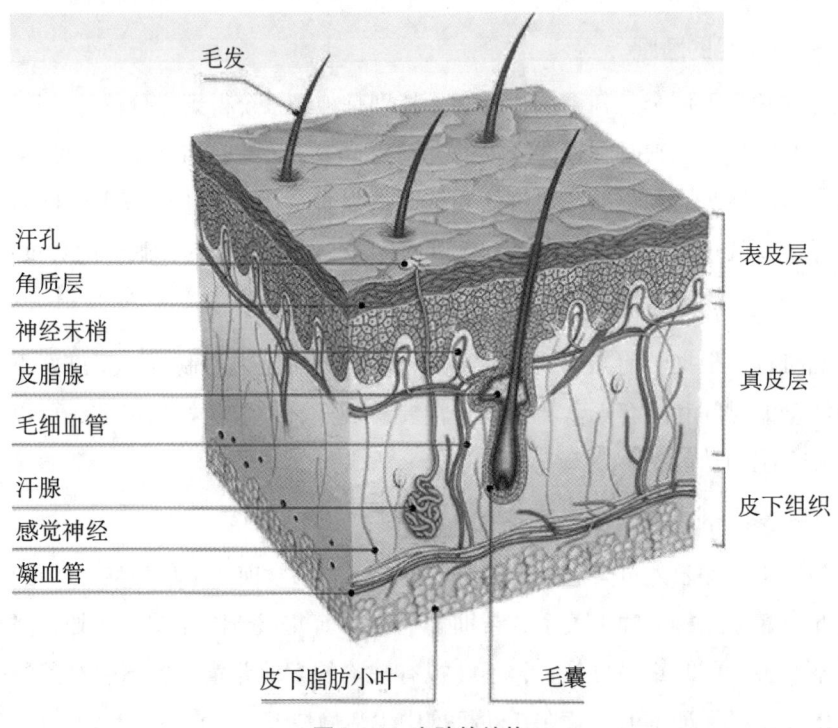

学前儿童皮肤的保护功能较差，易受损伤，若不注意皮肤清洁，就容易生疮长疖。学前儿童的皮下脂肪较少，保护功能差，对外界冲击、紫外线辐射、细菌侵蚀等的抵抗力远不及成人，易受损伤和感染。学前儿童的皮肤里毛细血管网较密，通过皮肤的血量比成人多；其皮肤的表面积比成人大。若环境温度过高，则易受热中暑；若环境温度过低，则皮肤散热多，容易受凉或生冻疮。学前儿童的皮肤薄嫩，渗透作用强，有机磷农药、苯、酒精等都可经皮肤被吸收到体内，引起中毒。皮肤的结构如图 2-4 所示。

图 2-4　皮肤的结构

学前儿童皮肤的卫生保健方法如下。

1. 养成良好的卫生习惯，保持皮肤清洁

应教育学前儿童养成爱清洁的习惯。学前儿童以留短发为宜。给儿童修剪指甲时，手指甲应剪成圆弧形，脚指甲则应剪平，边缘稍修剪即可。

2. 加强锻炼

经常组织学前儿童参加户外活动，让他们坚持用冷水洗脸，这样可以改善皮肤的血液循环，提高皮肤调节体温的能力，使皮肤遇到冷、热的刺激时反应灵敏，使体温保持相对恒定，增强对冷热变化的适应性。

3. 注意着装卫生

当季节、气候变化时，应提醒学前儿童及时增减衣服。平日着装不宜过多，以提高机体的适应能力。着装应安全舒适，衣服式样简单，便于穿脱，以棉织品为好。

4. 不用刺激性强的洗涤用品、护肤品

学前儿童的皮肤嫩，皮脂分泌少，不宜用刺激性强的洗涤用品，洗脸、洗手后应使用儿童护肤品，不宜用成人护肤品或化妆品，不要烫发或戴首饰。

> **小贴士**
>
> **学前儿童的脸上长白斑，是肚子里有虫吗？**[1]
>
> 其实学前儿童的脸上长白斑，最可能的情况是其得了白色糠疹。虽然有些地方会把这种白斑称作"虫斑"，但这种情况与肚子里的虫没什么关系。
>
> 什么是白色糠疹？
>
> 白色糠疹，又叫单纯糠疹，还有人称其为"桃花癣"。这种疾病常发生在3～16岁的儿童或青少年中，其表现是边缘模糊的色素减退斑，也就是家长口中的"白斑"。
>
> 白斑主要长在孩子的脸上，不过身体的其他部位也可能会出现，其形状通常为圆形或者椭圆形，可大可小，斑块表面可能会有一些白色、细小的皮屑。
>
> 刚开始，白斑的颜色只是比周围的皮肤稍浅一些，不是特别明显，往往需要人凑很近才能发现。有不少孩子会因为日晒皮肤变黑，白斑变得更明显而被发现。
>
> 目前人们普遍认为，白色糠疹是一种炎症后色素减退性非特异性皮炎，其发生与营养不均衡、维生素缺乏、日光暴晒、皮肤干燥、频繁沐浴等有关。
>
> 虽然有的人把这种白斑称为"虫斑"，但目前研究并不能证明其与肠道寄生虫感染有关，也不需要进行驱虫治疗。
>
> 如何预防白色糠疹呢？应尽可能保证学前儿童的饮食营养充分；教给学前儿童防晒常识，使其正确使用防晒霜等，日常注意皮肤保湿，使用润肤霜。如果学前儿童已经患有白色糠疹，日常护理时，家长更要注意帮其做好润肤和防晒工作。

---

[1] 佚名. 孩子脸上"白斑"，是肚子里有虫么？[EB/OL]. (2021-08-20)[2021-08-27]. https://dxy.com/article/45980. 引用时有修改.

（十）学前儿童感觉器官的发育特点及其卫生保健

感觉包括视觉、听觉、嗅觉、触觉、味觉等。这些感觉都依靠感觉器官来获得。

1. 眼睛

眼睛是视觉器官，主要由角膜、玻璃体等组成，如图 2-5 所示。

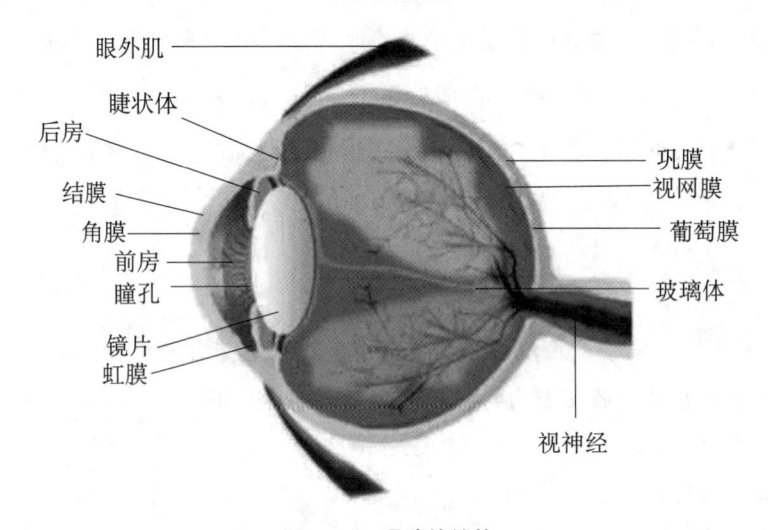

图 2-5　眼睛的结构

学前儿童眼球的前后距离较短，物体成像于视网膜的后面，称为生理性远视。随着眼球的发育，眼球的前后距离逐渐变大，一般到 5 岁左右，就可成为正视。学前儿童的晶状体的弹性好，调节范围广，很近的物体也能因晶状体的凸度加大而成像在视网膜上。所以，把书放在离眼睛很近的地方，他们也能看清楚。但如果养成习惯，就会使睫状肌疲劳，形成近视。所以，要教育学前儿童从小保护视力。

学前儿童眼的保健方法如下。

（1）培养学前儿童养成良好的用眼习惯。不在光线过强或过暗的地方看书、画画儿；看书、写字时，眼与书本的距离保持在 1 尺（1 尺≈33 厘米）以上；不躺着看书，以免眼与书的距离过小；不在走路或乘车时看书。集中用眼一段时间后，应远望或到户外活动，以消除眼睛的疲劳。因此，要限制学前儿童看电视的时间，一般每周 1~2 次，每次不超过 1 小时，小班的学前儿童每次看电视不超过半小时。看完电视后，应适当进行户外活动。

（2）为学前儿童创设良好的采光条件，使用适宜的读物和教具。学前儿童活动室的窗户应大小适中，使自然光充足。室内的墙壁、桌椅等宜用浅色，反光较好。自然光不足时，宜用白炽灯照明。为学前儿童提供的书籍中的字体宜大，字迹、图案应清晰。教具大小要适中，颜色鲜艳，画面清楚。

（3）定期为学前儿童测查视力，关注视力检查结果。要定期为学前儿童测查视力，以便及时发现异常，及时矫治。在日常生活中，教师要注意观察学前儿童的行为，及时发现其视力异常的表现。例如，两眼眼珠不对称；经常眨眼、皱眉、眯眼；眼睛发红或常流泪；看东西时经常偏着头；经常混淆形状相近的图形；看图片时只喜欢看大的；手眼协调差；等等。

（4）教育学前儿童注意用眼安全和卫生。教育学前儿童不要揉眼睛，毛巾、手绢要专人专用，用流动的水洗手、洗脸；不玩儿可能伤害眼睛的危险物品，如竹签、弹弓、小刀等；不燃放鞭炮，以防眼外伤。

（5）照顾视力差的学前儿童。对视力较差的学前儿童，应合理安排他们的座位，减轻他们的用眼负担，限制其近距离用眼时间并让他们经常远望。若学前儿童佩戴矫治眼镜，应要求其按医生的嘱咐去做。

（6）培养和发展学前儿童的辨色能力。应组织学前儿童参加辨认颜色的活动，使其学会区别近似的颜色并说出它们的名称。多提供颜色鲜艳的玩具、教具，使学前儿童的色觉得到发展。

2. 耳朵

耳朵是听觉器官，分为外耳、中耳和内耳三部分。外耳和中耳是声波的传导装置，内耳是听觉器官的主要部分。耳朵的结构如图 2-6 所示。

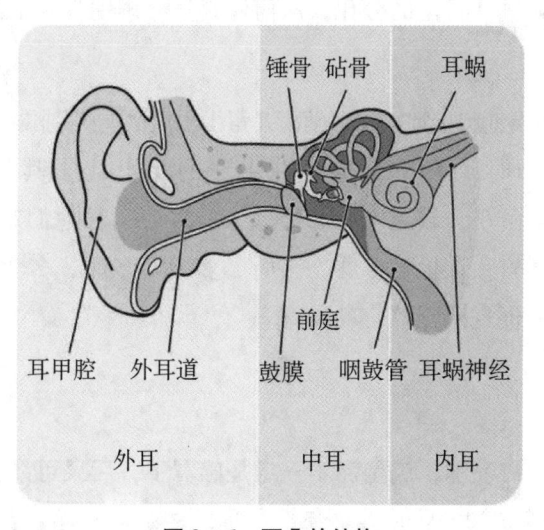

图 2-6 耳朵的结构

学前儿童的耳朵正在发育过程中，直到 10 岁，外耳道壁才骨化完成，12 岁时听觉器官才发育完全。学前儿童的咽鼓管比成人的短、粗，位置水平，所以其咽、喉和鼻腔发生感染时，病菌易侵入中耳，引起中耳炎。学前儿童的耳蜗的感受性比成人强,对声音(特别是噪声)比较敏感。当音量达到 60 分贝时,学前儿童的呼吸就会有所改变,其睡眠和休息会受到影响。

学前儿童耳朵的卫生保健方法如下。

(1) 不要用锐利的工具给学前儿童挖耳。挖耳可能引起外耳道感染,若不慎损伤鼓膜,则会影响其听力。一般耵聍会自行脱落。若耵聍较多,发生栓塞,可请医生取出。

(2) 要预防中耳炎。教导学前儿童学会正确的擤鼻涕方法:用手指按住一个鼻孔,擤另一个鼻孔,不要太用力,更不要按住两个鼻孔同时擤,以免鼻腔分泌物经咽鼓管进入中耳。不要让学前儿童躺着进食、喝水。防止污水进入外耳道。若在洗头、游泳时,污水进入耳朵,可将头偏向进水一侧,单脚跳几下,将水控出。

(3) 减少环境中的噪声。要防止学前儿童受噪声的影响,平时成人与学前儿童讲话时,声音要适中,不要大喊大叫,家电的音量切勿开得太大。另外,应教育学前儿童听到过大的声音时要张嘴、捂耳,以防强音震破鼓膜,影响听力。

(4) 及时发现听觉异常。教师应注意观察学前儿童的活动,及早发现其听觉异常。例如,学前儿童对突然的或过强的声音反应不敏感;与人交流时总盯着对方的嘴;听人说话时喜欢侧着头,耳朵对着声源;不爱说话或发音不清、说话声音很大;平时很乖、很安静,睡觉时不怕吵;经常用手搔耳朵,说耳闷、耳内有响声等。

(5) 锻炼发展学前儿童的听觉。应经常组织学前儿童欣赏音乐、唱歌等,以培养其节奏感,丰富其想象力;引导学前儿童留心听一些大自然的声音,如风声、雨声、鸟叫声等,以促进其听觉的分化,从而使其学会辨别各种细微、复杂的声音。

3. 鼻和舌

鼻和舌是重要的嗅觉和味觉器官。学前儿童出生后已能辨别酸、甜、苦、咸的味道。在安排学前儿童的膳食时,应当注意提供多种味道的食物,培养其不挑食的好习惯。

由于学前儿童年龄小,缺乏知识和经验,所以应引导他们观察周围的事物,充分利用他们的感觉器官,让他们多看、多听、多摸、多闻、多尝,让他们从实践中去感知周围的事物,促进感觉器官的发育。

> **小贴士**
>
> **学前儿童打喷嚏、流鼻涕不一定是感冒了,后果可能更严重**[①]
>
> 最近,张老师班上 3 岁的琪琪经常感冒,老是流鼻涕、打喷嚏、鼻塞,还喜欢揉鼻子和眼睛。张老师询问孩子的睡眠情况,家长说晚上 9 点就睡觉了,

---

① 佚名. 警惕! 孩子打喷嚏、流鼻涕不一定是感冒,后果可能更严重 [EB/OL]. (2020-10-20) [2021-07-27]. https://dxy.com/article/32270. 引用时有修改。

但是张老师发现琪琪有黑眼圈，觉得很疑惑。在查阅相关资料后，张老师发现，琪琪可能患有变应性鼻炎。

变应性鼻炎，又称为过敏性鼻炎，是以鼻黏膜充血、流涕和鼻痒为特征的鼻黏膜炎症性疾病，常伴有喷嚏和结膜刺激等症状，是众多过敏反应中的一种。通常情况下，正常人的免疫系统不会对花粉、尘螨、霉菌、动物皮屑等体外物质做出特殊炎症的反应。但是一些孩子的免疫系统失调，并会把它们当作身体的异物，产生相应的抗体，等身体再次接触到这些物质时，就会出现鼻塞、打喷嚏、鼻部痒、流鼻涕、咳嗽等症状，也就是过敏性鼻炎。日常生活中常见的过敏原有花粉、尘螨、霉菌、动物皮屑等。

2岁以上的孩子更加容易患过敏性鼻炎，而且随着年龄的增长，发病率也会增加。某些地区儿童过敏性鼻炎的患病率甚至高达20.42%。

如果不加以控制，过敏性鼻炎可能会越来越严重。过敏性鼻炎会诱发鼻息肉、鼻窦炎、中耳炎。一些本身就有腺样体肥大的患过敏性鼻炎的孩子，还会出现鼻涕向咽喉部倒流反复刺激腺样体的问题，导致腺样体更加肥大，如果长期得不到缓解，可能会出现腺样体面容，即容貌变丑。

如果孩子的鼻塞比较严重，导致吸入氧气不足，还会造成大脑缺氧。晚上睡不好，白天没精神，孩子会变得脾气暴躁、易激惹，动不动就烦躁生气，甚至大发雷霆。这种情况如果被忽视，还会持续到孩子上学。因为不舒服，所以孩子注意力无法集中，其学习成绩也会受到影响。

除此之外，过敏性鼻炎的孩子中大约有35%会合并支气管哮喘。哮喘发作时，孩子会胸闷气喘、呼吸困难，非常难受，严重者甚至会窒息死亡。

过敏性鼻炎严重时也可能合并过敏性结膜炎。孩子对一种东西过敏时，不可能只是鼻子出现症状，眼睛也会出现问题，进而影响生活和学习。如果孩子经常揉眼睛、说眼睛痒，此时需要特别注意。

三、学前儿童生长发育的基本规律

学前儿童生长发育的基本规律是指学前儿童在生长发育过程中的一般现象。虽然生长发育过程受到环境、营养、体育锻炼、疾病等因素的影响，存在个体差异，但学前儿童生长发育具有普遍的规律。学前儿童生长发育状况是反映其健康状况的一面镜子。因此，学前教育工作者必须了解、研究和掌握学前儿童生长发育的基本规律，结合各年龄段学前儿童的具体情况，采取必要的卫生措施，以达到保护、促进、提高学前儿童健康水平的目的。

（一）生长发育的连续性和阶段性

学前儿童的生长发育是一个连续的过程，在这一过程中有量的变化，也有质的变化，因而形成了不同的发展阶段。根据这些特点及生活环境的不同，学前儿童的生长发育过程可划分为不同的年龄阶段。

学前儿童的生长发育是阶段性的，各阶段按顺序衔接。前一阶段为后一阶段的发展奠定必要的基础，任何一个阶段的发育受到阻碍都会对下一阶段的发育带来不良影响。例如，出生后，婴儿只能吃流质食物，只会躺卧和啼哭，到1岁时，他们便能吃多种普通食物，会走路和说单词。这是很明显的变化，但在这之前，他们需要经过一系列的变化：在说单词之前，先学会发音，同时，还要学会听懂单词；在能吃固体食物之前，先能吃半流质食物；在会走路之前，先经过抬头、转头、翻身、直坐、站立等发育步骤。其中任何一个环节出现障碍，都可能会影响整个婴儿期的发育，并使幼儿前期的发育延迟。

（二）生长发育的程序性

学前儿童身体各部分的生长发育有一定的程序性，一般遵循由上到下、由近到远、由粗到细、由低级到高级、由简单到复杂的规律。例如，在胎儿期，形态发育的顺序是头部领先，其次是躯干，最后为四肢。又如，在婴儿期，动作发育的顺序由头部开始，逐渐延伸到下肢。这种发展趋向也被称为"头尾发展规律"，即在运动器官和神经系统生长发育过程中，从头部的运动（如抬头、转头）发展到上肢运动（如抓物），再发展到躯干运动（如翻身、直坐），最后发展到下肢运动（如立、行）。从上肢的发育我们可以看出，婴儿在初生时，只会无意识地乱动，手几乎不起任何作用；4~5个月时，他们才能有意识地去拿东西，但这时只会用手一把抓；10个月左右时，他们才会用指尖去拿东西；1岁左右时，他们才会灵巧地用两个手指捏起细小的物体。这说明动作是由整个上肢逐渐发展到手指，由身体正中向侧面发展，称为"正侧发展规律"。

（三）身体与组织器官生长发育的不均衡性

1. 生长发育的速度不均衡

人体的生长发育是快慢交替的，因此，学前儿童生长发育速度并不是随年龄呈直线上升的，而是呈波浪式上升的。以身高和体重为例，学前儿童出生后第一年生长速度最快，身长比出生时增长50%，体重增长为出生时的3倍。第二年，学前儿童的增长速度也较快，以后增长速度逐渐变慢。到青春期时，孩子又出现第二次突增高峰。男孩儿与女孩儿的身高每年增长量和体重每年增加量如图2-9所示。可见，在整个生长发育期间，全身和大多数器官、系统有两次生长突增高峰，第一次在胎儿期，第二次在青春期，而且女孩儿比男孩儿大约早2年出现。

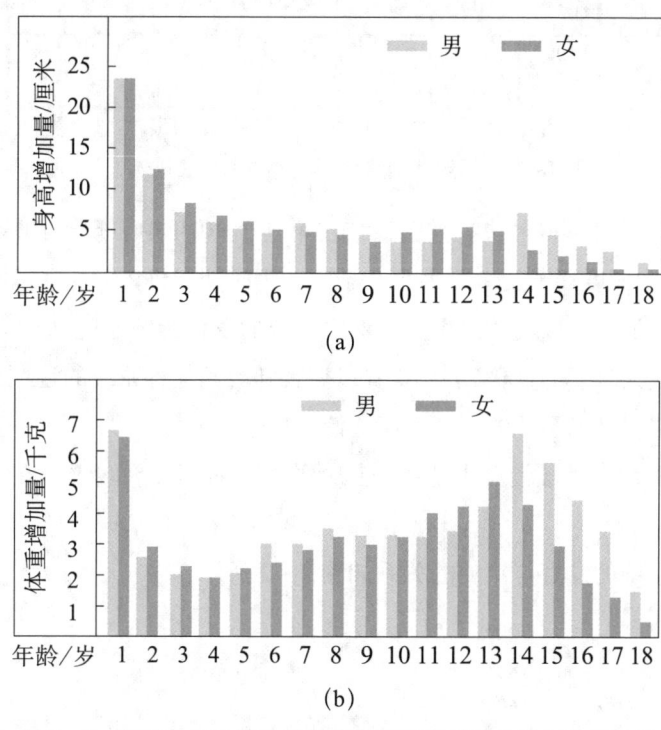

(a)

(b)

图2-7　男孩儿与女孩儿的身高每年增长量和体重每年增加量

2. 身体各部分的生长速度不均衡

身体各部分的生长速度并不完全相同，因此，身体各部分的增长幅度也不一样。例如，人在出生后的整个生长发育过程中，头围增加1倍，躯干长度增加2倍，上肢长度增加3倍，下肢长度增加4倍。身体形态从出生时的头颅较大、躯干较长和四肢短小发育到成人时的头颅较小、躯干较短和四肢较长。胎儿期至成人期的身体生长比例如图2-8所示。

3. 各系统的生长发育不均衡

学前儿童身体的各系统呈现出不同的发育趋势，以下主要介绍其中几个系统。

（1）神经系统领先发育。神经系统（尤其是大脑）在胎儿期和婴儿出生后的发育一直是领先的。出生时婴儿的脑重量约为350克，相当于成人脑重量的25%，而婴儿同期的体重仅为成人的5%；6岁时，学前儿童的脑重量已相当于成人脑重量的90%。在这段时间里，学前儿童的各种身体机能、语言和动作随着大脑的迅速发育，也在迅速发展。

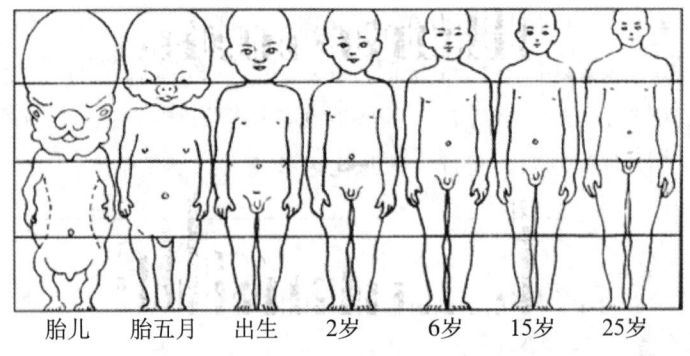

图 2-8 胎儿期至成人期的身体生长比例

（2）淋巴系统发育得最快。淋巴系统在第一个 10 年中表现出特殊的发育速度，在第二个 10 年中速度逐渐变慢。因为在学前儿童时期，机体对疾病的抵抗力弱，需要淋巴系统来保护，所以婴儿出生后，淋巴系统的发育特别迅速（10 岁左右达到高峰，几乎达到成人时期的 200%）。10 岁以后，随着其他各系统的逐渐成熟和对疾病的抵抗力的增强，淋巴系统的发育速度逐渐变慢。

（3）生殖系统发育缓慢。生殖系统在人的童年时期发展缓慢，在人进入青春期后才会迅速发育。

身体部分系统的发育与年龄的关系如图 2-9 所示。

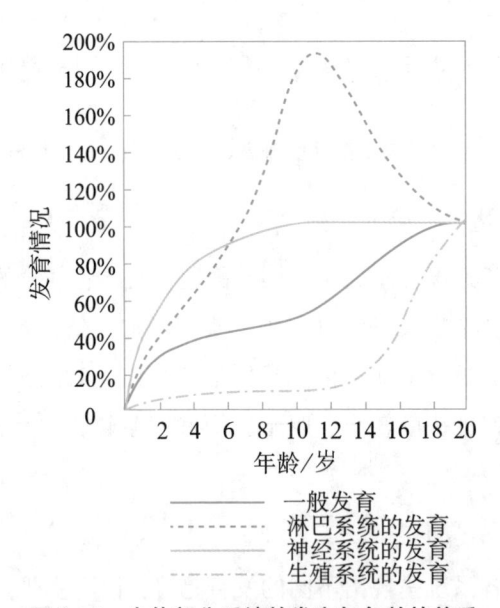

图 2-9 身体部分系统的发育与年龄的关系

4. 生长发育的相互关联性

虽然学前儿童身体各系统的发育时间和速度各有不同，但机体是统一的整体，各系统的发育是互相联系、互相影响、互相适应的。因此，任何一个对机体起作用的因素都可能影响多个系统。例如，适当的体育锻炼不仅能促进骨骼、肌肉的发育，而且能促进呼吸系统、循环系统和神经系统的发育。

学前儿童生理和心理的发育也是互相关联的，生理发育是心理发育的基础，而心理发育也影响生理发育。例如，如果学前儿童身体的某一器官发育有缺陷，则这容易引起其心理上的过分自卑、过分敏感等心理疾病；如果学前儿童心理上过分焦虑，其生理发育也会受到影响。

5. 生长发育的个体差异性

学前儿童的生长发育有一般的规律，但由于学前儿童的先天遗传素质与先天、后天的环境条件并不完全相同，因此，无论是身体的形态还是机体的功能都存在明显的个体差异。每个学前儿童的体形（高矮胖瘦）、生理功能（强弱）和心理特点都是各不相同的，没有两个学前儿童的发育水平和发育过程是完全一样的，即使在一对同卵双生子之间也存在微小的差别。先天因素决定了一个孩子发育的可能性，后天因素决定了一个孩子发育的现实性。

但是，各个学前儿童生长发育经历的过程是比较稳定的，在没有极其特殊的环境条件的前提下，学前儿童个体的生长发育在群体中上下波动的幅度是有限的。如果发生较大的波动，应及时观察，严格检查。

在评价某个学前儿童的生长发育状况时，不能简单地将其指标数据与标准平均数进行比较，并由此得出片面的结论，而应考虑到个体生长发育的差异性，将他们以往的情况与现在的情况进行比较，观察其发育动态，这样做才更有意义。学前教育工作者应尽可能地改善学前儿童的后天环境条件，使每个学前儿童都能充分发挥他们的遗传潜能，使他们的生长发育达到应有的水平。

第二节　学前儿童生长发育的影响因素

从受精卵开始到出生后，学前儿童的生长发育一直受到体内外各因素的影响。

可以说，学前儿童的生长发育是个体在先天遗传和后天环境中各因素相互作用的结果。影响学前儿童生长发育的因素很多，概括起来有两类：内在的遗传因素和外在的环境因素。遗传因素一般是不会改变的，而环境因素是可以改变的。遗传因素决定了生长发育的基础和潜力，环境因素则影响了遗传潜力的发挥，最后决定其生长发育的速度及达到的程度。

一、遗传因素

遗传因素是影响生长发育的基本因素，为学前儿童的生长发育提供了可能性。学前儿童生长发育的特征、潜力、趋向、限度都受父母双方遗传因素的影响。遗传性疾病对其生长发育也有影响。研究表明，同卵双生子成年后，其身高差别很小，头围也很接近，而体重的差别较大。这说明骨骼系统的发育受遗传因素的影响较大，体重却易受环境因素的影响。

生长发育的各项形态指标和生理指标（如身高、体重、皮下脂肪率、血压等）都有不同程度的遗传倾向，其中以身高的遗传倾向更为明显。在良好的环境下生活的学前儿童，其成年后的身高在很大程度上取决于父母的身高。一般父母高的子女也高；父母矮的子女也矮。这就为身高预测创造了条件。

另外，性别和内分泌也是影响学前儿童生长发育的重要先天因素。男女童生长发育各有特点，根据0~6岁男女童生长发育曲线，一般情况下，男童比女童重，也比女童高，但女童青春发育期比男童早。脑垂体、甲状腺、肾上腺等内分泌器官及激素都与学前儿童的生长发育有关，大脑发育不完全或内分泌器官发育异常都会严重影响学前儿童的生长发育。

二、环境因素

影响学前儿童生长发育的环境因素很多，主要有营养、疾病、体育锻炼、生活制度、药物、季节与气候、社会因素。

（一）营养

营养是重要的影响因素，合理而充足的营养是保证学前儿童生长发育的物质基础。学前儿童必须不断从外界吸收足够的各种营养素，如优质的蛋白质、铁、钙和各种维生素等，作为生长发育的物质基础。营养丰富且平衡的膳食能促进其生长发育；反之，营养缺乏或不合理的膳食不仅会影响其正常的生长发育，而且会导致各种营养缺乏症。

学前儿童的年龄越小,其受营养的影响越大。许多研究表明,在学前儿童早期,尤其是出生前3个月至出生后6个月的营养对其智力发育有着决定性的影响。出生后1年,如果营养不良,这将会影响其大脑的正常发育(脑细胞的数量和质量),还可能影响其以后的学习。营养过剩或不平衡会导致肥胖,同样会影响学前儿童的生长发育。营养对生长发育中的学前儿童都会产生暂时的或永久性的影响。

(二)疾病

孕妇的某些疾病会直接影响胎儿的生长。例如,孕妇患风疹、带状疱疹、巨细胞病毒感染及弓形虫病,可影响胎儿的发育;孕妇患糖尿病,胎儿易成为巨大胎儿;孕妇严重营养不良,可导致胎儿宫内发育迟缓。甲状腺功能亢进的孕妇生育的后代出现小头畸形的概率要比正常孕妇生育的后代出现小头畸形的概率高出13倍。[1]

出生后,学前儿童的疾病对其生长发育有直接影响。不同的疾病对学前儿童生长发育的影响程度不同,这取决于疾病涉及的部位、病程的长短和疾病的严重程度。疾病可以干扰学前儿童正常的能量代谢,尤其是在体温过高时,不仅会使酶系统的正常功能受损,而且会增加各种营养物质的消耗。有些疾病还会严重影响器官的正常功能。例如,腹泻不仅会影响学前儿童对营养物质的吸收,而且会消耗体内原有的物质。胃、肠道疾病会影响学前儿童的消化吸收,导致营养不良、体重减轻,甚至推迟动作和语言的发展进程。某些急性传染病(如流行性脑脊髓膜炎、流行性乙型脑炎、脊髓灰质炎等)不仅会造成严重的后遗症,而且会威胁学前儿童的生命。对于麻疹、百日咳、急性肠道感染等,如果治疗不当或出现并发症,也会影响学前儿童的生长发育。慢性疾病的影响更为明显。例如,许多学前儿童常感染由细菌、病毒、原虫等引起的慢性疾病,导致明显的发育障碍。又如,克汀病、大骨节病、严重的先天性心脏病、结核病等直接威胁学前儿童的健康发育。因此,积极防治学前儿童常见病、传染病和寄生虫病,对保证其正常发育是十分重要的。

(三)体育锻炼

体育锻炼是促进学前儿童身体发育和增强其体质的有效手段。体育锻炼可以加快机体的新陈代谢,增强呼吸、运动和心血管系统的功能,特别是能促进骨骼和肌肉的发育。因此,学前儿童经常参加体育锻炼,不仅能使肌纤维变粗,肌肉重量增加,而且能促进骨骼的生长发育,加速骨的钙化,使骨质更加坚实,同时也能促进

---

[1] 陈荣华,赵正言,刘湘云. 儿童保健学[M]. 5版. 南京:江苏科学技术出版社,2017:93.

韧带的发育，提高关节的牢固性和灵活性。有研究表明，在相同状态下，体育锻炼多的儿童比没有进行体育锻炼的儿童高4厘米。体育锻炼还可以使人精神饱满、心情愉快、食欲增加，促进营养物质的消化吸收，减少疾病，增强体质。

（四）生活制度

有规律、有节奏的生活制度有利于促进学前儿童的生长发育。在合理的生活制度下，学前儿童身体各部分因活动与休息能得到适当的交替，可消除疲劳；身体的营养消耗也能得到及时的补充，可保证机体的正常代谢。有些学前儿童在家里生活无规律，身高、体重增长得都比较慢，容易得病；而他们进入托儿所、幼儿园后，生活有规律，不仅身高、体重明显增长，而且动作的发展速度加快。

（五）药物

如果用药不当或过量，这会对学前儿童的生长发育有不良的影响，如氯霉素可影响新生儿的呼吸，甚至造成死亡；链霉素会造成学前儿童听力减退和耳聋。因此，对学前儿童用药应谨慎小心。

（六）季节与气候

一般来说，学前儿童在春季身高增长最快，在秋季体重增长最快，而在炎热的夏季，可能会有体重减轻的趋势。学前儿童3~5月的身高增长相当于9~11月身高增长的2~2.5倍。

（七）社会因素

社会因素对学前儿童生长发育的影响是综合性的，如贫困、食物缺乏、文化落后、疾病流行、居住环境拥挤、缺乏必要的卫生设施等，都严重影响学前儿童的身心发育。父母的职业和经济状况也起重要作用。中华人民共和国成立后，随着医疗条件的不断改善和预防接种的日益普及，几种危害学前儿童健康的传染病得到了基本控制，学前儿童的生长发育水平有了明显提高[1]。

此外，大气、水和土壤中有害物质的污染及噪声的危害对学前儿童的生长发育也有不良影响。

---

[1] 赵静文. 重视预防接种，保护幼儿健康[J]. 儿童与健康，1997（5）：35.

第三节 学前儿童生长发育的评价与健康检查

评价学前儿童的生长发育状况是学前儿童卫生保健的重要内容之一。定期健康检查能帮助我们系统地观察学前儿童的生长发育状况，尽早发现异常，采取相应措施进行预防和治疗，对促进学前儿童的健康有很重要的意义。本节主要讲述学前儿童生长发育的评价指标、评价标准和评价方法，以及定期健康检查的相关知识，以期为家长、学前教育工作者对学前儿童进行生长发育评价提供指导。

一、学前儿童生长发育的评价指标

评价学前儿童的生长发育有一定的指标，包括形态指标、生理机能指标、心理指标。

（一）形态指标

形态指标是指身体及其各部分在形态上可以测出的各种量度，如长、宽、围度及重量等。评价学前儿童的生长发育时，常用的形态指标有体重、身长（高）、头围、胸围、坐高（顶臀长）。它们不仅测试方便，而且能为准确评价学前儿童生长发育的水平和速度提供重要信息。

1. 体重

体重指人体的总重量，代表身体各器官、系统、体液重量的总和，是反映学前儿童短期营养状况常用的指标。

2005 年我国儿童体格发育调查资料显示，正常足月婴儿在出生后头 3 个月体重增加最为迅速，平均每月增加的体重为 800~1 200 克，出生后 3 个月体重约为出生时的 2 倍；第二个 3 个月每月体重增加速度减慢一半，每月平均增加体重 500~600 克；第三个 3 个月每月体重增加速度再减慢一半，每月约增加 250~300 克；第四个

3个月,每月平均增加体重200~250克。1岁时,学前儿童的体重约等于出生时的3倍。

1~6岁学前儿童体重可以用以下公式进行估算:[①]

$$3\sim12个月体重(千克)=(月龄+9)\div2$$

$$1\sim6岁体重(千克)=年龄(岁)\times2+8$$

测量体重时,1岁以下的学前儿童可取卧位,1~3岁的可取坐位,3岁以上的可取站位。测量体重常用的仪器是电子体重仪,测量时,待读数稳定后,记录读数。体重测量误差不得超过0.1千克。读数时,以千克为单位,至小数点后两位。

体重测量应在早晨空腹、便后进行。学前儿童可穿背心、短裤,也可在测量后扣除衣服的重量。

2. 身长(高)

身长(高)是人体站立时颅顶到脚跟(与地面相及处)的垂直高度。3岁以下学前儿童立位测量结果不准确,应采用仰卧位测量,故身高又称身长;3岁及以上的可采用立位测量,称为身高。立位与仰卧位测量值相差1~2厘米。

一般新生儿出生时身长平均为50厘米,第一年增长最快,前半年平均每月增长2.5厘米,后半年平均每月增长1~1.5厘米,1岁时身长约为出生时身长的1.5倍,即75厘米左右。第二年学前儿童的增长速度减慢,平均增长10厘米,以后每年递增5~7.5厘米。以下为1岁以后学前儿童身高估算公式。

$$身高(厘米)=年龄(岁)\times5(厘米)+75(厘米)$$

3岁以下的学前儿童可用量床测量身长。量床的使用方法如下:受测学前儿童取仰卧位,脱去鞋袜,卧于量床底板中线上,一个测量者扶住其头部,使其面部向上,两耳在同一水平线上,颅顶接触头板;另一个测量者位于其右侧,左手握住其双膝,使其腿伸直并紧贴量床床板,右手移动足板,使足板接触足跟;读取量床上的刻度,以厘米为单位,记录至小数点后一位数字。

对于3岁及以上的学前儿童,用身高计测量身高。测量时,受测学前儿童脱去鞋帽,取立正姿势站在身高计的底板上,头部保持正直,两眼平视前方,胸部稍挺起,两臂自然下垂,手指并拢,足跟靠拢,足尖分开,足跟、臀部、两肩胛间三点同时靠在身高计的垂直立柱上,然后测量。测量者将滑侧板轻轻移动,直至接触受测学前儿童头顶,读取立柱上的数字,误差不得超过0.1厘米。

3. 头围

头围反映脑和颅骨的发育程度。因为胎儿脑的发育在全身的发育中处于领先地

---

① 陈荣华,赵正言,刘湘云. 儿童保健学[M]. 5版. 南京:江苏科学技术出版社,2017:11.

位，故婴儿出生时头相对较大。新生儿的头围平均为34厘米，6个月时增加9厘米，1岁时增加3厘米，平均为46厘米；第二年头围增长速度减慢，增加2厘米，头围约为48厘米；2～14岁时头围再增加6～7厘米。因此，在出生后前两年测量头围的意义重大。

测量头围时，测量者立于受测学前儿童的前方或右方，利用软尺，以学前儿童额部眉间为起点，将软尺从右侧经过枕骨突起处，绕至左侧，然后回至起点，该距离即头围。测量时，软尺须紧贴头皮，在头两侧的水平要一致，左右对称。测量女孩儿的头围时，可将其头发向上下分开，以免影响读数。头围测量误差不得超过0.1厘米。

4. 胸围

胸围反映胸廓、胸背部肌肉、皮下脂肪及肺的发育程度。胸围能在一定程度上说明学前儿童身体形态和呼吸功能的发育，以及体育锻炼的效果。

婴儿出生时胸围为32厘米，比头围小1～2厘米；1岁时，胸围约等于头围；1岁以后，胸围逐渐超过头围；1岁至青春前期，胸围大于头围，胸围超过头围的长度约等于周岁数减1。

胸围是指经过乳头或胸中点的胸部水平维度，也称胸中围。测量时，3岁以下的学前儿童取卧位，3岁及以上的学前儿童取立位。受测学前儿童两手自然平放或下垂，两足分开与肩同宽，双肩放松，呼吸均匀。测量者立于学前儿童前方或右方，将胸围尺的零点固定于受测学前儿童胸前乳头下缘，右手将软尺经右侧绕过背部，以两肩胛下角为准，经左侧回至零点。胸围测量误差不得超过0.1厘米。

应注意的是，头胸比对于评价学前儿童的生长发育情况也很重要。如果年龄超过1岁半时，胸围仍小于头围，这说明其生长发育不良。

5. 坐高（顶臀长）

坐高（顶臀长）是取坐位时从颅顶点至臀部接触底座平面的垂直高度，可表示躯干的发育情况，坐高（顶臀长）与身高的比值能反映躯干和下肢的比例关系。

对3岁以下的学前儿童测量的顶臀长为坐高。取卧位测量，头部位置与测量身长时的要求相同，测量者左手提起学前儿童的下肢，同时使骶骨紧贴底板，大腿与底板垂直，移动底板，使其紧贴臀部，读取数值。

3岁及以上的学前儿童测量坐高时，取坐位，一般用坐高计测量。学前儿童坐在坐高计的坐凳上，身躯前倾，骶部紧靠墙壁或量板，然后坐直，大腿与凳面完全接触，并与身躯成直角，与地面平行，头与肩部的位置与测量身高的要求相同。测量误差不得超过0.5厘米。需要注意的是，坐凳的高度要合适，过高或过低都会影响读数。

此外，生长发育的形态指标还包括代表营养状况的臂围、腹围和各部位皮褶厚度等。

（二）生理机能指标

生理机能指标指身体各系统、各器官在生理机能上可测出的各种量度。反映骨骼肌肉系统机能的指标有握力、拉力和背肌力；反映呼吸系统机能的指标有呼吸频率、肺活量和肺通气量等；反映心血管系统机能的指标有脉搏、心率和血压等。下面介绍其中几个指标。

1. 肺活量

肺活量指受测学前儿童在深吸气后能够呼出的最大气量。它在一定程度上代表呼吸肌的力量和肺的容量及其发育状况。

测量肺活量时，常使用回转式肺活量计。测量时，受测学前儿童取直立位，先做一两次扩胸运动或深呼吸，然后尽力深吸气，吸满后再向肺活量计的吹气嘴内以中等速度尽力深呼气，直至不能再呼气。此时立即关闭进气管的开关，待浮筒平稳后，记录肺活量读数。对每位受测学前儿童可测量3次，选最大数记录，肺活量的单位为毫升。

2. 脉搏

脉搏反映心血管系统的功能状况。脉搏的个体差异较大，且易受体力活动和情绪变化的影响，应在安静时进行测量。受测学前儿童休息15分钟后，伸出右前臂放在桌上，手心向上，测量者用食指、中指和无名指的指端置于受测学前儿童腕部的桡动脉，施以适当压力即可感到脉搏搏动。

连测3次10秒的脉搏数，直到其中2次相同并与另1次相差不超过1时，可以认为是相对安静状态，然后测量30秒脉搏数，乘以2，即每分钟脉搏数，予以记录。

3. 血压

血压是反映心血管系统的另一重要指标，易受活动、情绪紧张、体位变动等因素的影响。在测量前，应使受测学前儿童在10分钟之内静坐休息，测量其安静时的血压。一般测右臂血压。测量时所用的袖带宽度应根据年龄不同而异，7岁以下的儿童常用8厘米宽的袖带。

4. 生物化学指标

（1）血红蛋白。血红蛋白是红细胞的主要成分，血红蛋白的测量结果能较理想地反映学前儿童贫血的类型和程度。贫血可根据血红蛋白和红细胞数量，分为轻度、中度、重度和极重度。判断学前儿童贫血的类型和程度，应参照不同年龄学前儿童血象的正常值。

（2）尿液一般性状。尿液一般性状检查包括检查尿液的气味、颜色、透明度，以及尿量等。例如，尿液有腐臭味，见于泌尿系统有化脓菌感染；尿液的颜色似红葡萄酒或酱油的颜色，可见于溶血性贫血；尿量减少，见于急性肾小球肾炎、高热、呕吐和腹泻。

（3）粪便。检查粪便的量、颜色、臭味和水分等。对粪便做显微镜检查，能进一步确定粪便的性质和查找病原体。例如，可检查粪便中有无寄生虫和虫卵、白细胞，脓细胞是否增加，有无大量红细胞。

（三）心理指标

心理指标一般通过感觉、知觉、语言、记忆、思维、情感、意志、能力和性格等进行观察。通过对学前儿童心理的观察和研究，可以针对学前儿童从小到大的年龄特征提出心理卫生的措施，促进学前儿童生长发育达到最高水平。

二、学前儿童生长发育的评价标准

生长发育标准是评价个体和集体学前儿童生长发育状况的统一尺度。一般通过一次大数量横断面生长发育调查，取得某几项生长发育指标的测量数值，并将测量数值做统计学处理，所得的资料为该地区学前儿童的发育评价标准。

选择评价标准是评价学前儿童个体和群体生长发育状况的必要前提，一般分为现状标准和理想标准。

（1）现状标准。现状标准对其所选用的样本未做严格的挑选，只剔除患有各种明显可能影响生长发育的急慢性疾病和畸形的样本。因而现状标准值代表一个地区一般学前儿童的生长发育水平，而不是生长发育最好的学前儿童的水平。

（2）理想标准。理想标准所选用的样本是生活在最适宜环境中的学前儿童，其喂养和膳食安排合理，营养供给充足，有良好的生活居住环境，可以得到良好的医疗保健服务。在这一环境中生活的学前儿童，其生长潜力得到较好的发挥，生长发育状况较为理想。因而理想标准高于现状标准，高于一般学前儿童的发育水平。例如，目前国际上常用的美国国家健康统计中心制定的国际标准（或称WHO标准）为理想标准。一般来说，生长发育标准都是相对的、暂时的，只能在一定时间内适用于一定地区或一定人群。同时，由于学前儿童的生长发育出现了生长速度逐年加快、发育和成熟提前的"长期加速趋势",所以生长发育标准每 5~10 年需要重新修订一次。

三、学前儿童生长发育的评价方法

目前,我国常用的学前儿童生长发育的评价方法主要有指数评价法、离差评价法、百分位数评价法、三项指标综合评价法、发育年龄评价法。

(一) 指数评价法

指数评价法是根据人体各部分之间的比例关系,用数学公式编成指数,以评价发育水平、体形、体质或营养状态的方法。常用的指数有以下几种。

(1) 体重身高指数:体重(克)/身高(厘米)。它反映了体重与身高之间的比例关系,指数大,则说明体重相对较重。

(2) 身高胸围指数:胸围(厘米)/身高(厘米)×100,是一个体质指数。它反映了学前儿童胸廓的发育情况,以及胸围与身高之间的比例关系。指数大,则说明胸围相对较大。对于粗壮型的学前儿童,该指数较大;对于瘦长型的学前儿童,该指数较小。

(3) 身高坐高指数:坐高(厘米)/身高(厘米)×100,是指身体上下长度的比例。随着年龄的增加,上身所占的比例逐渐减小,下身所占的比例逐渐增大。对于肢体发育与躯干发育异常的学前儿童,该指数异常。

(4) 身体质量指数(body mass index,BMI):体重(千克)/身高(厘米)×10^4,又称 Kaup 指数,原来较多运用于学前儿童营养评价,实际含义是单位面积中所含的体重数。它既能反映一定体积的重量,又能反映机体组织的密度。

(二) 离差评价法

离差评价法是评价学前儿童生长发育较常用的方法,是将个体学前儿童的生长发育数值与作为标准的均值及标准差相比较,以评价个体学前儿童生长发育状况的方法。它根据某一指标数值与均值差异的大小,判定学前儿童生长发育良好或低下。离差评价法一般有以下几种。

1. 等级评价法

用标准差与均值相离的远近划分等级,即以均值为基准值,以标准差为离散距,制成生长发育评价标准。评价时,将个体各项指标的实测数值与当地发育标准中同年龄、同性别相应指标的均值做比较,从而确定单项发育等级。各国学者在调查研究过程中所分等级不完全相同，但均以正态分布原理划分。我国常用五等级评价法。

五等级评价法以某项评价指标（如身高）的均值为基准值，以其标准差（s）为离散距，将发育水平划分为五个等级，即上等（大于标准均值 + 2s）、中上等（标准均值 + s 至标准均值 + 2s）、中等（标准均值 − s 至标准均值 + s）、中下等（标准均值 − 2s 至标准均值 − s）和下等（小于标准均值 − 2s），由此制成该指标的发育等级。在进行学前儿童生长发育评价时，只要将个体的实测值与上述"等级"相比较，即可确定其生长发育水平。一般个体学前儿童在标准均值 ± 2s 范围内为正常。对于在标准均值 ± 2s 以外的学前儿童，也不能一概判定为异常，必须在定期连续观察、深入了解的基础上，结合具体情况再得出结论。等级评价法常用的评价指标是身高和体重。人们常使用 3 把"尺"来衡量学前儿童的生长发育，即"年龄别身高""年龄别体重""身高别体重"。前两者是对于某一年龄来说学前儿童应有的身高和体重，并不能反映学前儿童的体形是否匀称；后者是指对于某一身长（身高）来讲应有的体重，更能反映学前儿童体形的匀称程度。

等级评价法的优点是能直观地反映学前儿童生长发育的状况，简单易行，可以反映托幼机构中不同发育水平人数所占的比例，对于评价机体学前儿童的营养水平、健康和发育状况有一定价值。但等级评价法只能对单项发育指标进行评价，不能对个体学前儿童发育的均匀程度做出正确判断，也不能对学前儿童的生长动态进行评价。

2. 曲线图法

曲线图法的原理和等级评价法一样，它将当地不同性别、各年龄组的某项发育指标的均值、均值 ± 1 个标准差和均值 ± 2 个标准差分别标在坐标图上，连成 5 条曲线，构成身高发育标准曲线图。评价时，只要将个体学前儿童在该年龄的实测值标在图上，就能了解该学前儿童当时的生长发育水平。

目前，国内外普遍采用的学前儿童生长发育图就是一种曲线图，定期将测量所得的学前儿童的体格测量值标在相应的曲线图上，然后进行评估，既能看出当时学前儿童的生长发育水平，又能看出其生长发育的趋势，并能算出生长发育速度。

曲线图法能用于追踪观察学前儿童某项指标的发育动态，对其进行纵向比较，还可以对多个学前儿童的生长发育水平进行横向比较。例如，可把幼儿园一个班或整个幼儿园学前儿童的实测资料，先对照等级评价标准确定各个学前儿童的等级，然后统计在每项指标中各发育等级的人数和所占总数的百分比，从而了解某个班或整个幼儿园不同生长发育水平的学前儿童所占的比例。利用曲线图法做群体学前儿童生长发育的评价也很方便,只要将某个群体学前儿童各年龄的均值连成一条曲线,我们就能看出该群体学前儿童的生长发育水平。

(三)百分位数评价法

百分位数评价法是近年来世界许多国家常用的方法。它是以某项发育指标的第 50 百分位数为基准值,以其余百分位数为离散距,制成生长发育标准,对个体或集体学前儿童的生长发育水平进行评价的一种方法。百分位数评价法通常以 3、10、25、50、75、90、97 等几个百分位数值划分发育等级。P3 代表第 3 百分位数值,P97 代表第 97 百分位数值,P3 ~ P97 包括样本 95% 的人数。

(四)三项指标综合评价法

在使用年龄标准体重或年龄标准身高对学前儿童进行评价时,只能判断某个体单项指标的体格发育状况,不能综合评价其生长发育状况,有时甚至会将体形匀称的正常矮身材学前儿童误认为营养不良,或将匀称体形的高身材学前儿童误认为肥胖。三项指标综合评价法克服了单项评价法的不足,是世界卫生组织推荐的、判断学前儿童营养状况的方法。该方法通过按年龄的体重、按年龄的身高以及按身高的体重三项指标,全面评价学前儿童的生长发育状况。使用这种评价方法时,既要称体重,又要量身高,然后分别查询按年龄的体重、按年龄的身高、按身高的体重标准,以低于第 20 百分位的数值为低,以第 20 百分位和第 80 百分位的数值为中,以第 80 百分位以上的数值为高,对学前儿童的生长发育和营养状况进行综合评价。

(五)发育年龄评价法

发育年龄又称生理年龄。受遗传和环境的影响,学前儿童的生长发育存在个体差异,其实际年龄很难准确反映生长发育的水平,而发育年龄可以被用以评价学前儿童的生长发育状况。

发育年龄评价法是用身体某些发育指标的发育平均水平及其正常变异,制成标准年龄,用来评价个体学前儿童的生长发育状况。目前常用的三种发育年龄是形态年龄、牙齿年龄和骨骼年龄。

四、学前儿童健康检查

定期健康检查是对地段内 0 ~ 6 岁的散居学前儿童和托幼机构的集体学前儿童,按要求的时间进行定期的体格检查,系统地了解其生长发育和健康状况,及早发现异常，以便采取相应措施。健康检查是促进学前儿童健康成长的重要手段之一。

（一）学前儿童健康检查的种类

中华人民共和国卫生部（简称卫生部）、中华人民共和国教育部（简称教育部）于2010年联合发布的《托儿所幼儿园卫生保健管理办法》中规定：建立健康检查制度，开展儿童定期健康检查工作，建立健康档案。坚持晨检及全日健康观察，做好常见病的预防，发现问题及时处理。

1. 新入园检查

对于入园的学前儿童，都必须进行入园前的健康检查，要求在规定时间，在指定的学前儿童保健机构进行专门的健康检查，以鉴定学前儿童是否适合过集体生活，并防止其将传染病带入托幼机构。

《儿童入园（所）健康检查表》如附录1所示。体检前，家长需要做好与孩子的沟通解释，消除其紧张、恐惧心理。体检当天，学前儿童要空腹，家长需要准备应急食品，体检完毕后及时让学前儿童进食。体检当天，家长需携带儿童本人保健手册，并在体检过程中看护好儿童，以免发生意外。目前由于防控新型冠状病毒肺炎疫情（简称新冠肺炎疫情）和其他流行病，进入医院后，家长和学前儿童需要全程佩戴口罩。

体检后，托幼机构发现在园（所）的学前儿童患疑似传染病时，应当及时通知其监护人离园（所）诊治。患传染病的学前儿童治愈后，凭医疗卫生机构出具的健康证明方可入园（所）。学前儿童离开托幼机构3个月以上的，应当进行健康检查后方可再次进入托幼机构。

2. 定期健康检查

据规定，学前儿童定期健康检查的时间如下：①出生后第一年每3个月检查一次，分别在3个月、6个月、9个月、12个月时进行，1岁时做一次总的健康评价；②出生后第二年、第三年每半年检查一次，分别在18个月、24个月、30个月、36个月时进行；③3岁以后每年检查一次。如果发现异常，应随时增加检查次数。

托幼机构需要在学前儿童体检后对体弱儿进行专案管理，并配合妇幼保健机构定期开展儿童眼、耳、口腔保健，以及儿童心理卫生保健。

3. 晨检及全日观察

晨检工作可根据托幼机构的实际情况，采取卫生保健人员检查、班上教师检查两者结合的方式。晨检内容包括询问儿童在家有无异常、有无发热和皮肤异常，观察其精神状况，检查其有无携带不安全物品等，发现问题及时处理。

保教人员应当对儿童进行全日观察，内容包括饮食、睡眠、大小便、精神状况、情绪、行为等，并做好观察及处理记录。

卫生保健人员每日深入班级巡视 2 次，发现患病或疑似传染病的儿童时，应当尽快将其隔离并与家长联系，及时送到医院诊治，并追访诊治结果。

患病儿童应当离园休息，接受家长委托喂药的，由卫生保健人员与家长做好药品交接和登记，并请家长签字确认。

4. 传染病预防和控制管理工作

《托儿所幼儿园卫生保健管理办法》中规定，托幼机构应当在疾病预防控制机构指导下，做好传染病预防和控制管理工作。

托幼机构发现传染病患儿时，应当及时按照法律、法规和卫生部门的规定进行报告，在疾病预防控制机构的指导下，对环境进行严格消毒处理。

在传染病流行期间，托幼机构应当加强预防控制措施。

2020 年年初，我国暴发了新冠肺炎疫情。由于国外疫情的扩大，我国目前转为常态化疫情防控。为指导托幼机构加强秋冬季新冠肺炎疫情防控工作，落实托幼机构常态化疫情防控主体责任，坚持人物同防、多病共防，落实"四早"（早发现、早报告、早隔离、早治疗）防控措施，精准防控，相关部门制定了《托幼机构秋冬季新冠肺炎疫情防控技术方案》。

《托幼机构秋冬季新冠肺炎疫情防控技术方案》

（二）学前儿童健康检查的内容

学前儿童健康检查的内容主要包括询问个人现状及既往病史、体格测量及评价、全身体检、实验室检查、心理筛查。

1. 询问个人现状及既往病史

通过向家长询问，可获得有关学前儿童生长发育的资料。询问内容一般包括以下内容。

（1）出生史、喂养史。

（2）饮食、睡眠、户外活动情况。

（3）日常生活习惯。对于日常生活习惯养成情况较弱的学前儿童，应与家长进行沟通，并进行指导，帮助该学前儿童纠正不良生活习惯。

（4）智能发展情况。对于发育迟滞的学前儿童，可以联合家长、带班老师与社区医院，进行相关的医教结合干预治疗。

（5）预防接种情况。对于未按规定接种的学前儿童，要告知其家长，督促家长带学前儿童到当地规定的接种单位补种。

（6）患病情况，尤其是传染病。在发现学前儿童患传染病时，应及时通知其家长离园（所）诊治。患传染病的学前儿童治愈后，凭医疗卫生机构出具的健康证明方可入园（所）。

2. 体格测量及评价

体格测量包括身长（身高）、体重、头围、胸围、坐高、上臂围及皮褶厚度，其中前三项为必测项目。每次测量均应在固定时间进行，测量用具和测量方法要统一，以保证测量结果准确。测量后要根据测量结果，对各项指标的测量所得数值加以评价，并筛查出生长发育偏离者，对其进行重点管理。

3. 全身体检

全身体检包括以下内容。

（1）头部。头颅大小、前囟大小及闭合情况，有无方颅及颅骨软化。

（2）眼。根据中华人民共和国国家卫生和计划生育委员会办公厅发布的《关于印发儿童眼及视力保健等儿童保健相关技术规范的通知》（简称《通知》），在儿童健康检查时应当对0~6岁儿童进行眼外观检查，对4岁及以上儿童增加视力检查。有条件的地区可增加与儿童年龄相应的其他眼部疾病筛查和视力评估：满月访视时进行光照反应检查，以发现眼部结构异常；3月龄婴儿进行瞬目反射检查和红球试验，以评估婴儿的近距离视力和注视能力；6月龄婴儿进行视物行为观察和眼位检查（角膜映光加遮盖试验），1~3岁儿童进行眼球运动检查，以评估儿童有无视力障碍和眼位异常。

《关于印发儿童眼及视力保健等儿童保健相关技术规范的通知》

学前儿童的视力检查需要采用国际标准视力表或对数视力表，检测距离为5米，视力表照度为500 lx（勒克斯），视力表1.0行高度为被检者眼睛高度。检查时，遮挡一眼，但勿压迫眼球，按照先右后左的顺序，对单眼进行检查。自上而下辨认视标，直到不能辨认的一行为止，其前一行即可记录为被检者的视力。对4岁视力不超过0.6、5岁及以上视力不超过0.8的视力低常儿童，或两眼视力相差两行及以上的儿童，都应当在2周至1个月复查一次。如果检查出学前儿童患有弱视，要及早治疗。越早治疗，儿童越容易治愈，不要等到发育完全后再医治，以免贻误最佳治疗时机，增加治疗难度。如果已经近视，儿童要佩戴眼镜，不要任由度数加深。

（3）耳。根据《通知》，耳及听力检查的目的是及早发现听力损失，及时进行听觉言语干预及康复训练，保护儿童的听觉，促进其言语发育，减少儿童听力和言语残疾，提高儿童健康水平。

新生儿期听力筛查后，进入0~6岁儿童保健系统管理，在健康检查的同时进行耳及听力保健，其中6月龄、12月龄、24月龄和36月龄为听力筛查的重点时期。检查包括以下内容：①耳外观检查。检查有无外耳畸形、外耳道异常分泌物、外耳湿疹。②听力筛查。运用听觉行为观察法或便携式听觉评估仪进行听力筛查。听力筛查未通过者应当及时转诊至儿童听力检测机构做进一步诊断。

（4）口腔。根据《通知》，口腔疾病检查主要包括以下内容：①面部检查。检查是否有唇裂、腭裂等颜面发育异常。②牙齿、口腔黏膜和舌系带的检查。检查牙齿的数目、形态、颜色、排列、替换及咬合情况，乳牙有无早萌、滞留、反咬合，检查有无口腔溃疡、鹅口疮、舌系带过短等异常。③龋齿检查。检查牙齿有无褐色或黑褐色改变，或者出现明显的龋洞。

对于没有龋齿的学前儿童，建议每半年进行一次口腔检查。对于已经发生龋齿的学前儿童，每3个月就需要进行一次口腔检查。

在进行口腔检查的同时，可以对牙齿做一些专业的保护措施，如涂氟与窝沟封闭。

涂氟是利用氟化物使牙齿更坚固，提高牙齿的抗龋能力，主要针对平滑面龋坏。涂氟的频率和口腔检查的频率是相同的：对于普通的预防，每半年一次即可；对于龋齿多的学前儿童，需要每3个月做一次。

窝沟封闭是用树脂材料，把容易蛀坏的牙齿上的沟填补起来，以预防龋齿的发生。通常乳牙的窝沟封闭可以选在3~4岁进行，恒牙的窝沟封闭可以选在6~8岁进行。

日常保健过程中要注意使用含氟牙膏早晚刷牙，并且用牙线与牙间隙刷来清洁牙齿相邻的面。

晚上刷牙后不要再吃任何东西，包括喝奶。

平时要控制零食的摄入频率，避免吃含糖多的零食，如饼干、糖果、蛋糕及各类含糖饮料。想吃零食的时候，可以用少量健康的零食来替代，如水果、坚果等。

（5）胸部。胸廓有无畸形，听诊有无心脏杂音及肺内啰音。

（6）腹部。腹部有无异常包块、肝脾有无异常肿大。

（7）外生殖器。外生殖器有无畸形。

（8）脊柱和四肢。脊柱和四肢有无畸形或其他异常。

（9）淋巴结。全身表浅淋巴结有无异常肿大。

4. 实验室检查

根据体格测量与全身体检结果，确定相应的实验室检查项目。一般情况下，所做的检查项目如下：出生后 6 个月或 9 个月尿常规检查；1 岁后每年检查一次血红蛋白，2 岁后每半年检查一次；1 岁、2 岁时各做一次大便寄生虫卵检查；血液中钙、磷等常量元素及铁、铜、锌、碘等微量元素的含量。

5. 心理筛查

根据《通知》，按照学前儿童心理发展的规律和不同年龄阶段的心理行为特征，应定期对儿童进行心理行为发育评估，及时掌握不同年龄儿童的心理行为发育水平，营造良好的环境，科学促进儿童健康发展；早期发现，及时干预，消除影响儿童心理行为发育的生物、心理和社会不利因素，早期识别儿童心理行为发育偏异，有针对性地开展随访、干预和健康管理。

可以采用儿童生长发育监测图、预警征象和儿童发育筛查量表进行筛查。

（1）儿童生长发育监测图。儿童生长发育监测图主要监测 8 项儿童行为发育指标（抬头、翻身、独坐、爬行、独站、独走、扶栏上楼梯、双脚跳），了解儿童在监测图中相应月龄的运动发育情况。

（2）预警征象。根据儿童心理行为发育问题预警征象，检查有无相应月龄的发育偏异。

（3）儿童发育筛查量表。可以使用全国标准化的儿童发育筛查量表，如小儿智能发育筛查量表（denver developmental screening test，DDST）、0~6 岁儿童发育筛查量表（developmental screening test for child under six，DST）等，进行儿童心理行为发育问题的筛查评估。

对于心理行为发育良好的儿童家长，可以给予科学的预见性指导；对于高危儿童和心理行为发育异常的儿童，则需要转诊至上级妇幼保健机构并进行随访。

单 元 回 顾

⊙ 单元小结

本单元主要讨论了三个问题：

（1）学前儿童生长发育的概况、特点、卫生保健及基本规律。

（2）学前儿童生长发育的影响因素。

（3）学前儿童生长发育的评价与健康检查。

学前儿童的生长和发育过程是学前儿童不同于成人的重要特点。根据学前儿童的解剖生理特点，一般将学前儿童的生长发育划分为胎儿期、新生儿期、婴儿期、幼儿前期、幼儿期几个阶段。学前儿童的生长发育具有连续性和阶段性、程序性、身体与组织器官生长发育的不均衡性。学前儿童的生长发育情况受个体在先天遗传和后天环境中各种因素相互作用的影响。学前儿童生长发育的评价指标包括形态指标、生理机能指标、心理指标。定期健康检查是对地段内0~6岁的散居学前儿童和托幼机构的集体学前儿童，按要求的时间进行定期的体格检查，系统地了解其生长发育和健康状况，及早发现异常，以便采取相应措施。健康检查是促进学前儿童健康成长的重要手段之一。

⊙ 案例分析

一位家长带孩子来医院进行体格检查。体格检查的结果如下：体重为10.6千克，身长82厘米，前囟已闭合，出牙12颗，胸围大于头围。

请分析：

(1) 衡量儿童营养状态的最佳指标是什么？

(2) 该儿童最可能的年龄是多少岁？

(3) 该儿童能完成哪些精细动作？

分析：

婴儿1岁时头围约等于胸围，前囟门闭合时间为1~1.5岁，2岁以内乳牙数目为月龄减4~6。

答案：

(1) 衡量儿童营养状态的最佳指标是体重、身长（身高）、头围。

(2) 该婴儿的年龄为1.8~2岁。

(3) 该婴儿能叠2~3块方积木，能有目标地扔皮球。

⊙ 拓展阅读

[1] 陈荣华，赵正言，刘湘云. 儿童保健学 [M]. 5版. 南京：江苏科学技术出版社，2017.

[2] 王卫平. 儿科学 [M]. 8版. 北京：人民卫生出版社，2010.

⊙ 巩固与练习

一、名词解释

1. 生长发育

2. 胎儿期

3. 新生儿期

4. 婴儿期

5. 生长发育的不均衡性

二、简答题

1. 学前儿童各个阶段的生长发育特点有哪些？
2. 学前儿童生长发育的基本规律有哪些？
3. 学前儿童生长发育的影响因素有哪些？

三、论述题

了解班级学前儿童的生长发育状况，对生长发育水平偏离的学前儿童进行个案研究，探寻其发育偏离的原因。

第三单元 学前儿童常见身体疾病和防护

导 言

在新生入园前的家访中，阳阳的妈妈告诉老师，阳阳对海鲜过敏，在饮食方面需要忌口。食物过敏是当前学前儿童身体疾病中发病率较高的疾病之一，每一个班级都有若干个对不同食物过敏的孩子。对于这些孩子的卫生保健，尤其是膳食管理，应该如何进行？这些都是本单元需要学习的内容。

学习目标

1. 了解学前儿童患病时的临床症状。
2. 掌握学前儿童常见传染性疾病的预防和护理。
3. 了解学前儿童常见非传染性疾病的预防和护理。
4. 了解托幼机构体弱儿健康管理。

思维导图

- 学前儿童常见身体疾病和防护
  - 学前儿童患病时的临床症状
    - 发热
    - 呕吐
    - 腹痛
    - 腹泻
  - 学前儿童常见传染性疾病的预防和护理
    - 传染病发生、流行的基本环节与预防
    - 学前儿童常见传染病的概述
    - 幼儿园传染病预防与控制制度
  - 学前儿童常见非传染性疾病的预防和护理
    - 呼吸系统常见疾病
    - 消化系统常见疾病
    - 营养性疾病
    - 过敏
    - 常见五官疾病
  - 托幼机构体弱儿健康管理
    - 体弱儿管理要求
    - 体弱儿分项管理制度

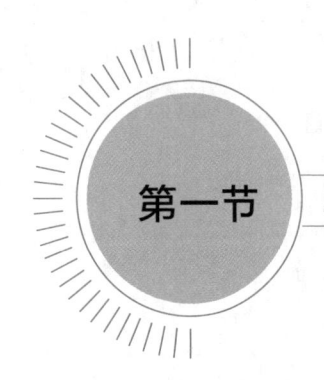

第一节 学前儿童患病时的临床症状

学前儿童在感到身体有某种不适时，往往无法像成人一样用语言准确地表达自己的主观症状，这会给成人对病症的识别造成困难。因此，把握学前儿童患病时的临床症状及其可能原因，结合学前儿童的具体情况做出其是否生病的初步判断，有助于及时发现和辨别异常现象，从而采取正确的卫生保健措施，以免贻误治疗的最佳时机。

学前儿童患病时的临床症状主要表现为发热、呕吐、腹痛和腹泻。学前儿童出现这些症状并不一定意味着生病了，有些症状属于学前儿童生长发育中的生理性现象，不需要就医治疗；有些症状属于病理性现象，需要及时进行治疗。

一、发热

一方面，发热是由于身体的体温调节功能尚未发育完善；另一方面，发热是免疫系统对病毒或细菌感染的一种生理反应。病因如下。

1. 感染性因素

此类发热以病毒和细菌感染较常见，如呼吸道感染、胃肠道感染、泌尿道感染等。感染时，除发热外，还伴有各系统的症状。例如，呼吸道感染时，可伴有流涕、咽痛、咳嗽的症状；胃肠道感染时，可伴有腹痛、呕吐、腹泻的症状；泌尿道感染时，可能出现尿频、尿痛、腰痛的症状。婴儿各系统感染的伴随症状不典型，可能只有厌食、吐奶、腹泻等。

2. 非感染性因素

引起发热的疾病还有很多，如长期发热可见于一些风湿免疫性疾病、血液系统疾病、恶性肿瘤等。此外，由于身体的体温调节功能尚未发育完善，学前儿童的体温容易受外界环境的影响而变化。以下因素都可能导致其体温升高：气温过高（中暑)、穿衣太多、喝水过少、水分丢失（流汗、腹泻）、剧烈运动。

二、呕吐

呕吐是学前儿童阶段常见的症状，其原因是多方面的，可能是喂养方法不当，使其过饱、吞咽空气过多，或者奶粉配方不适合；也可能是消化系统疾病，如先天性消化道畸形、后天性胃炎、肠套叠。消化道以外的疾病也会引发呕吐，如颅内出血、感染、代谢紊乱或者中毒等。

三、腹痛

学前儿童腹痛的原因可能是消化系统发育不成熟、对食物不适应，也可能是细菌感染。学前儿童腹痛的症状及可能原因如表3-1所示。

表3-1 学前儿童腹痛的症状及可能原因

腹痛症状	可能原因
阵发性哭闹，面色苍白、表情痛苦，呈屈腿卧位，身体翻来覆去；疼痛缓解时，可玩耍或者安静入睡，间隔性发作；时间较久时，出现呕吐、便血等	肠套叠
剧烈哭闹，而且很难停止；时间较久时，出现呕吐、便血等	嵌顿性疝
腹痛伴有排粪或排尿困难	便秘或者尿路感染、结石

四、腹泻

腹泻是学前儿童经常出现的症状，原因可能是消化系统发育不成熟、对食物不适应，也可能是细菌感染。腹泻会导致脱水，可能危及生命，因此，需要有针对性地进行预防和治疗。腹泻病因如下。

1. 感染性因素

（1）肠道内感染：主要由细菌和病毒引起。

（2）肠道外感染：学前儿童患呼吸道感染、肺炎、肾盂肾炎、中耳炎、皮肤感染及其他急性感染性疾病时，可伴有腹泻。这是受发热及病原体毒素的影响，消化功能紊乱，酶分泌减少，肠蠕动增加所致。

2. 非感染性因素

非感染因素主要有饮食因素、气候因素和过敏因素。喂养不当是引起腹泻的主要原因之一。过多、过早喂大量淀粉类、脂肪类食物，突然改变食物品种和断奶等均可导致腹泻。气候的突然变化会使肠蠕动增加,使消化酶和胃酸分泌减少,可诱发腹泻。一些吸收不良综合征(如乳糖不耐受症、糖原性腹泻、遗传性果糖不耐受症等)都可引起腹泻。

> **小贴士**
>
> **快速评估学前儿童是否生病**
>
> (1) 学前儿童生病的最初症状一般表现为眼花、眼睛无神、昏睡或者面色苍白。
>
> (2) 学前儿童多大了?
>
> 一般来说,6周以内所有生病的婴儿都应该立即送到医院。出生后3~4个月的婴儿生病时有潜在的危险,其病情发展速度比较大的学前儿童快得多,所以建议立即就医。
>
> (3) 和平常相比,当天学前儿童的活动有何异常?其睡眠情况如何?其饮食是否正常?
>
> 生病的学前儿童会拒绝所有食物。一个非常活跃的学前儿童突然变得行动迟缓,这可能就是患病的早期症状,而如果一个安静的学前儿童突然变得烦躁或者焦躁不安,他也有生病的可能。
>
> (4) 学前儿童的排尿情况如何?
>
> 如果学前儿童长时间不排尿或者尿液呈深黄色,那么这说明学前儿童在脱水。
>
> (5) 学前儿童的体温如何?
>
> 在排除学前儿童由活动导致体温升高之后,如果其出现下列情况,应立刻就医:不到6周的婴儿体温超过37.7℃;不到3个月的婴儿体温超过38℃;不到2岁的学前儿童体温超过39.4℃;持续发热超过5天。
>
> (6) 学前儿童的心率如何?
>
> 学前儿童的心率比成人快,如果其休息时心率高于130次/分或者低于60次/分,需要立即就医。
>
> (7) 学前儿童的呼吸频率如何?
>
> 新生儿的呼吸频率为50~60次/分,1岁学前儿童的呼吸频率为25~35次/分。发热会导致呼吸频率加快。家长在试图减轻学前儿童的发热症状后,可以估测一下学前儿童休息时的呼吸频率。如果学前儿童的呼吸频率增加并伴有呼吸费力或者呼吸急促现象,需要立即就医。

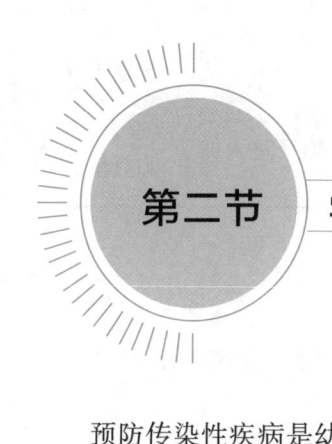

第二节 学前儿童常见传染性疾病的预防和护理

预防传染性疾病是幼儿园卫生保健工作的重点。学前儿童的抵抗力弱，极易感染疾病。幼儿园是集体活动场所，人员密集，传染病容易发生和流行。以下内容将有助于学前儿童远离疾病、健康成长：掌握传染病发生、流行的基本知识、学前儿童常见传染病的症状和发病特点，了解并组织预防活动，与家长密切配合等。

一、传染病发生、流行的基本环节与预防

（一）传染病发生和流行的基本环节

传染病的发生和流行是由传染源、传播途径和易感者三个基本环节构成的，缺少其中任何一个环节，都不会形成传染病的流行。保教人员应针对传染病发生、发展、预后、预防和治疗的规律，采取相应的保健对策，保护学前儿童的身体健康。学前儿童常见传染病及其传播特点和传播途径如表3-2所示。

表3-2 学前儿童常见传染病及其传播特点和传播途径

传染病	传播特点	传播途径
流行性感冒、水痘、流行性腮腺炎、麻疹、百日咳	空气传播是呼吸道传染病的主要传播途径，病原体由传染源从呼吸道排出体外，如被易感者吸入体内，其就可感染疾病	空气传播
细菌性痢疾、流行性结膜炎等	饮食传播是消化道传染病的主要传播途径。病原体由消化道进入健康的人体而使其感染疾病	饮食传播
直接接触：狂犬病、破伤风等间接接触：乙型肝炎、沙眼等	由传染源与易感者直接接触或间接接触而造成传染	接触传播

续表

传染病	传播特点	传播途径
疟疾、流行性乙型脑炎等	通过节肢动物叮咬、吸血或机械携带，病原体直接或间接地侵入易感者，使其感染疾病	虫媒传播
乙型肝炎、艾滋病	病原体通过输血、注射等途径进入健康人体，导致疾病	血行传播

（二）传染病的预防

通过管理传染源、切断传播途径、保护易感者等措施，能够有效预防传染病。

1. 管理传染源

管理传染源可以采取早发现、早隔离、早诊断和早治疗的保健措施，其中，早发现、早隔离是关键。早发现就是及早发现传染病患者或病原体携带者。除定期医院健康检查以外，日常生活中还可以通过摸前额（粗知体温是否正常）与看皮肤、五官和精神状况有无异常等检查手段，进行早期观察。若发现有传染病的可能，则应及时隔离，根据情况对其接触之物进行消毒。早隔离就是及早将传染病患儿或疑似患儿与健康的学前儿童加以隔离，防止疾病的蔓延。应尽早将患儿送到医院治疗。早诊断、早治疗可以控制和消灭传染源，防止疾病的进一步传播。

2. 切断传播途径

需要根据传染病的特定传播途径采取相应措施，如对于通过空气传播的传染病，应进行通风换气；对于通过饮食传播的传染病，应进行食具、物品的消毒；对于通过虫媒传播的传染病，应进行灭蝇保洁工作。

3. 保护易感者

除通过加强营养和体育锻炼等措施降低易感性之外，定期进行各种自动免疫制剂的预防接种也是保护学前儿童不受传染病侵害的有效措施。

接种疫苗是预防和控制传染病最有效的手段。疫苗的发明和预防接种是人类最伟大的公共卫生成就。疫苗接种的普及避免了无数学前儿童的残疾和死亡。世界各国政府均将预防接种列为最优先的公共预防服务项目。

我国从1978年开始在全国开展儿童计划免疫工作，即按照规定的免疫程序对适龄儿童及时、有效地开展预防接种，相继将卡介疫苗、脊髓灰质炎疫苗、百白破疫苗、麻疹疫苗纳入我国儿童计划免疫程序。我国通过接种疫苗，实施国家免疫规划，有效地控制了疫苗所针对的传染病的发病率。

二、学前儿童常见传染病的概述

百日咳、猩红热等传染病都已经进入我国免疫程序,其发病率已经得到明显的控制。以下将重点介绍一些尚未进入我国免疫程序的学前儿童常见传染病的症状、预防措施和护理要点。

1. 流行性感冒

流行性感冒简称流感,是一种以空气传播为传播途径的传染病,营养不良、过敏等体弱儿容易感染,冬春季节高发,感染病愈后不会获得终身免疫。

(1) 症状。流感的潜伏期为1~3天。流感起病急,高热畏寒、头痛、流鼻涕、眼结膜充血等,局部淋巴结肿大,肺部有粗啰音,偶诉腹痛、腹泻、腹胀等消化道表现;体温为38℃~41℃,高热时伴有惊厥。学前儿童可出现严重的喉炎、气管炎,咳嗽常呈干咳。流感常引起并发症,如心肌炎、中耳炎和鼻窦炎等。

(2) 预防。流感的预防应注意掌握流感疫情,加强晨间检查和日间检查,及早发现流感患者,并对其进行隔离诊疗。流感病毒对干燥、紫外线照射、醋酸等过敏,因此可以利用这些因素进行室内消毒。流感流行期间,不宜举行大型室内集会,进入公共场所时应戴口罩。应建立合理的开窗制度,保持室内空气流通。易感人群可以接种流感疫苗,并加强体育锻炼。

(3) 患儿护理。自发病起至主要症状消失进行呼吸道隔离,轻者及有并发症者可在家隔离护理,隔离室(病室)可用食醋进行空气消毒。隔离室环境要求阳光充足、空气新鲜,经常通风换气。发热时应该卧床,饮食以易消化、富有营养的流质或半流质食物为主,保证充足的水分,这样有利于退热和毒素的排出。每日可用生理盐水漱口或者用白开水进行3~4次口腔清洁护理,以保持口腔湿润、增进食欲。如果体温高于38.5℃,应报告医师,及时进行降温处理。随时观察病情(面色、精神状况、体温、呼吸等),及早发现并发症并进行治疗。

2. 水痘

水痘是一种以空气传播为传播途径的传染病,营养不良、过敏等体弱儿容易感染,冬春季节高发,感染后可以获得终身免疫。

(1) 症状。水痘的潜伏期为10~20天。出疹前通常没有症状,偶尔也会出现疲劳和24小时轻微发热的症状。水痘起病急,病初常有中度高热、上呼吸道感染、周身不适、食欲减退等现象。皮疹常在发病当日或次日出现,初为红色斑丘疹,随后斑点变大,可能像小丘疹,数小时后迅速演变为非常脆弱的水泡,看起来像在红色斑点上滴了一滴水。水泡随后发展为水疱,水疱的顶部很容易被抓破,有瘙痒感,部位表浅，大小不等，初为水滴状水疱，周围有红晕。24小时后水疱内变混浊，囊破裂后水疱会变成脓疱，之后会形成外皮。脓疱阶段常常出现剧烈发痒的症状。脓疱先从中心开始变干，迅速结痂，数日后痂盖脱落。皮疹呈向心状分布，即躯干较多，四肢较少，常常先出现在头皮和脸上，然后扩散到身体的其他部位，口腔、结膜以及外阴内侧的黏膜上也可能出现。水疱的数量不等，可能只有一些，也可能有数百个。一般在起病3～5天，同一部位可能有斑丘疹、疱疹和结痂等不同阶段的出疹现象。水痘的痂盖表浅，脱落后不会留下疤痕，如果抓破了皮疹，可能引发继发性化脓感染且留下疤痕。水痘常见并发症有皮肤继发感染、急性淋巴结炎、败血症等。预后良好，病后可以获得终身免疫。

（2）预防。接种水痘疫苗。其保护率达到98.5%，且比较安全。水痘具有很强的传染性，尤其是在出疹前24小时到出疹后6天这段时间里。因此，一旦发现周围有患儿，应该马上对密切接触的学前儿童进行检疫，检疫期为3周；也可以在与患儿接触3天内注射水痘、带状疱疹免疫球蛋白。

（3）患儿护理。水痘患儿护理的要点是防止抓痒导致皮肤继发感染。用含有纯碱（又称为苏打）的温水洗澡通常可以缓解发痒症状。应给学前儿童剪短指甲或者戴上手套，以免瘙痒时挠破疱疹引起皮肤继发感染并留下疤痕。手套应该经常清洗，必要时束缚双手。疱疹已破时，可涂1%或2%的龙胆紫药水。如果化脓感染，应在医生指导下使用抗生素。当嘴里有水疱时，可以用盐水漱口。经常洗手，保持皮肤和手的清洁。发热时应该卧床休息，在大多数的水疱形成硬皮后，发热通常就被控制住了。如果感染加重并再次出现发热，应该就医。室内温度适宜，被褥不宜过厚，衣服柔软宽大，勤更换。饮食清淡，可食用富有营养的流质或半流质食物。禁忌食用荤腥、辛辣等食物，尤其是猪油和肉类等。多喝水，直至体温下降。观察病情以及是否有并发症。水痘的检疫期为20天左右。如果患儿没有出现发热且皮肤上的皮疹全部结痂，这说明其已经痊愈。在冬春多发季节，应该注意室内空气流通，用紫外线对衣物和玩具进行定期消毒。

3. 流行性腮腺炎

流行性腮腺炎是一种以空气传播为传播途径的传染病，冬春季节高发，营养不良、过敏等体弱儿容易感染。感染后可以获得终身免疫。

（1）症状。流行性腮腺炎的潜伏期为14～21天，多数患儿起病急，表现为发热、头痛、咽痛、食欲减退、恶心、呕吐等。1～2天后，出现腮部肿痛，先从一侧开始，以耳垂为中心，向周围蔓延，边缘不清，触之有弹性感和触痛，表面灼热，不红、不化脓，1～4天后，另一侧也开始有不适感。有时很难区分是流行性腮腺炎还是脖子处的淋巴腺肿大。患流行性腮腺炎时，摸不到耳朵下面下巴的边缘，咀嚼和吞咽会使耳朵后产生疼痛感。腮腺肿胀会持续1周左右，1~3天达到高峰，持续4~5天后逐渐消退。

由于张嘴时有疼痛感，所以许多患儿不愿吃饭，尤其是在进食酸性食物时，有些患儿出现颌下腺、舌下腺肿大。大约1/3的流行性腮腺炎患儿不会显现腮腺肥大现象。流行性腮腺炎可并发睾丸炎或者卵巢炎等，多见于年龄大一些的患儿。流行性腮腺炎一般无全身症状，从出现症状前两天到腮腺肿胀完全消失的这段时间内最具传染性。易感者在接触到流行性腮腺炎病毒16~18天后会被传染。有的患儿会出现罕见的并发症，如并发脑膜炎时，出现高热、嗜睡、剧烈头痛、呕吐等。单纯的流行性腮腺炎预后良好。

（2）预防。接种流行性腮腺炎减毒活疫苗是保护儿童的最佳预防方法。目前，卫生部门批准的流行性腮腺炎疫苗主要有两种：一种是冻干流行性腮腺炎活疫苗；另一种是麻疹、风疹和流行性腮腺炎混合疫苗。后者接种后保护率可达96.1%。

预防流行性腮腺炎，应注意在流行季节不要到人群集中的公共场所，不要串门儿，避免和患儿接触。加强检查，及早发现患儿。如果发现学前儿童无精打采、惊厥或者颈部僵硬，则需要进一步检查其腮腺部位，必要时立即去医院或者隔离患儿。对于发现患儿的集体机构应进行3周检疫。

（3）患儿护理。患儿从病发时至腮肿完全消退应进行呼吸道隔离。应该卧床休息，以减少并发症的发生。餐后用生理盐水漱口或清洁口腔，多喝白开水。饮食以易消化的流质、半流质食物或软食为宜。忌吃酸性食物。在腮肿早期，可以用冷毛巾做局部冷敷，使局部血管收缩，从而减轻疼痛。注意观察体温、腮肿、全身一般症状以及可能出现的并发症状。例如，睾丸炎的症状是高热、恶心、呕吐、腹痛，一边或者两边睾丸肿胀并伴有疼痛。如果并发睾丸炎，应该延长卧床休息时间。

4. 细菌性痢疾

细菌性痢疾是一种以饮食传播为传播途径的传染病，营养不良、过敏等体弱儿容易感染，冬春季节高发，病原体为痢疾细菌，感染病愈后不会获得终身免疫。

（1）症状。细菌性痢疾可以分成普通型和轻型。普通型细菌性痢疾表现为病急、畏寒、发热（体温可达39℃）、头痛、恶心、呕吐，同时或数小时后可出现阵发性脐周围或左下腹疼痛，或者腹泻，初为黄稀便，后转为脓血便，10~30次/天，里急后重明显，可造成脱水、电解质紊乱。轻型细菌性痢疾全身症状轻，不发热，只有轻度腹泻，大便2~3次/天，粪便内有少量脓血或黏液；腹痛、里急后重轻或者无。

（2）预防。预防细菌性痢疾的注意事项如下：采用链霉素依赖菌株的活疫苗，口服效果比较好，免疫期可以达到6~12个月；早发现病人和带菌者，及时隔离和彻底治疗；做好环境卫生，消灭苍蝇和蟑螂；加强卫生教育，培养儿童饭前洗手、不饮生水和不洁饮料的习惯，生吃瓜果时要洗净。

（3）患儿护理。患儿应隔离至临床症状消失后1周。在恢复期，患儿休息和活动相结合，避免过度疲劳。在发作期，饮食应该以清淡、易消化的流质或者半流质食物为主，忌食生冷食物。病情减轻后，饮食可以改为软饭。患儿容易脱水，所以应该给患儿少量多次喂口服电解质补液，补充液体。可以减少牛奶的喂食量，因为牛奶含有大量的乳糖，学前儿童在腹泻时常常失去乳糖酶而不能消化牛奶。发病期间避免摄入脂肪，因为脂肪在肠道内停留时间短，也不易被消化。注意病情变化，及时观察患儿是否有脱水症状。详细记录大便次数和性质，留样检查。保持臀部清洁，防止发生红臀。每次排便后，用温水清洗并涂油，可以采用凡士林油保护腹泻部位。如果皮肤出现破裂并有疼痛感，不要使用软膏，应保持腹泻部位的干爽。避免坐盆时间过长，引起脱肛。保持腹部温暖（如使用热水袋保温），可以减少肠道痉挛，起减轻腹痛和减少排便次数的作用。

5. 手足口病

手足口病是一种以空气传播为传播途径的传染病。手足口病多见于3岁以下的学前儿童，其次是3~5岁的学前儿童。营养不良、过敏等体弱儿容易感染。手足口病的发病具有明显的季节性：4~5月多发，6~7月高发，8月开始下降，9月以后很少发病。病后不会获得终身免疫。

（1）症状。手足口病的潜伏期为2~7天，一般表现为发热1~3天，可有打喷嚏、咳嗽等感冒样症状及恶心、呕吐、腹泻等胃肠道症状；皮疹主要出现在口腔黏膜、手和脚上，尤其是口腔黏膜，大多都出疹子，同时伴有口炎或者口腔溃疡等。疱疹多为米粒大小，周围绕有红晕，1~2天后疱疹溃破，形成溃疡，可出现口痛、咽痛、拒食、厌食等，患儿一吃东西就大声哭闹、发脾气，同时出现玫瑰色红斑、斑丘疹，后可变成疱疹。对于大多数患儿，在发病期内，斑丘疹多于疱疹，疱疹一般不溃破，3~4天后会好转。皮疹有离心性分布的特征，主要发生在手掌、足跖部，在有些患儿的臀、膝、踝、肘、腕等部位也可见到。一般来说，患儿7天左右就会恢复，不会有严重的并发症。极少数感染者可引起心肌炎、脑炎等并发症。

（2）预防。不要带学前儿童去人群密集的地方，保持房间通风，给学前儿童勤洗澡、勤换衣、勤洗手。

（3）患儿护理。患儿要自发隔离3~5天，应留在家中，待热度及红疹消退，以及所有水疱结痂后才可外出。处理鼻、喉排出的分泌物、粪便及弄污的物品后，须立即洗手。如患儿发高烧、活力减退或病情恶化，应及早就医。

三、幼儿园传染病预防与控制制度

幼儿园应贯彻"预防为主"的方针，做好传染性疾病的预防工作。当发现幼儿患传染病时，应采取积极措施，控制传染病的蔓延。幼儿园主要有传染病的预防制度和预后制度。

传染病的预防制度包括建立并实施科学、规范的晨检制度、日间观察制度、消毒制度和预防接种制度。晨检制度是卫生保健人员和保教人员对入园的学前儿童进行检查，发现可疑传染病者及时处理，同时建立档案登记的制度。日间观察制度要求保教人员在一日活动中观察学前儿童，若发现可疑传染病者，应及时与保健人员联系，保健人员应及时处理。对于因病缺勤的学前儿童，教师应及时了解其患病情况和可能的原因；对于疑似患传染病的学前儿童，教师要及时报告给园所疫情报告人。园所疫情报告人接到报告后，应当及时追查其患病情况和可能的病因，以做到对传染病人的早发现。消毒制度强调对幼儿园的环境和物品进行消毒，切断传播途径。班级卫生消毒检查记录表如表3-3所示。预防接种制度是保健人员通过查看学前儿童的预防接种卡，了解并掌握学前儿童是否严格按照规定的接种种类、剂量、次数、间隔时间等进行预防接种的制度。保健人员要对学前儿童的接种情况进行详细记录，督促家长按免疫程序和要求完成儿童预防接种。家长配合疾病预防控制机构做好幼儿园学前儿童常规接种、群体性接种或应急接种工作。

表3-3 班级卫生消毒检查记录表

日期	班级	消毒物体									
		开窗通风	餐桌	床围栏	门把手	水龙头	图书晾晒	玩具	被褥晾晒	厕所	其他

注：已消毒就在该栏内画"√"。

幼儿园应注意以下内容：①建立传染病管理制度，定期对学前儿童及其家长开展预防接种和传染病防治知识的健康教育，提高其防护能力，增强其防护意识。②开设宣传栏、家园栏、微信群，告知家长传染病预后制度的相关知识，指导家长做好传染病发生后的相关措施。③对学前儿童进行传染病宣传教育，教育其养成良好的个人卫生习惯，掌握简单的卫生、生活常识，提高自我保护意识，减少传染病的发生和流行。④教师应该定期接受预防传染病知识培训，学习学前儿童易发传染病的发病特点、症状、传染源、传播途径和各种预防措施，提高防控传染病能力。

发现学前儿童传染病情或疑似病例后，幼儿园应当立即向属地疾病预防控制机构（农村乡镇卫生院预防保健组）报告。幼儿园内发现疑似病例时，应当及时设立临时隔离室，对患儿采取有效的隔离控制措施。临时隔离室内环境、物品应当便于实施随时性消毒与终末消毒，控制传染病在园（所）内暴发和续发。幼儿园应当配合当地疾病预防控制机构对被传染病病原体污染（或可疑污染）的物品和环境实施随时性消毒与终末消毒。发生传染病期间，幼儿园应当加强晨间、午间检查和全日健康观察，并采取必要的预防措施，保护易感儿童。对发生传染病的班级按要求进行医学观察，医学观察期间，该班级与其他班级相对隔离，不开展混班、串班活动，不办理入托和转园（所）手续。班级教师每日登记本班学前儿童的出勤情况。对于需要隔离的患儿，待其隔离期满后，凭医疗卫生机构出具的痊愈证明方可返回幼儿园。根据需要，来自疫区或有传染病接触史的学前儿童，检疫期过后方可入园。传染病流行期间，应加强对家长的宣传工作。学前儿童传染病登记表如表3-4所示。

表3-4 学前儿童传染病登记表

姓名	性别	年龄	发病日期	传染病名称									诊断单位	诊断日期	处置
				手足口病	水痘	流行性腮腺炎	猩红热	急性出血性结膜炎	痢疾	麻疹	风疹	传染性肝炎	其他			
合计																

注：患某种传染病的，在该栏内画"√"。

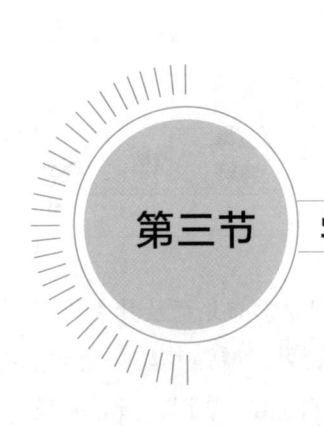

第三节 学前儿童常见非传染性疾病的预防和护理

由于身体各系统、器官的基本特点，学前儿童易患呼吸系统、消化系统疾病，营养性疾病，过敏，常见五官疾病。托幼机构应当通过健康教育普及卫生知识，培养学前儿童良好的卫生习惯。幼儿园应定期开展学前儿童眼、耳、口腔健康检查，筛查出有视力低常、听力异常、龋齿等健康问题的学前儿童，进行体弱儿管理，督促家长及时带患儿到医疗卫生机构进行诊断及矫治。同时，幼儿园还应开展园内卫生健康管理工作。教师掌握学前儿童常见非传染性疾病的症状、预防措施和护理，这有助于其有针对性地开展疾病预防工作，做到及时发现、尽早就医，从而减轻疾病对学前儿童身心造成的痛苦和损害，并可为其提供有效的辅助治疗方式等。本节将围绕这些内容进行介绍，旨在提高教师对学前儿童常见非传染性疾病的预防能力、早期症状的判断能力和护理能力。

一、呼吸系统常见疾病

在学前儿童常见的疾病中，呼吸系统急性感染的发病率最高，病情也比较严重。

（一）急性上呼吸道感染

急性上呼吸道感染是学前儿童最常见的疾病，主要表现为鼻、鼻咽和咽部感染，常出现并发症，涉及喉、气管、肺、鼻窦、中耳和眼等。医院儿科门诊就诊的患者中有80%为此病患者，大多数学前儿童每年都有6~9次病毒性感染。虽然学前儿童患此病后可以较快痊愈，但是如果没有及时、有效地控制病情，此病可能转成肺炎。

以病毒为病原体的上呼吸道感染占原发性上呼吸道感染的90%，常见病毒为鼻病毒、腺病毒、流感病毒等，由细菌引起的比较少。有时病毒感染后上呼吸道黏膜失去抵抗力，细菌可乘虚而入发展为化脓性感染。营养不良和缺乏锻炼或者过敏体质的学前儿童，其身体防御能力低，易发生感染。经常出现感冒的学前儿童很少出现严重的问题。佝偻病、消化不良及后天获得性免疫功能低下者不仅易感染，而且易出现严重的并发症。部分患儿反复感染呼吸道疾病，原因可能与缺乏维生素A、体内有引起反复感染的疾病等因素有关，如患先天性心脏病、慢性扁桃体炎或者喘息性支气管炎治疗不彻底等。

1. 临床症状

急性上呼吸道感染的潜伏期多为2~3天，轻症只有鼻部症状，如流清鼻涕、鼻塞、打喷嚏、扁桃体肥大等，也有流泪、微咳和咽部不适，3~4天会自愈。该病容易引发头痛、流鼻涕、咽喉痛、咳嗽、眼部流出液体、呕吐和腹泻。重症患者的体温可达39℃~40℃或者更高，在出现流涕、鼻塞、喷嚏和扁桃体肥大的同时，还伴有畏寒、头痛、全身无力、食欲减退、睡眠不安等。此外，鼻咽分泌物常引起频繁咳嗽，有时咽部微红或者发生疱疹和溃疡。

2. 预防

减少急性上呼吸道感染的根本办法是预防，应从以下方面入手：提倡母乳喂养；多进行户外活动，加强体育锻炼，提高学前儿童对外界环境的适应性、耐寒能力和对致病菌的抵抗能力；穿衣适当，根据气温的变化增减衣服；避免交叉感染，在疾病流行季节，尽量不要去公共场所；积极防治各种慢性疾病，如佝偻病、营养不良和贫血等。

3. 患儿护理

患病期间，患儿应注意充分休息。但是大多数患儿不愿意休息，如果患儿感觉还可以起来四处走动，他们是不愿意躺下休息的。因此，教师要限制其玩耍时间，可以让其躺在床上，讲故事或者听故事等。

患儿发热时，饮食宜清淡，并适当减少进食量，以免引起消化不良。患儿感冒期间，应该大量补充液体，不要强迫学前儿童吃固体食物。

室温恒定，且保持一定湿度，有利于减轻患儿的呼吸道症状。可以使用加湿器，让空气湿度保持在60%~65%。对于高热患儿，应该密切监测其体温变化，当其体温高于38.5℃时，应采用物理降温措施，如头部冷敷、温水擦浴等，也可以按医嘱使用退热剂。患儿发热后易发生便秘，使用适合学前儿童使用的通便剂通便，可以有效退热。不要让患儿穿得过多或者盖很厚的被子，患儿的体温调节能力较差，这样做不易散热，反而容易导致其体温升高。及时清除患儿鼻腔和咽喉部的分泌物，保持呼吸道通畅。

（二）急性支气管炎

急性支气管炎在学前儿童时期发病较多、较重，常继发于上呼吸道感染，并为麻疹、百日咳等急性传染病的一种临床表现，由各种细菌或病毒感染所致，与免疫功能尚未发育完善有关。维生素 D 缺乏性佝偻病患儿易患该病。哮喘性支气管炎患儿多为过敏性体质，几乎都有婴儿湿疹史。

1. 临床症状

急性支气管炎可以分成一般的急性支气管炎和哮喘性支气管炎。

患有一般的急性支气管炎时，患儿大多先有呼吸道感染的症状，干咳，在其胸部可听到干、湿啰音，重者可发热38℃~39℃，伴有呕吐、腹泻等消化道症状。咳嗽一般时间较长（2~3周），甚至减轻后又复发，若不及时治疗，可引发肺炎。

哮喘性支气管炎除了有发热、咳嗽等症状外，还有明显的哮喘症状。患儿不咳嗽时，可以在他们的喉部听到痰鸣声。当学前儿童哭闹、烦躁时，哮喘加剧，出现呼吸困难、喘鸣声加剧现象,夜间易发作。

2. 预防

预防方法同急性上呼吸道感染的预防。

3. 患儿护理

患儿应该卧床休息,室内保持适宜的温度和湿度。可以使用加湿器,让空气湿度保持在60%~65%。可以经常给患儿变换卧姿,常常将其抱起、拍后背,促进痰液咳出。让患儿食用营养丰富、易消化的食物。在发热期间,可让患儿食用流质或半流质食物。喂奶时应侧卧位。患儿发热、咳嗽时可引起呕吐,因此要注意保持其口腔清洁,以增进其舒适感和食欲。进食后喂适量白开水,以清洁口腔。咳嗽严重者应该适当使用止咳平喘药。

(三)肺炎

肺炎是小儿常见疾病。在冬春寒冷季节及气候骤变时发病较多。大多数由肺炎球菌所致。肺炎常常是由上呼吸道感染或支气管炎引发的。1岁以内婴儿肺炎的死亡率较高,1~3岁学前儿童肺炎的死亡率有所下降。营养不良、贫血、佝偻病或者过敏体质的学前儿童,其身体防御能力低,易感染,且患病后病情比较重、恢复慢。

1. 临床症状

肺炎起病可急可缓,发病前先有呼吸道感染数日的症状。早期发热时患儿的体温多为38℃~39℃,甚至高达40℃。呼吸系统的症状和体征是咳嗽,咽部有痰声,呼吸时呻吟,呼吸浅表、增快,呼吸频率为40~80次/分。常见呼吸困难、鼻翼翕动,口周或指甲发绀明显。肺部的体征早期不明显,数日后在患儿哭闹和深呼吸时可听到细小的湿啰音。重症患儿的症状为消化道症状,如呕吐、腹泻、腹胀、腹痛等,此外,患儿心音低钝,脉搏加速,为140~180次/分。晚期可出现惊厥和各种神经症状。弱小婴儿一般起病迟缓,发热不高,肺部体征不明显。新生儿的症状可能表现为吮吸差、易呛奶且奶汁从鼻中流出,哭声轻或者不哭,特征是嘴里像螃蟹一样吐泡沫,没有咳嗽、发热等症状,体温甚至低于正常值。世界卫生组织推荐的识别学前儿童肺炎的方法如表3-5所示。

表3-5 世界卫生组织推荐的识别学前儿童肺炎的方法

方法	具体操作
数呼吸	可以在学前儿童安静时观察其腹部运动,一吸一呼为1次呼吸,连续数满1分钟。新生儿的呼吸次数为40~45次/分,如果3个月婴儿的呼吸次数超过60次/分,3~11个月婴儿的呼吸次数超过50次/分,1岁以上学前儿童的呼吸次数超过40次/分,这些都为呼吸增快。可以数两次。如果两次结果一致,则初步判断为肺炎,需要立即就医

续表

方法	具体操作
三凹陷	如果吸气时两侧锁骨处、胸骨上下处出现凹陷，这说明学前儿童通过加深呼吸来增加血氧量，病情严重
缺氧现象	如果出现口周苍白或者口唇青紫现象，这说明学前儿童处于缺氧状态，需要立即就医

2. 预防

预防方法同急性上呼吸道感染的预防。

3. 患儿护理

可采取呼吸道隔离的方法，病室环境应清洁、整齐、舒适，每日通风换气3次，室内保持一定的温度和湿度。可以在室内使用加湿器、拖湿地板等。患儿出现发热、气促时，应该卧床休息，取半卧位，将头部抬高，保持呼吸道通畅，防止呕吐物误入气管，经常用棉签蘸温水软化患儿的鼻痂；让患儿多翻身，多拍其背部，帮助痰液排出。患儿病情稳定后可以适当活动。饮食应该选用半流质食物。应让患儿多喝温水，保持口腔清洁，餐后饮水，早晚漱口。用物理降温或者药物降温等方法进行退热；喘时给予镇静剂；腹胀时可以抬高床头。

密切观察患儿的病情变化，注意其精神、神态、面色、脉搏和哮喘的变化，及早发现并发症，及早治疗。如果发现以下症状，应该迅速前往医院：脸色发青灰或者苍白，口唇及指甲发绀明显；呼吸不规则、呼吸减慢或出现暂停；四肢冰凉，体温不升高；心率超过180次/分；不吃不喝，反应迟钝。

二、消化系统常见疾病

学前儿童的消化系统尚未发育完善，容易出现鹅口疮、急性胃炎这类消化系统的疾病。

（一）鹅口疮

1. 临床症状

鹅口疮起病急，常伴有轻度发热、烦躁不安、啼哭或者拒奶、拒食等表现。一般全身症状较轻，口腔黏膜上出现白色或灰白色乳凝块样物，略高于黏膜表面，粗糙无光，常见于颊黏膜，亦可蔓延至口腔其他部位。患儿常流口水。鹅口疮为由白色念珠菌引起的慢性炎症。

2. 预防

保持口腔局部碱性环境是防止感染的重要环节。注意乳瓶、玩具等的清洁、消毒。

3. 患儿护理

保持口腔清洁卫生，进食要及时清洁口腔，做好口腔护理，防止激发感染。不要经常为小儿擦洗口腔，因为这样易擦伤口腔黏膜，并将致病菌带入。严格消毒哺乳用具（如奶瓶、奶头）、餐具及洗漱用具。可以使用消毒柜或者微波炉进行消毒。

应加强皮肤护理。口水会刺激皮肤，可以用软纸轻轻擦拭，颈下垫小毛巾或者围嘴，湿了及时更换。保持下颌皮肤干燥、清洁，避免引起湿疹及糜烂。注意勤洗手，给患儿进行口腔护理或涂药前后均应该洗手，防止交叉感染。

（二）急性胃炎

1. 临床症状

上腹部不适、疼痛，有恶心、呕吐、食欲减退等表现，重者有呕血、黑便等不同程度的上消化道出血。大量出血可引发休克。因病变浅表，X线钡餐检查常呈阴性，内镜检查可提高确诊率。

2. 预防

急性胃炎的预防应注意以下方面：早期去除各种诱发或加重胃炎的原因；改善不良饮食习惯，饮食定时定量，避免暴饮暴食，注意营养搭配；注意气候变化，防止受凉；积极治疗口腔、鼻咽部慢性感染灶；分食制可以防止幽门螺旋杆菌的传染；保持口腔清洁卫生，勤刷牙。

3. 患儿护理

注意让学前儿童充分休息和补充营养。发热时应食用易消化的流质食物或软食，适当减少进食量，以免引起消化不良。感冒期间，应该大量补充液体，不要强迫学前儿童吃固体食物。

三、营养性疾病

（一）单纯性肥胖症

儿童肥胖有三个好发时期：一是1岁以内的婴儿期；二是5~8岁的少儿期；三是青春发育期。肥胖发生的年龄越早，日后发展为成人肥胖的可能性越大。因此要

81

将预防的重点放在婴儿期和幼儿期。

1. 临床症状

肥胖指体内脂肪过多。儿童体内脂肪需要通过非直接方法测量。临床上常用的脂肪测量方法是相对体重。相对体重是体重超过理想体重（身高别体重）的比例，有 4 个等级：超重——超过身高标准体重的 10%～19%；轻度肥胖——超过身高标准体重的 20%～29%；中度肥胖——超过身高标准体重的 30%～49%；重度肥胖——超过身高标准体重的 50%。此外，还可以采用皮肤测量指标，如三头肌皮褶厚度在临床上是一个有效的测量脂肪的指标。

2. 病因

学前儿童肥胖症的发生和流行受遗传和环境等多种因素的共同影响。出生前母亲的体形及营养代谢状况会对儿童期肥胖相关慢性疾病的发生产生影响。在双胞胎的 BMI 值中，其遗传因素占了 70% 的比重，但是基因是如何控制过度肥胖的至今尚未明了。膳食结构的改变、身体活动量的减少及不健康的饮食行为等均会增加肥胖的发生概率。此外，肠道菌群的组成在肥胖的发生和发展过程中也会起一定的作用。重度肥胖儿童的脂肪细胞数和脂肪细胞体积均较大。

3. 预防

肥胖一旦发生，逆转就较为困难。因此，必须贯彻"预防为主"的方针，要及早、从小抓起，从母亲孕期开始预防，除加强优生优育，减少出生前的肥胖外，重点要从膳食结构的改变、身体活动量的增加、良好的饮食行为等因素入手，由政府主导、社会参与，建立以"学校—家庭—社区"为主的防控网络。

4. 患儿护理

加强锻炼、热卡控制和饮食行为干预是肥胖学前儿童护理的最佳组合。对重度肥胖的学前儿童采取极低热卡膳食、药物治疗和手术治疗的措施。

（1）加强锻炼。加强锻炼有几种潜在的好处：消耗食物中的热量，有助于维持休息时的新陈代谢，能使减轻的体重得到保持。

（2）热卡控制。热卡控制是减少学前儿童能量摄入的基本策略。评价肥胖学前儿童时最先做的是营养分析。膳食分为 11 个种类，每个种类可分为 3 组："红""黄""绿"。"红"指的是谷类食物，"黄"指的是胡萝卜、红薯、玉米、南瓜等食物，"绿"指的是黄瓜、绿豆、青苹果等青绿色食物。绿色食物可以多吃，黄色食物要吃得适量，红色食物应少吃。在此基础上给予热卡控制。大多数超重的学前儿童应平衡膳食，减少 30% 的热卡摄入；对于学前儿童的控制，应做到其体重不增，或降低其体重增加速率，使其根据时间表吃饭，吃低热卡食物。

（3）饮食行为干预。饮食行为干预的内容主要是刺激控制、奖励和抑制的应用、吃饭速度的改进。

刺激控制是对特定环境进行的控制，如果先前存在和吃有关的联系，那么就有可能诱发吃的行为，因此也要对这些相关联系进行控制。例如，在厨房或餐桌旁就可能诱发吃的冲动。在多重诱发吃行为的环境中，抵御吃的欲望是比较困难的。因此，应该让学前儿童定时定点吃饭，同时把高热卡的食物放在其视线范围之外，或不放在饭桌上。

奖励和抑制的应用是对学前儿童体重管理的一项重要内容，指导教师应做好榜样、表扬、冷处理，如做一张"红星卡"，记录肥胖学前儿童每一次良好的表现，对特别行为做自我随访记录，作为奖励。

针对肥胖学前儿童的高密度进食方式，包括吃得快、大口吃、咀嚼少或根本不咀嚼、进食注意力不集中等，需要进行干预和改善，改进吃饭速度，鼓励其吃完一口后放下食具，在咽下前充分咀嚼，每次只准备一小口，留一些食物在盘中，在吃东西时不做别的任何事（如阅读、看电视），在一个地点吃完所有食物。

（二）维生素 D 缺乏性佝偻病

维生素 D 缺乏性佝偻病是由缺乏维生素 D 所引起的慢性营养性疾病。

1. 临床症状

维生素 D 缺乏性佝偻病在活动期、恢复期和后遗症期的临床症状是不一样的。

（1）活动期。婴儿出生后 3 个月左右常会发病，以神经、精神症状为主，主要变现为易激惹、躁动不安、夜惊、夜啼、多汗、枕秃等非特异的症状。若不及时治疗，可能导致骨骼改变，出现颅骨软化、方颅、前囟门增宽、闭合延迟、牙齿萌出延迟、牙釉质缺乏等症状，四肢骨出现"手镯""足镯"，下肢弯曲呈 O 形或 X 形，胸部出现肋骨串珠、鸡胸或漏斗胸，脊柱出现后突或侧弯畸形。

（2）恢复期。经治疗后，上述临床症状减轻或消失。

（3）后遗症期。骨骼畸形遗留下来。

2. 病因

总的原因是维生素 D 摄入不足。具体原因包括以下内容：①晒太阳少，缺少户外活动，皮肤接受紫外线照射少，皮肤产生的内源性维生素 D 不足。冬季日照短、紫外线较弱，更易发生此病。②从饮食中摄取的维生素 D 不够。天然食物中所含的维生素 D 少，即使富含维生素 D 的食物（如牛奶、鸡蛋等）也无法满足患儿的日需生理量。此外，食物中钙磷的比例不当会影响钙的吸收，牛奶中钙磷的比例不当，钙的吸收率低，而母乳中钙磷的比例适宜，钙的吸收率高。因此，和母乳喂养的婴儿相比，牛奶喂养的婴儿更容易患佝偻病。③生长发育过快。有的早产儿生长速度过快，且体内储存钙不足，容易诱发此病。④疾病所致，患有胃肠道疾病可以导致对维生素 D 的吸收能力减弱。

3. 预防

保证室内阳光充足，进行适当的户外运动，病情平稳后多晒太阳。改善饮食结构，增加食用富含维生素 D 的食物，补充维生素 D 剂量。避免过早站立或者行走，以防畸形或损伤。

4. 患儿护理

（1）活动期。改善营养，食用富含维生素 D 的食物，如蛋黄、牛奶、动物肝脏或瘦肉等。增加户外活动，多晒太阳；给予治疗量的维生素 D 及钙剂。

（2）恢复期。口服预防量的维生素 D，增加户外活动。

（3）后遗症期。增加户外运动，有助于中轻度畸形的恢复。重度畸形则需要较长时间才可恢复，严重者需要手术。

四、过敏

近年来，过敏逐渐成为学前儿童的高发疾病之一。其中常见的有特应性皮炎、过敏性鼻炎、支气管哮喘、荨麻疹、过敏性结膜炎和食物过敏。不同阶段学前儿童的过敏症状有所不同，常见的过敏症状如表 3-6 所示。

表 3-6　不同阶段学前儿童常见的过敏症状

阶段	胎儿期	婴儿期	幼儿期
过敏症状	妊娠末期，胎儿已经具备产生免疫反应的能力，这时母亲摄入的食物（如牛奶）就有可能成为胎儿的过敏原	此阶段常见的症状是过敏性皮炎；在由母乳向固体食物过渡阶段，最常见的是过敏性胃肠炎，其后可能出现支气管哮喘	此阶段的过敏性鼻炎最多，其次是特应性皮炎和支气管哮喘。此时不但能够确诊学前儿童是否属于过敏体质，而且过敏性疾病会全部呈现

以下重点介绍支气管哮喘和食物过敏。

（一）支气管哮喘

支气管哮喘（简称哮喘）是由过敏反应或者其他炎症、呼吸道过敏引起的一种疾病。其主要表现是呼吸困难，而且反复发作。其发病过程一般为呼吸道受到某种刺激时支气管壁的肌肉发生痉挛，呼吸道因此变窄，使正常呼吸受阻；此时若再发生炎症，呼吸道就会产生分泌物（痰），使呼吸进一步受阻。病情严重时，可能出现严重的呼吸困难，甚至导致生命危险。它和肺炎的区别在于其突发性和慢性化，并且几乎都在幼儿期初次发作。

1. 临床症状

（1）呼吸困难，呼气比吸气更加困难，患儿的胸部鼓得很高；躺下时症状加重，坐起时症状明显改善，2岁以下的学前儿童被竖抱时症状明显减轻。

（2）伴有喘鸣声，有的非常微弱，有的巨大，具有很大的差异性。

（3）呼吸困难持续一段时间后，血液含量减少，导致脸色发青、嘴唇发紫。

（4）反复发作，并且排除具有同样症状其他疾病（如肺炎等）的可能性。

（5）合并其他过敏性疾病，如特应性皮炎、过敏性结膜炎等。

2. 病因

（1）80%的儿童哮喘是由过敏引发的，其中大部分是由螨虫过敏引发的，如接触猫，受到香烟、蚊香等过敏原的刺激。

（2）夜晚发作率更高，原因是夜间抑制哮喘发作的激素分泌水平下降、气温下降、吸入被褥上的尘埃、植物神经功能产生变化。

（3）天气因素。天气骤变时容易引发哮喘，如换季期。

（4）心理因素。精神压力过大、受到某些心理暗示等都易引发哮喘。

3. 预防

（1）整治环境。彻底清除螨虫及灰尘，打扫卫生应彻底，被褥应常晒，不要饲养宠物；最大限度地避免烟雾；保持室内空气清新，以减少螨虫等过敏原。注意观察有无食物过敏症状。婴儿期饮食引发哮喘的现象比较常见，可以通过写哮喘日记，将食物记录下来，以便作为今后诊断的参考。一般来说，不要轻易忌口，以免影响其生长发育。

（2）加强锻炼。锻炼虽然不能治愈哮喘，但是对治疗有用。锻炼时，必须根据儿童的具体性格和病情制定切实可行的目标，循序渐进、持之以恒。锻炼方式主要是皮肤锻炼、腹式呼吸和体力锻炼。例如，皮肤锻炼的方法主要有少穿衣服、用干毛巾或冷水擦身、洗冷水浴等；腹式呼吸能够减轻哮喘发作时的痛苦，因此教师应该积极辅导学前儿童练习；对于体力锻炼，教师可以选择一些比较适合哮喘患儿的活动。

（3）选择适当的预防药物。一般情况下，在哮喘发作后的一段时间内，呼吸道会保持较高的敏感性，容易再次发作，而每次发作都可能使下一次发作更加严重。因此，可以在发作后的一段时间内，选择一些适当的预防药物，或者采用中西药结合的方式，进行过敏预防。

4. 患儿护理

哮喘发作时应该采取一些辅助措施，如立刻离开有烟雾等过敏原的场所；解开患儿上衣最上端的纽扣，使其靠在被褥上，采用能够减轻症状的姿势；让患儿饮水，以帮助其止咳化痰；让患儿进行腹式呼吸，以利用深呼吸有效缓解症状；摩擦或轻拍患儿背后，帮助其吐痰。

（二）食物过敏

食物被消化道吸收进入血液后，如果身体对某种成分过敏，就会产生大量抗体，进而导致食物过敏。

1. 临床症状

食物过敏以延迟性过敏反应为主，如摄入食物 30 分钟后发生过敏反应。

学前儿童的食物过敏临床症状最多见的是皮肤症状（如荨麻疹、湿疹、血管神经性水肿），其次为胃肠道症状（如呕吐、腹泻、拒食、血丝便），呼吸道症状较为少见。新生儿的食物过敏症状主要是腹泻和呕吐，随着年龄的增长，症状会发生变化：有时便中有血；2~3 个月后，其还会出现皮肤症状，在面部、头部、脖子周围、大腿等处出现湿疹，皮肤发红，瘙痒；1 岁左右时，呼吸道症状逐渐明显，出现咳嗽、流鼻涕、喘鸣声等。食物过敏引发的症状范围广泛，在个别情况下甚至出现神经系统的异常症状，如夜尿增多、行为异常等。

2. 病因

食物过敏可能是由于学前儿童的消化功能尚未发育成熟，不能有效分解或排出食物中的某些成分。

食物是最常见的严重过敏反应诱因。鸡蛋、牛奶和大豆是典型的变态反应原，谷物或者食物添加剂也可能引发过敏。当学前儿童讨厌吃某种食物时，不一定是他们偏食，这可能是他们吃了这种食物后不舒服引起的一种自我保护；特别爱吃某种食物也容易产生针对这种食物的抗体，从而引发过敏。母乳喂养时，若母亲摄取的食物中含有引发学前儿童过敏的物质，也可能引发过敏。

3. 预防

妊娠后期的孕妇饮食管理对胎儿的体质会产生重要影响，有效的管理有助于预防新生儿过敏。可以进行必要的食物限制，避免可能引起过敏的食物对胎儿的影响。哺乳期母亲摄取的食物成分会随着乳汁进入婴儿体内，也可能引发过敏，因此要预防以母乳为中介的过敏。

4. 患儿护理

接受专业指导、对患儿进行饮食限制是食物过敏的主要护理方法。在实施中必须注意以下内容：①饮食限制是指在保证营养平衡的前提下，除考虑不能吃哪些食物外，更重要的是考虑如何补充因此而损失的营养素。②饮食限制并不等于永久限制，一般限制期为1~2年。③饮食限制可以分为全面禁止和部分限制，全面禁止指完全不能吃，部分限制就是有条件地吃，如只能熟吃、少吃。④对于哺乳期的母亲也必须限制，过分食用某种食物可能引发新的过敏源。⑤创设轻松进餐的物理环境和心理环境。

当确诊婴儿对牛奶过敏后，就必须限制牛奶的摄入，应选择低过敏奶粉或者豆奶代替牛奶。避免使用半成品，选择新鲜材料，自己动手烹饪。对于可能发生食物过敏的学前儿童，应该注意不要让其过多吃某种特定食物，如每天都吃鸡蛋，就易引发过敏；也不要让其生吃东西，尤其是断奶时，应该将食物充分加热做熟后再让其食用。可以改善室内环境，防止螨虫过敏。

过敏具有迁移性，因此，在学前儿童发生食物过敏后，应该立刻进行螨虫过敏预防工作。

我国一些政府文件也提及了与儿童营养相关的内容。《托儿所幼儿园卫生保健管理办法》提供了《儿童入园（所）健康检查表》和儿童转园（所）健康证明，其中有一格为"过敏史"，填表说明提示须在"过敏史"中注明过敏的药物或食物等。儿童既往病史和过敏史须经家长确认后签字。

五、常见五官疾病

（一）龋齿

龋齿是含糖食物（特别是蔗糖）进入口腔后在牙菌斑内致龋菌的作用下发酵产酸（主要是乳酸），从牙面结构薄弱的地方侵入，溶解破坏牙的无机物而产生的。这个过程必须具备以下重要条件：①致龋菌；②细菌进行代谢活动和形成牙菌斑的物质基础糖类；③细菌在牙面代谢致病的生态环境。牙菌斑使细菌发酵产生的酸能在牙面达到一定的浓度。乳牙列的缺失会影响咀嚼功能、影响恒牙的发育萌出，严重时会影响学前儿童的发音、面型等。

1. 病因

乳牙的矿化程度较低，牙釉质和牙本质的致密度不如恒牙，因此其对细菌的抵抗能力差，从而患龋率高。牙齿的咬合窝沟内特别容易残留食物碎屑，引发龋齿。

年轻恒牙（特别是磨牙）牙面有许多深浅不一的沟裂，容易堆积食物残渣而滋生细菌，其发生龋齿的可能性是其他部位的 8 倍。

乳牙一般牙列稀疏，牙齿间隙大。这种情况下容易引起食物嵌塞。如果没有及时将嵌塞在牙缝里的食物清理干净，其很容易引起细菌滋生，最终导致龋齿的形成。3 岁以前的学前儿童多在前牙的邻面患龋，3~5 岁的学前儿童多在乳磨牙的窝沟处患龋。学前儿童喜欢吃含糖丰富的食物，糖增加了患龋的风险。

2. 预防

（1）氟能增强牙齿的抗龋性能，可以通过适当涂氟预防龋齿。

（2）少吃甜食，饮食后刷牙或漱口。学会正确的刷牙方法，如鼓励学前儿童布置好自己的刷牙环境，养成持之以恒的刷牙习惯。刷牙顺序如下：由前向后，由外向里。刷上牙时由上向下刷，刷下牙时由下往上刷，刷咬合面时先来回横刷几遍，刷去牙齿表面的污垢，再上下来回竖刷，清除牙缝里的残留物。让学前儿童注意横刷时用力轻，竖刷时稍加力。

（3）窝沟封闭。窝沟封闭是一种无痛苦、无创伤、高效、低价的预防学前儿童龋齿的简单、有效的技术。窝沟封闭的最佳年龄如下：3~4 岁做乳牙封闭，6~8 岁做第一恒磨牙封闭。

3. 患儿护理

一旦乳牙出现龋坏，要进行充填治疗。如果龋坏过深或患牙曾出现疼痛，应尽早进行牙根治疗等。

（二）近视

近视是屈光不正的一种。学前儿童的眼球正在生长发育阶段，阅读时姿势不当，晶状体和其他眼部肌肉失去弹性，复原能力减弱，就会导致近视。如果怀疑有屈光不正，需要做屈光检查，确定屈光不正的性质和程度。

1. 临床症状

视物不清，有眯眼、歪头、皱眉等表现。近视主要表现为近距离看书、看计算机、看手机时容易眯眼，有时甚至会将手机紧贴眼部。2011 年，中华医学会眼科学分会提出，3~5 岁儿童视力的正常值下限为 0.5，6 岁及以上儿童视力的正常值下限为 0.7。如果低于这个标准，有可能是近视或者远视性弱视等。

2. 病因

（1）遗传。父母一方患近视，学前儿童近视的可能患病率会有所增加。如果父母双方都患近视，那么学前儿童患近视的风险是父母均不近视者的 1.5 倍以上。

（2）不良的用眼习惯。持续近距离用眼的时间过长、过度使用电子产品、在昏暗的灯光下看书、在晃动的车厢里看书等，都会导致近视的发生和加重。视力与眼放松行为、用眼距离、持续用眼和握笔姿势相关。近视与近距离用眼强度、阅读距离相关。读写姿势中握笔姿势的错误率较高，错误的握笔姿势会使学前儿童绘画时偏头、低头，进而形成持续不良的近距离用眼行为，最终导致近视的发生和加重。其中食指与拇指的握笔方式、无名指与小指的位置和笔上端停靠位置，都与近视有显著关系。学前儿童的右手握笔姿势及坐姿不正确会导致左右眼屈光度数不一致。长时间近距离看电子屏幕会导致眼压增加、眼轴变长，从而导致近视。

（3）户外运动不够。增加户外运动可使视网膜受光照时间增多，光照刺激有利于视网膜合成和释放多巴胺，使眼轴缩短，从而预防近视。

（4）饮食不合理。缺乏锌和维生素、吃甜食过多、吃粗粮太少、长期偏食或挑食、爱吃油炸食品的人，其近视患病率明显高于饮食合理者。原因可能是上述饮食习惯会使维生素 B_1、钙等微量元素缺乏，从而影响眼球的正常发育。

3. 预防

做到早发现、早干预，改变"重治轻防"观念。

（1）增加户外活动和锻炼，能够有效预防和控制近视。多让学前儿童到户外阳光下活动，使其每天接触户外自然光的时间在 60 分钟以上。

（2）控制电子产品的使用时间。电子产品单次使用时间不宜超过 15 分钟，每天使用时间累计不宜超过 1 小时，使用电子产品学习 30~40 分钟后，应休息、远眺，放松 10 分钟。学前儿童的年龄越小，其连续使用电子产品的时间应越短。按照动静结合、视近与视远交替的原则，有序组织和督促学前儿童在课间时到室外活动或远眺，防止疲劳用眼。

（3）避免不良用眼行为。引导学前儿童不在走路时、吃饭时、卧床时、晃动的车厢内、光线暗弱或阳光直射等情况下看书或使用电子产品。监督并随时纠正学前儿童的不良读写姿势，应保持"一尺（一尺约为 33.33 厘米）、一拳、一寸（一寸约为 3.33 厘米）"，即眼睛与书本的距离应约为一尺，胸前与课桌的距离应约为一拳，握笔的手指与笔尖的距离应约为一寸。读写连续用眼时间不宜超过 40 分钟。教师发现学前儿童经常揉眼睛等时，要了解其视力情况。

（4）保证睡眠和营养。保证学前儿童的睡眠时间。让学前儿童多吃鱼类、水果、绿色蔬菜等有益于视力健康的营养膳食，保证其营养均衡。

（5）注重培养学前儿童的良好用眼卫生习惯。掌握学前儿童的眼睛发育和视力健康状况，随时关注学前儿童视力异常迹象，在了解学前儿童出现看电视时凑近屏幕、经常揉眼睛等时，家长应及时带其到眼科医疗机构检查。遵从医嘱，进行科学的干预和近视矫治，尽量在眼科医疗机构验光，避免使用不正确的矫治方法导致近视程度加重。

（6）改善视觉环境。视觉环境主要包括阅读、绘画及电视观赏环境。采购符合标准的可调节课桌椅和坐姿矫正器，提供符合用眼卫生要求的学习环境，严格按照普通幼儿园建设标准，落实教室、宿舍、图书馆（阅览室）等的采光和照明要求，使用有利于视力健康的照明设备。《建筑采光设计标准》（GB 50033—2013）要求，教育建筑普通教室的采光不应低于采光等级Ⅲ级的采光标准值，侧面采光的采光系数不应低于3.0%，室内天然光照度不应低于450 lx。《托儿所、幼儿园建筑设计规范》要求，托儿所、幼儿园生活用房的光照最低值为300 lx、标准值为450 lx。每学期对学前儿童的课桌椅高度进行个性化调整，使其适应学前儿童的生长发育变化。幼儿园教师开展保教工作时，要主动控制使用电视、投影仪等设备的时间。

（7）加强幼儿园健康教育。依托健康教育相关课程，讲授保护视力的意义和方法，增强学前儿童主动保护视力的意识，提高其主动保护视力的能力。积极利用宣传栏、家长会、家长学校等形式，对学前儿童和家长开展科学用眼、护眼健康教育。培训、培养健康教育教师，开发和拓展健康教育课程资源。

（8）定期开展视力监测，确保一人一档。在卫生健康部门指导下，严格落实学前儿童健康体检制度和每学期两次的视力监测制度，对视力异常的学前儿童进行提醒教育，为其开具个人运动处方和保健处方，及时告知家长带学前儿童到眼科医疗机构检查。做好学生视力不良检出率、新发率等的报告和统计分析工作，配合医疗卫生机构开展视力筛查。幼儿园和医疗卫生机构要及时把视力监测和筛查结果记入学前儿童视力健康电子档案。

随着不良视力低龄化的发展，一系列政策出台。2016年《关于加强儿童青少年近视防控工作的指导意见》发布，2018年教育部等部门联合印发《综合防控儿童青少年近视实施方案（征求意见稿）》。

《综合防控儿童青少年近视实施方案（征求意见稿）》

4. 患儿护理

学前儿童的近视度数会逐渐降低，年龄越小，其视力越容易恢复。已患近视的学前儿童应进一步增加户外活动时间，延缓近视发展。

（1）及时改正不良的用眼习惯。一旦发现视力下降，一定要查找主要原因，并及时改正不良用眼习惯，这样才可以阻止视力继续下降。

（2）要合理安排作息，劳逸结合。要确保学前儿童有充足的睡眠时间。同时，还应避免长时间用眼，这样可以阻止视力继续下降。

（3）要适当参加体育运动。适当参加体育运动可以加快眼球周围的血液循环速度，从而提高眼肌的调节灵活度。特别是在参加球类等运动时，视线会随着远近不同距离的目标跟踪运动，可防止视力继续下降。

（4）要注意饮食，营养均衡，及时补充视力营养素。日常膳食以谷类食物为主，还要补充蔬菜和水果，做到蛋白质、糖、脂肪三大类营养素合理分配。少吃甜食，多吃紫色的食物，还可以通过补充视力营养素，提高眼睛的抗疲劳能力，降低近视度数。

（三）弱视

弱视是视觉发育期由单眼斜视、未矫正的屈光参差和高度的屈光不正及形觉剥夺引起的单眼或双眼最佳矫正视力低于相应年龄的视力，或双眼视力相差两行及以上。弱视是学前儿童发育过程中的常见病，发病率为2%～4%。6岁前治疗的疗效最好。

1. 临床症状

（1）视力低下。单眼或双眼最佳矫正视力低于相应年龄的视力，或双眼视力相差两行及以上。

（2）眼位异常。一般斜视眼为弱视眼。

弱视诊断主要依据矫正视力低于同龄正常儿童。

2. 患儿治疗和护理

弱视治疗的目标是使患儿获得最好的矫正视力，建立双眼单视。应尽早治疗。比较常用的治疗方式是遮盖疗法。

遮盖疗法包括常规遮盖、部分时间遮盖和不完全遮盖三种方法，具体遮盖方法的选择、遮盖—放开周期需要根据具体视力和年龄来确定。治疗中可以遮盖健眼，让患儿用弱视眼做精细目力训练，如描图、穿针、剪纸等，以促进视力的提高。

以上为学前儿童常见非传染性疾病的预防和护理，儿童营养性疾病及常见疾病登记表如表3-7所示。

表3-7 儿童营养性疾病及常见疾病登记表

班级	姓名	疾病名称	确诊日期	干预与治疗	转归

注：登记范围包括营养不良、贫血、单纯性肥胖、先天性心脏病、哮喘、癫痫、听力障碍、视力低常、龋齿等。

第四节 托幼机构体弱儿健康管理

体弱儿是指由于先天不足或后天反复疾病困扰而使生长明显受到影响的儿童。体弱儿的疾病包括贫血，维生素 D 缺乏性佝偻病（简称佝偻病），营养不良，反复呼吸道、消化道感染，先天性心脏病，癫痫，神经精神发育迟缓，营养过剩，常见畸形等。体弱儿管理是学前儿童生长监测的重要环节，通过对托幼机构体弱儿患病情况的了解，应重点加强对体弱儿的治疗及特别照顾，促进其健康成长。

一、体弱儿管理要求

（1）保健人员通过体检发现体弱儿，将全部体弱儿进行分类登记专册登记。一旦发现体弱儿，保健人员应立即进行登记，建立体弱儿管理档案。

（2）保健人员根据体弱儿的具体情况制定管理措施。对患轻度贫血、营养不良、营养过剩等营养性疾病的学前儿童进行登记管理。对患中重度贫血和营养不良的学前儿童进行专案管理，督促家长及时带患儿进行治疗。对患先天性心脏病、哮喘、癫痫等疾病，以及对有药物过敏史或食物过敏史的学前儿童进行登记，加强日常健康观察和保育护理工作。

（3）保教人员对本班体弱儿进行正确护理。

（4）体弱儿痊愈后应结案转入健康儿童管理。

（5）进餐时让体弱儿先洗手、先吃，睡觉时让体弱儿先睡后起，参加户外游戏时注意为体弱儿增减衣服，适当调整活动量。

二、体弱儿分项管理制度

对营养不良或中度以上肥胖的体弱儿的病因进行分析，及时与家长取得联系，采取相应的治疗方法。每月测量 1 次身高、体重，平时加强全日观察，发现问题，及时防治，并把情况通知家长。体弱儿要配合医院治疗，直至其完全恢复。

1. 营养不良

营养不良是一种慢性营养缺乏病，长期营养不良可使学前儿童的体重下降，生长停滞，严重的会危害其健康。营养不良分为四类，分别为低体重、发育迟缓、消瘦、严重慢性营养不良。

（1）低体重：学前儿童急性或近期营养不良。

①建立体弱儿专案管理。②对低体重学前儿童的病因进行分析（如是否患有急慢性疾病或其他疾病、食物选择调配是否合理、有无不良饮食习惯等），并与家长取得联系，采取相应的治疗方法。③每月测量1次体重，认真记录，及时反馈给家长，家长应配合治疗。④有针对性地进行营养指导，如进食量、食物搭配与制作方法等。⑤对需要进行临床治疗及半年内连续3次体重不增者，可转诊至医疗保健机构。⑥结案：直至该学前儿童营养不良得以完全纠正。

（2）发育迟缓：学前儿童慢性长期营养不良。

①建立体弱儿专案管理。②对低体重学前儿童的病因进行分析（如是否患有急慢性疾病或其他疾病、食物选择调配是否合理、有无不良饮食习惯等），并与家长取得联系，采取相应的治疗方法。③每3个月测量1次体重、身高，认真记录，及时反馈给家长，家长应配合治疗。④有针对性地进行营养指导，如进食量、食物搭配与制作方法等。如患儿目前营养尚可，其身材低矮主要是由过去喂养不当或反复患病引起的，应注意合理喂养、预防疾病、加强体育锻炼等，以使其以后的生长发育避免各种不利因素的影响。⑤对需要进行临床治疗及半年内连续2次身高不增者，可转诊至医疗保健机构。⑥结案：直至该学前儿童营养不良得以完全纠正。

（3）消瘦：学前儿童近期急性营养不良。

①建立体弱儿专案管理。②对低体重学前儿童的病因进行分析（如是否患有急慢性疾病或其他疾病、食物选择调配是否合理、有无不良饮食习惯等），并与家长取得联系，采取相应的治疗方法。③每月测量1次体重，每3个月测量1次身高，认真记录，及时反馈给家长，家长应配合治疗。④有针对性地进行营养指导，如进食量、食物搭配与制作方法等，保证各种营养素的摄入。⑤对需要进行临床治疗及半年内连续3次体重不增或连续2次身高不增者，可转诊至医疗保健机构。⑥结案：直至该学前儿童营养不良得以完全纠正。

（4）严重慢性营养不良：学前儿童近、远期均有营养不良。

①建立体弱儿专案管理。②对低体重学前儿童的病因进行分析（如是否患有急慢性疾病或其他疾病、食物选择调配是否合理、有无不良饮食习惯等），并与家长

取得联系,采取相应的治疗方法。③每月测量1次体重,每3个月测量1次身高,认真记录,及时反馈给家长,家长应配合治疗。④有针对性地进行营养指导,如进食量、食物搭配与制作方法等,保证各种营养素的摄入。因病情严重或并发其他疾病时,应给予相应的治疗。⑤对需要进行临床治疗及半年内连续3次体重不增或连续2次身高不增者,可转诊至医疗保健机构。⑥结案:直至该学前儿童营养不良得以完全纠正。

2. 营养过剩(肥胖)

(1) 对单纯性肥胖患儿,建立肥胖患儿管理卡片,进行专案管理。

(2) 从饮食、运动、遗传等方面仔细分析病因,如果为由其他疾病引起的肥胖,要建议家长带患儿到医院进行检查,确定病因,配合治疗。

(3) 定期监测患儿的体重、身高增长幅度,每月测量1次体重,每3个月测量1次身高。测量日期要相对固定,将测量结果记录在专案管理记录中,并且在测量身高后对患儿的身高、体重增加情况进行评价。

(4) 与家长保持密切联系,向家长宣传正确、科学的育儿知识;使家长重视肥胖的危害性。在征得家长同意的基础上,家园共同对患儿的饮食起居进行调整。

(5) 进餐时要在满足患儿基本营养及生长发育需要的前提下,适当限制其进食量,在其要求添饭时,可给予体积大、热量少的食物,如多给予蔬菜,尽量少添加主食。

(6) 家园共同配合,调节患儿的饮食结构,控制脂肪的摄入量,保证充足的蛋白质;限制甜食、零食的摄入。保教人员应指导家长在饮食原料上多选择绿色食品,少吃黄色食品,尽量不吃红色食品。

(7) 学前儿童有个体差异,应根据个体差异循序渐进地加强肥胖患儿的体能锻炼,如指导保教人员可从运动强度、运动频率、运动方式、运动时间等方面让肥胖患儿进行调整与锻炼。

(8) 对幼儿期单纯性肥胖,不提倡药物治疗,不提倡快速减肥。

(9) 结案:肥胖患儿的身高、体重值正常后,继续维持3个月方可结案。肥胖程度在半年内不上升,为管理有效。

3. 贫血

(1) 对轻度贫血患儿进行登记,要有复查日期、血红蛋白数值及恢复正常的记录。对中度及以上贫血的患儿建立专案进行管理,填写贫血患儿专案管理记录。一般情况下,在3个月内结案。

(2) 合理安排膳食内容,食物力求多样化。

（3）供给足够的动物蛋白、豆制品、绿色蔬菜和水果，保证平衡膳食。

（4）注意培养贫血患儿良好的饮食习惯，及时纠正偏食、挑食等不良饮食习惯。

（5）预防感染性疾病及寄生虫疾病（如钩虫感染等）。

（6）按时体检，及时发现贫血患儿并加以治疗。

（7）结案：轻度贫血患儿的血红蛋白浓度恢复正常后，继续治疗1个月方可结案。中度及以上贫血患儿药物治疗1个月后，血红蛋白浓度恢复正常者，继续给药4~6周方可结案。

4. 维生素D缺乏性佝偻病

（1）对在体检中发现的可疑佝偻病者、佝偻病恢复期者，应进行体弱儿登记。

（2）可疑佝偻病：试用维生素D5万国际单位/月，1个月后复查，确诊为活动期佝偻病的按专案管理执行。用药后症状消失即可结案。

（3）佝偻病恢复期：可服用维生素D5万国际单位/月，3个月后结案。

（4）凡确诊为佝偻病者，应进行体弱儿专案管理，填写专案管理卡片。

（5）治疗：加强户外活动，多晒太阳，每天晒太阳时间不少于2小时，尽可能暴露皮肤，夏季避免阳光直射，冬季注意保暖，防止受凉。

Ⅰ度佝偻病：可服用维生素D15万~20万国际单位/月。

Ⅱ度佝偻病：可服用维生素D30万~40万国际单位/月。

上述均服药1个月，显效者再服3个月维持量，以固定疗效，酌情结案。

5. 反复呼吸道感染

对反复呼吸道感染的患儿应加强护理，根据气候变化适当增减衣服。睡眠时应让患儿避开窗户或空调直吹，避免受凉。加强体育锻炼，在传染病流行的季节，少去公共场所，避免交叉感染，及时做好预防用药。发生呼吸道感染时，督促其按时服药并配合治疗。观察1年恢复后，立即转入健康儿童管理。

（1）定期进行统计，筛查出反复呼吸道感染儿童，登记在《体弱儿及肥胖儿童登记册》上，进行专案管理。

（2）按计划免疫，做好疫苗接种工作，以减少呼吸道感染病的发生。对反复呼吸道感染儿童的病因进行分析，采取相应措施，抓好疾病的防治工作，提高其机体免疫力，增强其体质。

（3）按时进行户外体育锻炼，增强体质，室内注意开窗通风，保持空气新鲜、阳光充足。

（4）根据气候变化适当增减衣服，培养良好的饮食习惯，纠正偏食、挑食等不良饮食习惯；睡眠时避开门窗通风处，避免受凉。

6. 反复消化道感染

反复消化道感染的患儿，每 3 个月测量 1 次体重，观察体重变化，饮食上给予易消化的食物。就餐时不催饭，掌握进食量。发生消化道感染时，督促其按时服药。半年内未发生消化道感染的就可转入健康儿童管理。

7. 先天性心脏病

（1）先天性心脏病患儿在实施手术根治前均作为管理对象。

（2）加强生活各环节的护理，让其适当参加活动，根据患儿的情况来确定活动量、活动强度及时间。天气变化时，应随时增减衣服，减少呼吸道感染。

（3）根据卫生部门规定按时接受预防接种。

（4）结案：根治手术后方可结案。

8. 癫痫

幼儿园在入园体检时若发现学前儿童患有此病，一般不收入园中。若家长有特殊困难，也可将患儿收入幼儿园。患儿入园后，要对其进行专案管理，应做到以下几点。

（1）建立体弱儿登记。

（2）生活护理：正常饮食，掌握进食量，不要过量；保证充足的睡眠，避免过度紧张、兴奋及剧烈运动；不要攀高或在水边玩耍，随时警惕癫痫突然发作，防止发生意外事故。

（3）密切与家长的联系，详细询问，观察病情发作特点、持续时间、可能诱发的因素，采取相应的措施，以减少发作次数。

（4）督促其遵医嘱，长期按时服药，不能随意停药或减量，保证定期复查。

（5）保教人员要关心爱护患儿，不歧视患儿。

9. 神经精神发育迟缓

（1）建立体弱儿登记。

（2）生活护理：患儿与同龄学前儿童在吃饭、穿衣、大小便、活动等方面有一定的差距，生活上应对其给予特别照顾。

（3）活动安全：根据神经精神发育迟缓的具体方面和程度安排患儿的活动，并进行有针对性的功能训练，在活动中谨防发生意外事故。

（4）转诊：神经精神发育明显落后于同龄平均水平的患儿，应到幼儿保健所接受进一步检查。

10. 常见畸形

（1）建立体弱儿登记，注明畸形的种类、程度及具体管理措施。

（2）针对唇腭裂患儿，应注意在其吃饭、喝水时给予充分的时间，不能催促，以免出现误吸，发生危险。

（3）针对四肢畸形患儿，应根据其四肢畸形的程度，决定其参加活动的种类和强度，注意安全，防止发生意外事故。

（4）保教人员应注意爱护、照顾畸形患儿，并教育其他学前儿童关心他们，不得歧视，使畸形患儿在良好的生活环境中成长。

11. 视力疾病

（1）建立体弱儿登记，注明其是近视、弱视还是斜视。

（2）定期检查学前儿童的视力，一旦发现近视、弱视、斜视，及时告知家长。

（3）养成良好的用眼习惯，严格控制电子产品的使用时间。

（4）及时到相关医院矫正，佩戴矫正眼镜。保教人员提醒班级的其他学前儿童关心、帮助弱视、斜视儿童。

单元回顾

⊙ 单元小结

随着抵抗疾病的免疫抗体的逐渐消失，而自身的免疫功能尚未发育完善，学前儿童容易发生感染而遭受疾病的折磨，甚至危及生命。本单元内容既涉及学前儿童患病时的临床症状、学前儿童常见疾病的预防和护理，同时又涉及对患儿护理的指导，旨在帮助教师掌握学前儿童常见疾病的临床症状，及时发现、辨别异常现象，采取正确的防护措施。

⊙ 案例分析

幼儿园预防传染病应急处置预案

午餐时，带班老师发现 1 名幼儿食欲减退，他平时很喜欢吃糖醋肉丸，但是今天吃得很少，有低热，一侧脸有些肿大。老师怀疑该幼儿患有流行性腮腺炎，打算下午幼儿家长来的时候再告诉他，于是便继续正常开展午餐的管理和一日生活安排。请问，老师的处理方式是否正确？

分析：

幼儿园是学前儿童密集生活和学习的场所，传染病一旦发生，很可能快速蔓延。这位老师对于疑似患儿的观察是正确的，但是后续的处理方式是不对的，也是很危险的。

正确的处理方式如下。

一旦发现学前儿童患有传染病，教师应立即告知保健人员和园领导；保健人员第一时间到达现场，根据消毒隔离制度，做好消毒工作，隔离患儿，同时组织各环节的隔离消毒工作（患儿接触过的物品和所在班级都要开展终末消毒工作），停止一切集体活动，并要求家长领患儿及时就医。同时开展观察检疫工作，观察患儿所在班级有无发热、皮疹等症状出现，医学观察期为 21 天（从确诊的最后一个病例算起），21 天内无新病例出现方可解除隔离。观察检疫期间，保健老师每天密切观察学前儿童有无传染病症状出现，各班老师在学前儿童午睡后检查他们有无传染病症状，及时报告，加强宣传，正确认识，做好防范，确保稳定。在观察检疫期间，加强空气及手的消毒，对于发病班的活动室，每天在儿童离开后用臭氧消毒器增加一次空气消毒；加强与缺勤儿童的联系，每天了解缺勤原因，以便及时采取预防措施。患儿返园时，应具有医疗机构出具的病愈证明。发生传染病后，幼儿园传染病管理小组在规定时间内向妇幼保健院（所）、疾控中心报告。

⊙ 拓展阅读

[1] 陈荣华，赵正言，刘湘云. 儿童保健学［M］. 5 版. 南京：江苏科学技术出版社，2017：473－530.

[2] 李立明，姜庆五. 中国公共卫生理论与实践［M］. 北京：人民卫生出版社，2015：513－516.

⊙ 巩固与练习

一、简答题

1. 学前儿童发热的主要处理方法是什么？
2. 学前儿童传染性疾病发生和流行的特点是什么？
3. 如何预防学前儿童龋齿的发生？
4. 学前儿童肥胖干预的主要方法是什么？
5. 如何判断学前儿童是否弱视？
6. 学前儿童哮喘的护理方法是什么？
7. 消瘦学前儿童的管理制度是什么？

8. 反复呼吸道感染学前儿童的管理制度是什么？

二、论述题

1. 结合实例说明如何在幼儿园预防手足口病的发生和流行。
2. 结合实例说明如何在幼儿园进行食物过敏患儿的卫生保健。
3. 结合实例说明如何做到家园合作预防幼儿近视。

第四单元 学前儿童心理卫生

导言

洪老师刚入职带小班，就遇到了让她手足无措的事情。班上有个叫定定的小男孩儿从刚入园到现在已经3个月了，依然无法适应幼儿园生活。第一个月他常常躲在角落无声地哭泣，经老师安慰后能冷静下来，但是到了睡午觉的时候又开始轻轻抽泣，直到哭累睡着为止。到了第二个月，定定不哭了，但是比之前更不爱说话了，对任何活动都没有太大兴趣。定定只用自带的杯子喝一两口水，而拒绝用幼儿园的杯子，也不愿意自主吃饭，还不愿意在幼儿园上厕所，总是要把尿憋到回家以后。洪老师也跟定定的父母做了沟通，但是大家都很无奈。

面对这样的场景，你如何看待定定的表现？他产生这些行为的原因是什么？你又是如何理解学前儿童心理健康的？如果你是洪老师，你会怎么做？学前儿童心理卫生是关于保护与增强学前儿童心理健康的指导原则与方法，要求学前教育工作者按照不同年龄阶段的心理发展规律，培养和维护学前儿童健全的人格、健康的心理和社会适应能力。下面我们将进入这些内容的学习。

学习目标

1. 了解学前儿童心理健康的含义，熟知学前儿童心理健康的标准。

2. 理解影响学前儿童心理健康的因素,领会学前儿童常见问题行为的表现。
3. 掌握学前儿童心理保健措施,初步掌握学前儿童常见问题行为的干预方法。

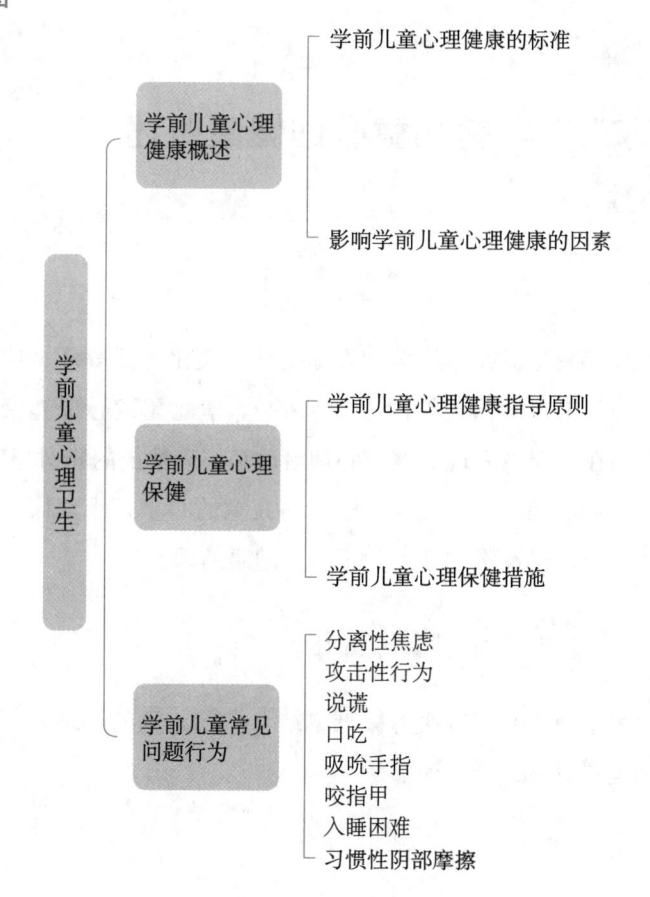

思维导图

学前儿童心理卫生
- 学前儿童心理健康概述
  - 学前儿童心理健康的标准
  - 影响学前儿童心理健康的因素
- 学前儿童心理保健
  - 学前儿童心理健康指导原则
  - 学前儿童心理保健措施
- 学前儿童常见问题行为
  - 分离性焦虑
  - 攻击性行为
  - 说谎
  - 口吃
  - 吸吮手指
  - 咬指甲
  - 入睡困难
  - 习惯性阴部摩擦

第一节 学前儿童心理健康概述

学前儿童心理健康是指在生物学、人际交往、文化生活等环境中,学前儿童的心理发展达到相应年龄组学前儿童的正常水平[①]。学前儿童心理健康发展必须与其身心发展紧密联系在一起,表现为整个心理活动和心理特征的相对稳定、相互协调、充分发展,与客观环境相统一。想要了解学前儿童的心理是否健康,就要知晓学前儿童心理健康的标准,以及影响学前儿童心理健康的因素。

一、学前儿童心理健康的标准

根据世界卫生组织对心理健康的标准,结合学前儿童的心理发展特点,学前儿童心理健康的标准有以下几个方面。

(一) 智力发展正常

智力是一种心理量,一般是人的感知觉能力、观察力、记忆力、注意力、思维力和想象力的总和,其中思维力是智力的核心[②]。一定的智力和认知水平是学前儿童心理健康的重要条件。学前儿童智力水平通常采用智力测验的方法来进行测量。虽然学前儿童的智力水平存在着个体差异,但如果某个学前儿童的智力明显低于同龄学前儿童,且不在正常范围之内,那么其智力发展就可能是不正常的,心理也可能是不健康的。影响学前儿童智力水平的因素有很多,如由先天性疾病或疾病感染所引起的脑损伤、早期情感交流的缺乏、社会文化教育的剥夺,都可能引起学前儿童的智力发展异常。

[①] 华炜. 学前儿童心理健康教育 [M]. 北京:中国人民大学出版社,2015:5.
[②] 许世红,胡中锋. 究竟什么是智力? 人类智力研究的三种方式 [J]. 华南师范大学学报:社会科学版,2011 (1):153–156.

（二）情绪反应适度

情绪是人对客观事物的一种内心体验，积极健康的情绪是学前儿童保持身心健康和行为适应的重要保证[1]。健康学前儿童的情绪应基本是愉快、稳定的，经常有积极的情绪体验，很少无故愤怒或焦躁。学前儿童的情绪较为冲动和外露，随着年龄的增长，其情绪的自我调节能力有所增强，稳定性逐步提高。情绪反应适度表现为他们能够在不同的情境中表现出适当的反应，并能合理地宣泄、疏导自己的消极情绪。心理不健康的学前儿童常常伴随着情绪情感异常现象，如经常出现焦虑、忧伤、抑郁等情绪；情绪变化常因环境变化而变得过度激烈或反复无常；情绪自我调控能力较差。

（三）人际关系和谐

人际交往是人类社会化的基础。学前儿童的人际交往主要包括亲子交往、师幼交往和同伴交往。虽然学前儿童的人际关系简单，交往能力较弱，但是他们有着较强的与人交往的意愿，也希望通过交往受到他人的接纳和尊重。心理健康的学前儿童有较为和谐的人际关系，主要表现为能与周围的人建立协调的人际关系；善于接受新事物，能理解并接受他人，也容易被他人理解和接受；善于与人合作和分享，尊重他人，与师长、同伴和睦相处。相反，心理不健康的学前儿童则可能沉默寡言，性情孤僻，对他人漠不关心，缺乏同情心，或做事斤斤计较，不能与人合作，甚至侵犯别人等。

（四）行为统一协调

行为统一协调是指心理活动与行为方式基本处于统一协调之中，学前儿童在不同的年龄阶段有着与之相适应的心理特点和行为表现。心理健康的学前儿童，其行为不过分夸张，也不过分退缩，面对新的环境都能做出合理的回应。例如，他们能在教师的引导下积极地参与幼儿园各项活动，并在自由探索中表现出持续的好奇心；注意力较集中，能在纪律的要求下有一定的自控能力。心理不健康的学前儿童，常表现为难以集中注意力，兴趣时常转移，行为经常前后矛盾，自我控制能力也较差。

（五）性格特征良好

性格是指个人对现实的态度和惯常的行为方式中较为稳定的人格特征，也是核

---

[1] 朱家雄. 学前儿童心理卫生与辅导 [M]. 长春：东北师范大学出版社，2003：9.

心的个性心理特征。心理健康的学前儿童，一般具有活泼、开朗、乐观、自信、主动、热情、勇敢、谦虚、合作和诚实等性格特征。心理不健康的学前儿童在性格上会显露出与现实环境不和谐的状态，具体表现为冷漠、胆怯、自卑、懒惰、孤僻、执拗、吝啬、依赖等不良的性格特征。

二、影响学前儿童心理健康的因素

在学前儿童的身心发展过程中，影响他们心理健康的因素十分复杂。根据国内外专家和学者的大量研究，影响学前儿童心理健康的因素主要有生物因素、心理因素和社会因素。

（一）生物因素

影响学前儿童心理健康的生物因素主要包括遗传因素、胎儿孕育状况、发育成熟度。

1. 遗传因素

遗传因素是指那些与生俱来的解剖生理特征，如机体的构造、形态、感官和神经系统的特征等[1]。首先，遗传是学前儿童心理和行为发展必要的物质基础，任何一种基因的缺陷，对智力、精神、心理行为障碍的发生而言都可能是危险因子。严重智力落后的学前儿童，常常有遗传上的缺陷；先天大脑缺陷的婴儿很难发展成为一个心智健全的人。除智力受遗传因素影响外，还有研究发现，遗传因素可导致学前儿童心理障碍。王怡等人（2020）对36对双胎学前儿童的孤独症谱系障碍（autism spectrum disorder，ASD）的同患率、广义遗传度等进行相关研究，结果显示遗传因素是孤独症发生的重要因素[2]。班纳吉（Banerjee）等人通过家系研究发现，注意缺陷多动症（attention deficit hyperactivity disorder，ADHD）学前儿童的父母与同胞患多动症的风险较对照组增加了2~8倍[3]。其次，遗传素质的差异性对学前儿童心理发展的个性特点、能力差异也有一定影响，为学前儿童个性心理特征的发展提供了最初的可能性。加德纳（Gardner）的多元智能理论告诉我们，每个学前儿童都有自己的智能优势，如有的学前儿童表现出语言的能力优势，有的学前儿童表现出视觉空间的能力优势，有的学前儿童则表现出身体运动的能力优势。这些能力优势

---

[1] 谭娟. 学前儿童心理健康的影响因素研究 [J]. 群文天地，2011（20）：228-229.
[2] 王怡，秦谦，唐心蕊，等. 双胎学前儿童孤独症谱系障碍广义遗传度与临床评估结果的影响因素研究 [J]. 中国儿童保健杂志，2020，28（5）：516-520.
[3] BANERJEE T D, MIDDLETON F, FARAONE S V: Environmental risk factors for attention-deficit hyperactivity disorder. Acta paediatr, 2007, 9（6）：1269-1274.

的产生很大程度上与遗传有关。最后，遗传带给个体的外观特征（体形、外貌、肤色等）也会间接影响学前儿童的性格。例如，长相可爱的学前儿童较受关注和欢迎，通常会表现得较为自信；因遗传导致肥胖的学前儿童则可能因同伴的嘲笑而产生自卑的心理。

2. 胎儿孕育状况

孕妇的健康状况及其所处的环境会直接或间接影响学前儿童的心理健康，主要因素包括孕期营养、患病、用药、情绪、烟酒、放射线和环境污染等。妊娠期孕妇营养不良、某些营养素过少或过多都可能对胎儿的脑造成损伤，导致其先天畸形或幼儿期出现某些问题行为。例如，孕妇缺碘引起甲状腺功能低下，可致新生儿患呆小症。孕妇患病或使用药物不慎也会损害学前儿童的心理健康。例如，妊娠早期患风疹，可引起胎儿畸形、智力低下。如果孕妇感染了流感病毒，会增加胎儿畸形和中枢神经系统异常的风险，影响其出生后心理的正常发展。若孕妇用药不慎或过度用药，药物则可以通过胎盘进入胎儿血液，也可能导致胎儿畸形，或引起学前儿童的各种心理疾患。学前儿童的心理健康还受孕妇情绪状态的影响。孕妇的不良情绪会使体内分泌的激素种类和数量发生改变，进而影响胎儿的正常发育。此外，孕妇吸烟、长期大量饮酒、接触放射线都可能导致胎儿生长发育障碍。

分娩过程中的机体损伤对学前儿童心理健康也可能产生不利影响。难产情况下产钳助产，可能使新生儿窒息，造成脑组织损伤。一般而言，经由自然分娩的新生儿比难产或手术分娩的新生儿更易于适应新的环境。

3. 发育成熟度

成熟度指的是机体生长发育所达到的某种程度。发育成熟度使心理活动的出现或发展处于准备状态，个体发育的快慢会影响学前儿童心理活动和行为的发展。当某种机能达到成熟时，给以适当的良性刺激，会促使其行为与心理得到更好的发展；反之则会阻碍发展甚至导致行为与能力的缺失。以排尿训练为例，一般而言，自主排尿的意识和能力要到 2 岁才初步具备。2 岁以前的婴幼儿，由于大脑、神经、肌肉尚未发育成熟，他们的认知和语言能力也不成熟，不能承受比较复杂的排尿训练，应以使用纸尿裤为主。而长期接受把尿的学前儿童，由于缺乏憋尿的经历，膀胱括约肌得不到锻炼，会导致膀胱容量小，憋不住尿，容易尿频。

（二）心理因素

1. 需要

需要是个体对生存、发展的一定要求和欲望。马斯洛（Maslow）需要层次理论将人的需要分为五个层次,从低到高分别为生理需要、安全需要、归属与爱的需要、尊重需要和自我实现的需要,如图4-1所示。从生理需要来看,必须满足学前儿童饮食、睡眠等维持生存和健康所必需的基本需要。满足安全的需要可让学前儿童感到自己是受到保护的,所处的环境是有秩序的,能免除恐惧和焦虑;要想满足归属与爱的需要,每个学前儿童需要和主要照料者建立安全型的依恋关系,构建家庭、幼儿园及社区之间和谐的关系,这有利于学前儿童获得归属感和融合感;父母和教师对学前儿童的公正、肯定的评价能够使学前儿童对自己做出合理的评价,被同伴接纳会让他们更自信,这些可以满足其尊重需要;要想满足自我实现的需要,学前儿童需要通过努力完成目标,从而获得成就感,同时也得到同伴的认可。如果这些需要不能得到满足甚至缺乏,容易造成学前儿童的需求受挫或动机冲突,从而产生消极、紧张、恐惧、冷漠或孤独的情绪,甚至出现某些心理问题或心理障碍。

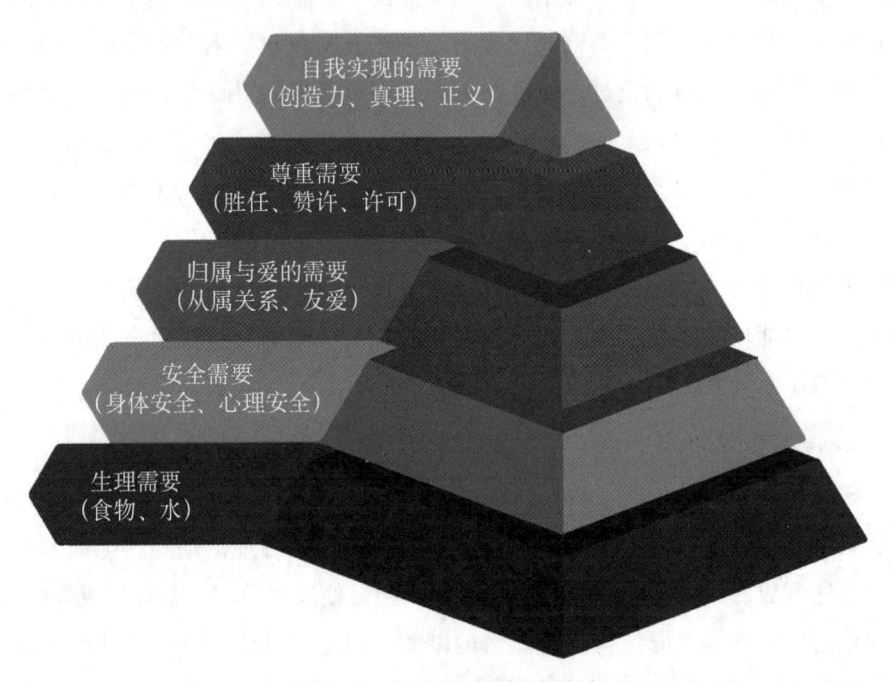

图4-1 马斯洛需要层次理论

2. 自我意识

自我意识包括自我认识、自我评价与自我调节。学前儿童常根据成人的评价和态度,或在与同伴的交往和比较中认识自我。如果一些因素导致学前儿童对自己的认识产生歪曲或偏离,就容易出现自我评价过高或过低的偏差,这两种偏差都会阻碍个性的健全发展。自我评价过高的学前儿童通常表现出过分自信或高傲,往往只关注成功而不考虑困难,一旦行为的结果或他人对自己的评价不符合自己的预估,就会产生强烈的情绪反应。相反,过低的自我评价会使学前儿童缺乏自信,不善交往，表现出退缩行为，他们往往只为自己确立很低的目标，且成就动机较弱。

自我意识的发展必须体现在自我调节上。学前儿童自我调节能力是逐渐产生和发展的。随着年龄的增长，他们能够在学前儿童晚期自觉地调整自己的心理与行为。而自我调节能力不强的学前儿童，对挫折、冲突缺乏预测性和处理技巧，容易产生任性、执拗等情绪，发生攻击性行为、退缩行为等行为偏差。因此，教师和家长应关注学前儿童自我意识的培养，保护学前儿童的心理健康。

3. 情绪

情绪分为积极情绪和消极情绪，对学前儿童的各种心理活动产生重要的影响。积极情绪包括快乐、满足、愉悦、感兴趣、自豪等，对学前儿童的认知发展和社会交往具有促进作用。例如，快乐的情绪能够激发学前儿童在游戏活动中的创造性；愉悦、感兴趣等情绪会促使学前儿童在活动中积极地表现自我，并主动开展友好的同伴交往。消极情绪包括焦虑、厌恶、愤怒、恐惧、难过、悲伤等。如果学前儿童长期处于消极情绪状态，容易导致心理异常和障碍。例如，焦虑使学前儿童怀疑自己的能力，担心失败或做得不够好；有的学前儿童担心自己不被父母或同伴接纳，甚至担心被父母打骂或抛弃，因此常处于紧张与不安之中；恐惧会使学前儿童产生剧烈的生理和心理变化，如心跳加速或断续，呼吸短促或停顿，脸色苍白，记忆、思维紊乱，行为失调，情绪失控等。

父母和教师要想让学前儿童具有健康稳定的情绪，就要了解学前儿童情绪的社会性动因，如表4-1所示，引导他们适当地表达或宣泄不良情绪，满足他们的心理需求，让他们感受到自己是被爱的、被尊重的，从而产生安全感和满足感，保持良好的情绪。

表4-1　学前儿童情绪的社会性动因[①]

使学前儿童高兴的动因	使学前儿童难过的动因	使学前儿童害怕的动因
1. 受到成人夸奖、表扬	1. 受到家长、教师批评、惩罚了，如训斥、挨打了	1. 受到教师的无视或厌恶（最怕老师不理我，不喜欢我）
2. 家长、教师喜欢我	2. 家长、教师不喜欢我了，或者自己惹教师、家长生气了	2. 被同伴孤立（最怕没人和我玩儿）
3. 小朋友喜欢我，或者愿意和我一起玩儿，我和小朋友玩儿得好	3. 家长、教师不允许我做喜欢做的事，不让我出去玩儿	3. 家长的不良情绪和无视（最怕爸爸、妈妈不高兴，不喜欢我）

---

① 陈帼眉，庞丽娟，冯晓霞. 学前儿童发展心理学［M］. 北京：北京师范大学出版社，2013：215-216.

续表

使学前儿童高兴的动因	使学前儿童难过的动因	使学前儿童害怕的动因
4. 父母带我出去玩儿，或者陪我一起玩儿	4. 父母说话不守信用，答应过的东西不给买，或答应过的事没办到，如原来说好周日带我到公园玩儿，但后来又不去了	4. 父母吵架，关系不和（爸爸妈妈吵架时，我最害怕）
5. 和别人比赛赢了，如比赛拍球、下棋赢了小朋友	5. 受到教师的误解，或者不公正的批评、对待	
6. 自己的活动取得了成功，如搭成了一样东西或解决了某个问题	6. 小朋友不喜欢我，不和我玩儿，或者和小朋友发生争吵、矛盾	
7. 父母给买了好吃的东西，获得了好玩具、好衣服，获得了自己想要、想吃的东西	7. 父母吵架、关系不和；亲人生病	

4. 气质

气质是个体比较稳定的心理特征。学前儿童出生之后就表现出这种先天的气质差别。托马斯（Thomas）和切斯（Chess）将婴儿的气质类型划分为三种：容易型、困难型、迟缓型。刘文等人根据气质的五个基本维度（情绪性、活动性、反应性、社会性抑制、专注性），将我国学前儿童的气质类型分为活泼型、专注型、抑制型、均衡型和敏感型五种，不同气质类型学前儿童典型行为表现特点如表4-2所示。

表4-2 不同气质类型学前儿童典型行为表现特点[1]

气质类型	典型特点
活泼型	精力旺盛、好动，活动量大且时间长；情绪易激动、不稳定、耐受性差；对外界的刺激包括认知活动的反应一般；对环境和人的适应性、灵活性表现一般；坚持性差，注意力易分散
专注型	注意力持久，坚持性强，注意力不易分散；喜欢安静的活动，活动量小；情绪稳定，不易激动，耐受性强；对外界刺激的反应（包括认知活动反应）水平一般；对环境和人的适应性、灵活性一般
抑制型	对环境和人的适应性、灵活性较差，退缩、害羞；不喜欢大运动量的活动；情绪稳定、不易激动；对外界刺激反应（包括认知活动反应）水平低；坚持性强，注意力不易分散
均衡型	情绪基本稳定；活动强度、时间适中；对各种刺激反应一般；对环境和人的适应性、灵活性一般；注意力持久的程度中等

---

[1] 刘文，杨丽珠，邹萍. 3~9岁儿童气质类型研究[J]. 心理与行为研究，2004（4）：603-609.

续表

气质类型	典型特点
敏感型	对外界各种刺激的感受性强、敏锐、反应快，接受新事物快；注意力持久，易集中、不易分散；活动强度和时间适中，对环境和人适应快、灵活；情绪表现比较稳定，积极情绪占主导

学前儿童的不同气质类型对其周围的人会产生不同的影响，这些影响也会间接影响学前儿童的心理发展。

首先，学前儿童的气质特点对其抚养人的养育活动具有直接的影响。在杨丽珠的研究中，学前儿童较高的适应性、积极乐观的心境和较高的注意持久性容易引发母亲的民主性行为[①]；学前儿童的高活动水平容易使母亲采取放任的教养方式，其高趋向性的消极气质则容易使母亲易表现出专制性行为。抚养人总是倾向于采取与学前儿童活动水平、情绪反应相适应的亲子交往模式，最终影响学前儿童的行为发展。

其次，学前儿童的气质特点也影响着同伴对他们的反应方式。根据刘文[②]（2006）等人的研究，受同伴欢迎的学前儿童往往具备适度的活动性水平、较高的反应性水平、高专注性这些气质特点；过度的活动、不安静、反应性水平较低、低专注性学前儿童容易遭到同伴的拒绝；不爱活动的学前儿童容易被同伴忽视；典型的抑制型学前儿童对不熟悉的新环境易感到焦虑，表现出社交退缩。因此，父母和教师要根据学前儿童不同气质类型的心理特点因材施教，采取与之气质相适应的教养方式，以促进其心理健康发展。

（三）社会因素

1. 家庭

家庭是学前儿童的生活和初级社会化场所，家庭氛围、教养方式、家庭结构等都与学前儿童心理健康有着密切关系。和谐愉快的家庭气氛会使学前儿童感到安全、舒适、心情愉快；父母经常吵架及悲观失望等不健康的家庭气氛容易使学前儿童形成孤僻、冷漠、焦虑等不良情绪，影响学前儿童的心理健康。

不同父母在教育学前儿童的方式上存在着诸多差异，不同的教养方式对学前儿童心理发展有不同的影响。1983年，美国儿童心理学家麦考比（Maccoby）和马丁（Martin）提出了家长教养方式的四种类型，分别为权威型、专断型、放纵型和忽视

---

① 杨丽珠，杨春卿. 幼儿气质与母亲教养方式的选择[J]. 心理科学，1998（1）：43-46，56-96.
② 刘文，杨丽珠，金芳. 气质和儿童同伴交往类型关系的研究[J]. 心理学探新，2006（4）：68-72.

型，表4-3显示了教养方式及其对学前儿童的影响。民主、宽容和接纳的教养态度能使学前儿童具有独立性和自信心，具有良好的心理品质、愉快的情绪和心境，同时具有较强的社会适应能力。

此外，家庭结构也可能影响学前儿童的心理健康。离异家庭易对学前儿童产生较大的伤害。如果家长和教师对学前儿童的情绪缺乏关注和引导，则可能引发学前儿童任性、恐惧、退缩、攻击性行为等多种心理问题。

表4-3 教养方式及其对学前儿童的影响

教养类型	教养方式的特点	对学前儿童的影响
权威型	对孩子的态度积极肯定，尊重孩子的想法并热情地回应，对孩子提出合理明确的要求并坚定地实施规则	孩子独立性较强，善于自我控制和解决问题，有较强的自尊心，社交能力较强
专断型	要求孩子无条件地服从，拒绝与孩子沟通	孩子缺乏主动性，易退缩、恐惧，自尊心较弱
放纵型	无条件地爱孩子，不对孩子提出任何要求，对其违反要求的行为采取忽视或接受态度	孩子有较高的冲动性和攻击性，缺乏责任感，行为缺乏自制
忽视型	对孩子缺乏爱的情感，对孩子缺乏基本的关注，也缺少行为的要求和控制	孩子有较强的攻击性，不顺从，对人缺乏热情与关心，可能出现破坏性行为

2. 幼儿园

幼儿园是对学前儿童进行保育和教育的场所，幼儿园的师幼关系和同伴关系对学前儿童的心理健康和社会适应有重要影响。学前儿童与教师相处不融洽，甚至师幼关系紧张，会造成学前儿童的心理失调。理想的师幼关系应为：教师成为学前儿童的成长引导者和陪伴者；教师宽容地接纳学前儿童的不足与过失，满足他们合理的需求；师幼交往的过程是民主、平等的，教师乐于倾听学前儿童，并对其正当行为给予适宜的支持。若教师脾气粗暴、情绪无常、缺乏耐心、对学前儿童要求过高或忽视学前儿童的需求，则可能引发学前儿童焦躁、恐惧、说谎、不愿意上幼儿园等问题行为。

随着年龄增长，学前儿童的同伴交往日益增多，同伴关系对学前儿童心理发展的影响也越来越密切。一般而言，较多地表现出亲社会行为的学前儿童，通常就较受欢迎；相反，更多表现出攻击性行为或破坏性行为的学前儿童，就有更多受同伴排斥的可能。若教师未发现或未及时处理，学前儿童的攻击性行为则会得到强化，更容易出现相应的问题行为。

3. 社会环境

社会环境是指家庭、幼儿园以外的社会文化和心理环境，主要包括学前儿童所处社区的环境、所接触的大众传媒，以及所经历的社会重大事件等。例如，暴力血腥的电视和图书易使学前儿童产生恐惧、焦虑的情绪，降低其对周围环境的安全感，甚至出现攻击性行为；社会当下所发生的重大事件，如发生疫情、地震、战争等，也会对学前儿童产生一定的心理负面影响。

第二节　学前儿童心理保健

为了培养学前儿童健全的人格，增进和维护学前儿童心理健康，幼儿园应与家庭、社区通力合作，开展学前儿童心理保健工作。学前儿童不同年龄阶段的实际需要和身心发展的特点制约着心理保健的全过程。因此，在实施心理健康教育活动中必须遵循一定的原则，采取有效的心理保健措施，促进学前儿童的心理健康。

一、学前儿童心理健康指导原则

（一）主体性原则

主体性是指学前儿童在幼儿园活动中表现出来的自主性、能动性和创造性。《幼儿园教育指导纲要（试行）》中明确指出，幼儿园教育应尊重幼儿身心发展的规律和学习特点，充分关注幼儿的经验，引导幼儿在生活和活动中生动、活泼、主动地学习。学前儿童是学习的主体，通过积极参与和主动建构，在心理健康教育活动中内化自己的感官和经验，促进身心发展。没有主动意识和自主精神，就难以实现心理健康教育目标。因此，坚持主体性原则就要从学前儿童的实际状况和需要出发，从学前儿童在现实生活中存在的问题出发，无论是心理教育活动目标的制定、内容的选择，还是教学方法的运用，都应充分考虑以学前儿童为主体。教师应尊重学前儿童的人格和发展需要，激发学前儿童的主动性，引导学前儿童积极主动参与各种心理健康教育活动，鼓励他们大胆地探索和表达，使他们主动认识自己的各种行为表现，体验在活动中的各种情感。

（二）活动性原则

活动是心理发展的基础，学前儿童的人格是在活动和交往中形成的。游戏是学前儿童基本的活动，他们通过游戏认识外部世界，参与体验，获得相关经验，从而得到成长和发展。游戏有助于教师观察和了解学前儿童的情绪状态和心理发展水平，发现学前儿童可能存在的心理问题，从而对其进行合理的心理预防和干预。

此外，学前儿童心理健康教育也应通过其他活动来进行。例如，亲子活动、运动会、义卖活动、参观活动、郊游活动、游园活动、节日活动等，都可以帮助学前儿童拓宽视野，亲身感受，在活动中学会与人共处，体验成功和快乐。

（三）差异性原则

学前儿童心理发展的差异包括群体差异和个体差异。群体差异表现为不同年龄段学前儿童的心理特征存在一定的差异性。例如，小班学前儿童的注意力主要以无意注意为主，有意注意初步形成；随着年龄的增长，有意注意的时间逐渐延长，到了大班，有意注意逐渐具有一定的自觉性和稳定性。如果注意力未因年龄的增长有所发展，则可能会出现相关的问题行为。

由于个体在遗传素质、后天的教育和环境等方面的不同，学前儿童心理各方面的发展还存在个体差异性，主要表现为能力和气质方面的差异。在心理健康教育中遵循差异性原则，要求教师能够尊重每个学前儿童身心发展的独特性，采用灵活和个性化的方法，因势利导。对于情绪冲动、易怒的学前儿童，教师应采用平静、安详、严格的态度提醒其注意控制自己的情绪，不能随便发脾气，避免任性、粗暴的态度，并在平时加强学前儿童的耐心、自制力等方面的培养。对于敏感的学前儿童，在表扬或奖励时宜采取公开的方式，以鼓励其发展外向行为，发扬优点；需要批评时应采取个别的方式，以避免触及其过于脆弱、敏感的神经，挫伤其较强的自尊心，引发更多的消极情绪。

（四）发展性原则

心理健康教育的最终目标是促进学前儿童的发展，提升学前儿童的心理素质。因此在心理健康教育过程中，必须树立学前儿童全面发展的观念，顺应其身心发展的特点和规律，使全体学前儿童获得最大程度的发展。

首先，发展是循序渐进的，不能急于求成。从心理卫生的角度看，发展性原则须遵循学前儿童的心理发展规律，避免盲目加快，导致学前儿童心理发展在某些环节上出现"断裂"，从而引发各种不良心理反应。当学前儿童在活动中表现出消极情绪或问题行为时，应先观察分析背后的原因，再有针对性地制定合理的系列活动方案，逐步引导，慢慢调整和改进其行为。相反，若教师在不清楚学前儿童消极情绪或问题行为背后的原因的情况下，一味采取强制性的高压手段或过分严厉的惩罚措施，非但不利于学前儿童积极地调整、完善自己，反而会引发其抵触、抗拒心理，导致其产生破坏性情绪或强化之前的行为。

其次，应以发展的眼光来看待学前儿童，对他们的成长和未来持有乐观肯定的态度。学前儿童心理问题的发生反映出他们在成长过程中遇到了一些困难和压力，若成人及时发现并适当干预，就能够加以克服。它是整个心理发展过程中出现的一种暂时现象，与成人的心理障碍或心理疾病有本质的区别。因此，应重视心理健康教育与发展的关系，以发展为重点，辅以预防和干预，辩证地看待学前儿童发展过程中的缺点和局限，不要以僵化、苛刻的态度要求学前儿童。设计和组织心理健康教育活动，既要符合学前儿童的现实需要，又要考虑其长远的发展。

二、学前儿童心理保健措施

（一）创设适宜的环境

1. 创设健康、丰富的物质环境

首先，在幼儿园中营造绿化、美化、净化的自然环境，设置自然园或种植角，激发学前儿童的探究欲望，了解自然、环境与人类生活的关系。其次，创设与学前儿童身心发展相适应的学习和游戏活动区域，为他们提供充分活动的机会。活动及材料应在符合学前儿童心理特点的基础上具有一定的挑战性，从而激发他们的活动兴趣，使他们在宽松的环境氛围中自主探索，发展自己的能力。

2. 创设宽松、和谐的心理环境

（1）建立信任、平等和民主的师幼关系。教师积极地和学前儿童沟通交流，在互动交流中充分了解学前儿童的心理状态和需求，让学前儿童可以体会到教师对其的关爱和尊重。应充分接纳学前儿童的不同个性，尊重学前儿童的差异，并实施适合其个性发展的教育策略，以发挥学前儿童自身的才能，帮助其树立信心，养成良好的行为习惯。

（2）引导学前儿童建立良好的同伴关系。良好的同伴关系能促使学前儿童相互学习，共同进步。应让学前儿童学会尊重他人，具有一定的共情能力，发展亲社会行为，感受合作互助的快乐。

（3）促进学前儿童的亲子关系。亲子关系对学前儿童的心理健康也有重要影

响。教师可通过关于家庭关爱的绘本阅读活动，引导学前儿童主动分享自己的家人，鼓励他们对亲人表达爱和感谢。也可在主题活动中张贴全家福，营造温暖的氛围。

（二）重视心理健康教育的全面渗透

1. 渗透于一日生活中

入园、进餐、喝水、盥洗、如厕、睡眠、离园等活动都蕴藏着丰富的心理健康教育内容。在日常生活的常规指导和训练中，教师应通过灵活有效的方式告知学前儿童什么是良好的心理健康认知和态度，进而养成其良好的行为习惯，增强学前儿童心理健康意识。例如，教师应在餐前餐后的谈话环节引导学前儿童谈论谁帮助其他小朋友做事情、谁吃饭餐桌干净不剩饭、谁起床被子叠得好、谁故事讲得好等，获得称赞的学前儿童在"幸福树"上就得到一个小笑脸。将心理健康教育活动目标贯穿于学前儿童一日生活的各个环节，有助于提升学前儿童的自主自理能力、团结协助精神和社会适应能力。

2. 与五大领域相结合

《3—6岁儿童学习与发展指南》指出，要关注幼儿学习与发展的整体性。[①] 学前儿童心理是一个有机系统，其形成与发展是心理各个方面协调统一的过程。心理健康教育的最终目的是促进学前儿童人格的整体性发展，它并非独立于五大领域而独立存在。将各领域的要素有机渗透与整合，有助于学前儿童身心整体、健全、和谐地发展。

因此，应根据学前儿童的心理特点和发展的需要，将心理健康教育与语言教育、社会教育、科学教育、艺术教育等领域的内容相互渗透、相互结合。例如在社会活动"哭哭脸和笑笑脸"中，教师用学前儿童熟悉的哭脸和笑脸导入，通过故事引导学前儿童怎样去帮助别人，让"哭娃"变成"笑娃"，让学前儿童懂得把快乐带给别人时自己也得到了快乐。在语言活动"我爸爸"中，教师让学前儿童通过绘本阅读感受父子间浓浓的情意，萌发其对父亲崇敬、感激的情感，乐于用各种方式表达自己对父亲的爱。在音乐活动"拉拉钩"中，教师让学前儿童在歌曲中感受与同伴发生矛盾及与同伴友好相处时的不同心情，并引导他们探讨与同伴发生矛盾时应如何解决。在健康活动"你是特别的，你是最好的"中，教师让学前儿童了解每个人都是独一无二的个体，引导他们发现自己的优点，学会接纳自我，找到自信。在科学活动"常青树与落叶树"中，教师通过让学前儿童了解不同树种在一年四季中的

---

① 中华人民共和国教育部. 教育部关于印发《3—6岁儿童学习与发展指南》的通知 [EB/OL]. （2012 - 10 - 09）[2021 - 08 - 11]. http://www.moe.gov.cn/srcsite/A06/s3327/201210/t20121009_143254.html.

变化特点，使其萌发热爱大自然、保护环境的情感。

案例 4-1

小班社会活动"哭哭脸和笑笑脸"

【活动目标】

1. 知道哭和笑是人不同情绪的表现

2. 萌发关心他人，愿意为朋友带来快乐的情感

【活动准备】

课件、表情图四张（卡通人脸哭脸、卡通人脸笑脸、小蜗牛笑脸、小蜗牛哭脸）

【活动过程】

一、图片导入

（1）出示笑笑脸和哭哭脸，引导学前儿童看一看五官的变化。（笑的时候眼睛弯弯的，嘴巴往上翘；哭的时候眼睛泪汪汪，嘴巴向下撇……）

（2）说说这两种表情各代表了什么心情，分别遇到什么事情的时候会有这些表情。

教师小结：森林里的小动物们都想把快乐带给别人，你们想知道它们都是用什么办法给别人带来快乐的吗？

二、欣赏故事《小蜗牛的微笑》

1. 讲述第一段，引导学前儿童讨论小蜗牛带给别人快乐的办法

教师提问：

（1）小鸟会想出什么办法给别人带来快乐？

（2）大象想了什么办法呢？

（3）小兔想出什么办法？

（4）小蜗牛呢？它的心情怎么样？为什么？（出示小蜗牛的哭哭脸）

2. 讲述第二段，回顾故事

教师提问：

（1）小蜗牛现在的心情怎么样？为什么？（出示小蜗牛的笑笑脸）

（2）小蜗牛用什么办法为别人带来快乐的？

教师小结：小鸟欢快地为大家唱歌，大象乐呵呵地为朋友盖房子，小兔快乐地为朋友们送信，小蜗牛把微笑送给了大家。

故事
《小蜗牛的微笑》

3. 完整讲述故事

教师提问：

（1）为什么要把微笑送给大家？

（2）你们想把快乐带给别人吗？

（3）你们想用什么办法给别人带来快乐？（引导学前儿童讨论、交流）

4. 活动总结

教师：今天大家想了很多带给别人快乐的好办法，如果以后看到小朋友伤心难过，我们就可以开动脑筋，用自己的办法让他们开心起来。而且，给别人带来快乐的同时自己也会很快乐哦！

【活动延伸】

在心情墙上，用贴五官的方式记录每天的心情。

3. 与游戏活动相融合

将心理健康教育融入游戏活动中，有利于促进学前儿童身心发展。学前儿童在体育游戏中练习新的运动技能，起初的失败能够培养其受挫能力，通过不断努力而成功的过程则能让学前儿童变得更自信；在规则游戏中，强调规则的遵守能使学前儿童沉浸于游戏的情境和秩序中，形成礼貌、公平等道德规范及相应的行为价值观，获得影响与控制环境的能力，建立起行为准则；在角色游戏中，学前儿童通过扮演不同的角色，共同讨论，互相合作，掌握与人沟通和交往的能力，促进其社会交往和适应能力的发展。

因此，教师应将心理健康教育的内容渗透在灵活多样、富有情趣的游戏活动中，为学前儿童提供健康、丰富的游戏环境与材料，给予学前儿童自由选择、合作的机会，注重游戏活动的综合性、趣味性，强调游戏活动过程的教育性和科学性，适时地鼓励与引导，使他们在愉快的游戏活动中形成良好的个性。

案例 4-2

中班游戏活动：螃蟹夹球走

【活动目标】

1. 学习两人协调一致地夹球侧身行进

2. 探索合作运球的方法，体验合作的快乐

【活动准备】

皮球2个，哨子1个

【活动过程】

1. 激趣导入

教师与一位学前儿童合作，背对对方，手拉手一起走路。

教师：看一看，我们是怎样走路的？（横着走）哪一种小动物是横着走路呢？（螃蟹）

教师：我们今天就要来玩儿螃蟹走路的游戏，但是会有一个难度，就是要求夹球走，球不能掉。

2. 背夹球接力游戏

（1）介绍游戏规则。将学前儿童分成两队，每两人一个小组进行背夹球接力赛。两队站在同一条起点线上，以哨声为准，两组学前儿童手拉手，用背夹球，到达终点后原路返回，交给下一组学前儿童，依次进行。最先完成的一队获胜，途中皮球掉下来，则放回身体原位继续前进。

（2）自由练习。在练习中引导学前儿童讨论游戏中的困难以及应对策略，找到既不让球掉落又能走得快的方法。

（3）开始比赛。教师发出指令，学前儿童出发。游戏过程中，教师要随时指导学前儿童注意活动安全，保证游戏的顺利进行。

3. 活动总结

游戏结束，教师对配合默契的学前儿童进行表扬，同时鼓励全体学前儿童建立克服困难的信心，激发他们合作。

（三）坚持家园合作共育

家庭是学前儿童赖以生存和发展的社会组织，家庭环境的教育功能会影响学前儿童的健康发展。幼儿园是生态环境中学前教育子系统的支柱，对学前儿童的教育起着导向作用。家园合作能够让家庭和幼儿园形成一个教育整体，形成教育合力，使家庭教育能与幼儿园教育相配合，从而为学前儿童营造全方位的教育环境，共同促进学前儿童心理健康发展。幼儿园教师要本着平等、合作的原则，积极主动与家长展开沟通、交流，争取家长的理解、支持和主动参与，多从家庭环境中了解学前儿童成长的经历、语言，以及行为的特点、性格发展的规律，从中找到合理引导学前儿童心理健康发展的方法。坚持家园合作共育的具体措施如下。

1. 构建家园合作平台

利用家园联系册、学校网络平台或交流软件，实现与家长的双向沟通，使家长及时了解学前儿童一日在园情况，也能让家长将学前儿童在家的情况反馈给教师。同时，教师也可定时向家长推送育儿知识，家长可以利用零碎的时间接收信息并认真阅读，将有效方法运用到实际家庭教育中。

2. 开展多种家园活动

开设家长开放日，邀请家长来园体验学前儿童一日生活，了解孩子在园中的行为表现；开展丰富的亲子活动，增进家长、学前儿童、教师之间的情感；开办家长学校，开设有关学前儿童和家长心理的讲座，提升家长的心理素质和教育素养。

3. 共同建立学前儿童心理健康档案

学前儿童心理健康档案主要是家庭和幼儿园通过观察学前儿童的行为举止、测试心理、与其交谈等方法获得的他们身心发展情况的资料。将这些资料进行积累、整理和归纳，家长和教师便可以通过这些资料掌握学前儿童不同时期的心理变化情况，以此为依据调整教育策略，在进行心理健康教育的过程当中也就更加具有针对性。学前儿童心理健康档案应该包含学前儿童的基本信息（姓名、年龄、性别等）、学前儿童的心理发展情况、学前儿童在幼儿园的表现记录、学前儿童在家庭中的表现记录、学前儿童作品分析、学前儿童心理成长阶段性记录。

（四）依托社会开展心理健康服务

《幼儿园教育指导纲要（试行）》指出，要充分利用自然环境和社区的教育资源，扩展幼儿的生活和学习的空间。同时，要优化社区教育环境，社区环境的影响应符合学前儿童心理发展的要求。幼儿园可与社区合作，开设家庭心理咨询，帮助有困难的家庭；邀请社区中的中小学生定期入园介绍近况或参与游戏；组织学前儿童为敬老院送爱心活动；开展社会参观或职业体验活动等。

此外，应面向社会，联合幼教一线工作者、心理工作者、学前儿童医生等社会工作者，建立完善的心理健康服务体系。对学前儿童的问题行为早预防、早发现、早诊断、早干预，各组织相互联系，相互配合，发挥各自的积极作用，保持协同一体化发展。积极利用社会心理卫生资源，通过实现时空开放，努力形成一体化的教育网络，促使综合教育效应的产生，促进学前儿童心理健康发展。

> 小贴士

3~6岁儿童心理保健预见性指导

3~4岁

（1）允许儿童在成长中犯错，让其学会从错误中吸取教训。以正确方法纠正不良行为，避免简单粗暴的管教方式。

（2）帮助儿童适应集体环境，逐渐建立良好伙伴关系。关注分离焦虑情绪，引导适当的表达，妥善处理和缓解消极情绪。

（3）采用丰富的词句与儿童对话、看图讲故事，耐心听其说话及复述故事，鼓励儿童发现、提出问题并认真回答。交流时注意与儿童眼睛平视。

（4）在保证安全的情况下，鼓励儿童练习走直线、走和跑交替、攀登、骑三轮车等，学习折纸、剪纸、画画儿、玩儿橡皮泥、使用筷子等。

（5）通过有主题的角色扮演等团体游戏，鼓励儿童自由联想、保持其好奇心。培养儿童注意力及对事物的观察力，引导和培养兴趣爱好。

（6）帮助儿童学会遵守生活、游戏和学习的规则，鼓励儿童独立完成进食、穿衣、如厕大小便等力所能及的事情。

4~5岁

（1）培养儿童的独立意识；帮助儿童正确认识性别差异，建立自我性别认同。

（2）引导儿童用语言表达自己的感受和要求，逐渐学会控制情绪和行为。鼓励儿童多接触社会，遵守各种规则，强化其乐于助人的意识。

（3）增加猜谜语等简单的抽象思维游戏，学习按形状、大小、颜色、性质、用途等将物品进行归类，帮助儿童认识事物的规律和内在联系。

（4）学习儿歌、讲故事、表演节目；练习跳绳、扔球、接球；练习复杂图形剪纸、摆拼图、搭积木等。

（5）注重培养儿童生活自理能力，在实际生活中学习整理和保管自己的玩具和图书。

5~6岁

（1）给儿童设立适当的行为规范，引导儿童遵守社会与家庭生活规则和要求，对儿童的各种努力与进步及时给予肯定和鼓励，促进儿童的自尊和自信的发展。

（2）让儿童在活动中自己感受困难，适度、适量体验挫折，并为克服困难做出努力，培养其坚持和忍耐的品质。

（3）使儿童逐渐学会了解他人的感受和需求，懂得与人相处所需的宽容、谦让、共享与合作，同情、抚慰、关心和帮助他人。

（4）鼓励儿童仔细观察周围事物及其相互关系，促进有意注意的发展。多与儿童交流幼儿园及周围发生的事情，积极回答儿童提出的问题。

（5）鼓励儿童练习跳绳、单脚跳、拍皮球等；经常画图画、做手工、玩儿创造性游戏。学会整理书包、文具及图书等物品，做好入学前的准备。

资料来源：国家卫生和计划生育委员会办公厅. 儿童心理保健技术规范［EB/OL］. (2013 - 04 - 09)［2021 - 08 - 03］. http://www.nhc.gov.cn/cms-search/xxgk/getManuscriptXxgk.htm?id=23623f839ce64d0498e3d372115ecef8. 引用时有修改.

第三节 学前儿童常见问题行为

问题行为是指在学前儿童发展过程中出现的，妨碍其智能和人格正常发展、身心健康成长，或给家庭、学校、社会带来麻烦的一系列行为[1]。问题行为主要包含了三个层面：首先，问题行为对自己和他人产生了不利影响；其次，问题行为在一定程度上与同龄人的正常行为有所偏离；最后，问题行为因不符合社会期望而不被人们所接受。学前儿童常见的问题行为主要有以下几种。

一、分离性焦虑

案例4-3

佳佳入小班已经2个月了，但她一被妈妈送到幼儿园门口，就抱着妈妈的

---

[1] 华炜. 学前儿童心理健康教育[M]. 北京：中国人民大学出版社，2015：169.

大腿，哭着不让妈妈走。与妈妈分开后，佳佳就会问老师："妈妈什么时候才能来接我？我想妈妈，我想回家。"老师安抚后没过多久，佳佳又开始哭闹要找妈妈，也不愿意参与幼儿园活动。

（一）分离性焦虑的定义

分离性焦虑是学前儿童因与亲人分离而引起的焦虑、不安或不愉快的情绪反应。

（二）分离性焦虑的表现

学前儿童分离性焦虑时的处理

学前儿童初次上幼儿园，短期内因不习惯与父母亲分离而出现一定的情绪波动属正常现象。但有些学前儿童情绪波动过大，持续时间过长，甚至对上幼儿园产生恐惧。在将要与亲人分离时，他们会抓住父母的衣服不放，持续哭泣，或拒绝参加任何活动。当父母一提到上幼儿园，部分学前儿童还会抱怨自己身体不适，如肚子疼、嗓子疼、脚疼等。

（三）分离性焦虑的原因

1. 家庭因素

家庭因素是影响学前儿童入园适应快慢的重要因素之一，主要包括学前儿童与亲密照料者形成的依恋关系、父母的教养方式及焦虑程度等。如果家长对学前儿童过分娇惯，可能会形成其过于强烈的亲子依恋，这些学前儿童一旦离开家长，会表现出强烈的不安或不适。如果家长注重学前儿童独立能力的培养，鼓励他们探索新环境和与人交往，他们则能较快地适应幼儿园生活，出现的情绪波动也相对较少。而一些家庭对孩子溺爱，在生活上包办一切，在教育上缺乏对孩子交往能力的培养，会导致学前儿童在入园后需要较长的适应期。此外，一些家长早早表现出对于他们入园适应的担心和焦虑，也会加剧学前儿童的分离焦虑。

2. 自身因素

分离性焦虑与学前儿童年龄、性格、已有经验等自身因素也有关联。性格内向的学前儿童适应环境的能力相对较弱，且很少主动和其他人说话，因而在与亲人分别时更易产生焦虑情绪。从个人自身经验来说，在入园前有过与亲人分离经验的学前儿童，如上过托儿所的学前儿童能较快适应幼儿园生活。

（四）分离性焦虑的预防与干预

1. 预防

教师与家长应帮助学前儿童做好入园准备。新生入园前，教师应对其进行家访，了解其身体状况、饮食、爱好、家庭主要照料者等情况，并与其进行简单的互动，以消除陌生感。幼儿园可提前向新生开放参观，使其初步熟悉幼儿园的环境。在开学前，幼儿园也可以组织家长会，向家长介绍幼儿园的作息制度，以及新生入园时可能出现的情况和应采取的正确措施。

2. 干预

教师可采用多元化的方法帮助学前儿童缓解分离性焦虑。第一，教师对有分离性焦虑的学前儿童，应给予更多的关爱，可通过肢体接触，如轻拍、拥抱等进行安抚。如果此时学前儿童情绪比较激动，可让其充分宣泄情绪后再用言语进行安慰。第二，教师通过组织学前儿童喜爱的游戏活动，转移和分散他们的注意力，使紧张、焦虑的情绪暂时得到放松，并在游戏中加强交往，帮助他们慢慢融入集体生活。第三，教师应与家长及时沟通，让家长积极配合，共同帮助学前儿童度过分离性焦虑的特殊时期。家长在家中要创造良好的家庭氛围，控制自身的焦虑情绪，并对学前儿童进行积极引导，如告诉他们上幼儿园是长大的标志，去幼儿园可以跟老师学本领，与同伴交朋友、做游戏等。同时也要培养学前儿童基本的生活自理能力，以便使其更快融入集体生活。

二、攻击性行为

案例 4-4

小明今年4岁，读中班，他性格较为急躁、冲动，控制情绪能力较差。在游戏过程中经常因为争抢玩具与同伴发生冲突。只要是喜欢的玩具，他都会从同伴手中抢过来，如果同伴不给，他就会用打人或咬人的方式抢夺玩具。小朋友都很讨厌他，老师对此也感到头疼。

（一）攻击性行为的定义

攻击性行为指的是当需求得不到满足或自己的权利受到损害时，学前儿童出现他人不愿接受的故意或工具性目的的伤害行为。

（二）攻击性行为的类型与表现

1. 工具性攻击

工具性攻击指的是为了争夺物体或权力而发生的身体上的冲突，主要表现为打人、踢人、冲撞他人、夺取他人东西、扔东西等。

2. 敌意性攻击

敌意性攻击是指有意伤害别人的行为，如以言语、身体或工具直接或间接地向他人施以攻击，从而获取心理满足感的攻击性行为，主要表现为骂人、嘲笑别人、造谣污蔑、殴打等。

攻击性行为在学前儿童不同的年龄阶段有不同的表现形式。攻击性行为出现时，年龄较小的学前儿童多表现为工具性攻击，年龄稍大的学前儿童则更多表现为敌意性攻击。学前儿童更多依靠身体的攻击，而非言语的攻击。攻击性行为还存在性别差异，攻击性行为多见于男孩儿。

（三）攻击性行为产生的原因

1. 挫折

学前儿童攻击性行为的产生与其需求受挫有关，尤其是自认为正当合理的需求受到侵犯、被恶意剥夺，或某种需要缺乏时，学前儿童就容易产生攻击性行为。例如，当学前儿童在搭积木时，同伴将他的积木推倒，或争抢建构游戏的材料，致使学前儿童内心受挫，可能会引发攻击性行为。有些家庭存在父母关系紧张或父母离异等情况，这种不良的亲子关系和父母婚姻上的冲突往往使学前儿童无法满足安全和被爱的需求，如果学前儿童的情绪无法得到很好的抚慰，可能会以攻击性行为来宣泄。

2. 模仿

美国心理学家班杜拉（Bandura）认为学前儿童的攻击性行为是观察学习的结果，学前儿童模仿性强，是非辨别能力较弱，故极易模仿其周围人的攻击性行为。如果家长惯用暴力惩罚的方式教育学前儿童，学前儿童就会以同样的方式对待同伴，表现出攻击性行为。影视作品和各类媒体中，带有严重暴力色彩的动画片或者人物角色都会成为学前儿童的学习对象，他们会模仿用暴力的方式处理同伴之间的冲突。

3. 强化

家长采取溺爱的教养方式，一味迁就其孩子，对学前儿童表现出的攻击性行为不及时制止或表示默许，学前儿童就会认为这是正确的处理问题方式，因而强化了这一行为。而如果成人在学前儿童出现攻击性行为时表示妥协或满足他们的不合理要求，长此以往，学前儿童就会通过攻击性行为获取自己想要的东西，以引起成人对其的关注。

（四）攻击性行为的预防与干预

1. 优化成长环境

第一，优化幼儿园的教育环境，改善幼儿园的活动设施。提供适合且数量足够的活动材料，使各活动区域稍有间隔，以避免学前儿童抢占游玩场地、争抢玩具等攻击性行为的产生。第二，创设温暖和谐的幼儿园环境和家庭环境，了解学前儿童的心理需求，对学前儿童进行积极的引导，通过游戏或者批评教育的方式逐渐矫正学前儿童的攻击性行为倾向。

2. 榜样示范

将有攻击性行为的学前儿童置身于无攻击性行为的楷模之中，减少其对攻击性行为的模仿与强化，有助于其减少攻击性行为。当某个学前儿童出现合作、帮助等亲社会行为时，教师应给予肯定和表扬，将其作为榜样，通过强化而使其他学前儿童形成固定的行为模式。家长要以身作则，建立和谐亲密的亲子关系，不能体罚学前儿童，因为体罚往往会增加其攻击性行为。

3. 培养移情的能力

移情是个体体验他人情绪的能力。学前儿童如果缺乏移情能力，站在他人角度考虑问题的能力就较弱，则可能会表现出攻击性行为。因此，教师应培养学前儿童移情的能力，使其深刻体会他人的情绪，从而控制自己的攻击性冲动。例如，组织角色游戏，设置某种攻击情境，让攻击者扮演被攻击者，使其亲身体验被攻击时的恐惧、痛苦、厌恶和愤怒等心理感受。这样的游戏体验有助于抑制学前儿童的攻击冲动。

4. 采取冷处理

如果学前儿童产生攻击性行为是因为想要得到更多的关注，则可以考虑采用冷处理的方式。例如用暂时隔离法来消除攻击性行为的强化因素，将学前儿童带至空房间，让其冷静下来，反思自己的行为。

5. 提供合理宣泄的方式

第一，学前儿童因年龄小不太会表达，故用抢、夺来表示自己想和同伴分享玩具。因此，应引导学前儿童学会表达自己的合理需要。第二，引导学前儿童学会向家人、老师、小朋友等倾诉自己内心的感受和想法，也可引导其用绘画、唱歌等方式宣泄内心的不良情绪。

> ⊙ 问题与思考
>
> 在理解了攻击性行为后,你认为工具性攻击和敌意性攻击有什么异同?

三、说谎

> **案例 4-5**
>
> 星期天,爸爸带3岁的晨晨到动物园玩。晨晨对犀牛着了迷,还对爸爸说:"要是我们家里也有大犀牛就好了。"回到家后,晨晨自豪地告诉妈妈:"是大犀牛带我飞回来的!"

> **案例 4-6**
>
> 佳佳6岁,上大班,她看到班上晶晶带来了一个漂亮的芭比娃娃,大家都过去围观,抢着想要玩。佳佳却没有去,她大声地对同伴说:"这有什么稀奇的?我家里有5个芭比娃娃,都是妈妈给我买的,比晶晶的好玩儿多了!"事后,老师从佳佳妈妈那里得知,佳佳并没有芭比娃娃。

(一) 说谎的定义

说谎指的是学前儿童为了制造使他人相信的错误信念而做出的虚假陈述行为。

(二) 说谎的类型

1. 无意说谎

无意说谎指学前儿童常根据自己的愿望去幻想,以想象代替现实,将现实与想象混淆,企图用言语描述自己想象的东西的行为。3岁左右的学前儿童由于认知水平低,在思维、记忆、想象、判断等方面,往往会出现与事实不符的情况,但他们并不知道自己在说谎。随着年龄的增长和认知水平的提高,无意说谎现象会逐渐消失。在案例4-5中,晨晨由于年龄较小,认知水平较低,将自己的愿望与现实混淆,其表现为无意说谎。

2. 有意说谎

有意说谎指为了某种目的而故意编造谎言的行为。有意说谎的目的主要有四种。

(1) 避免受到惩罚。学前儿童做错事为避免受到惩罚，于是编造谎言，以掩盖自己的过失。

(2) 逃避成人过于严厉的恐吓、责骂或体罚。

(3) 满足个人虚荣心。学前儿童在群体交往中，为了让自己不处于劣势，有时会夸大事实或编造谎言。案例4-6中佳佳说谎的表现恰恰反映出她对于芭比娃娃的渴望。

(4) 得到他人更多的关爱。例如，学前儿童撒谎说自己生病了，可能是因为家长工作忙，疏于对孩子的照顾，学前儿童想要通过说谎的方式得到家人的关爱。

> **小贴士**
>
> 教师与家长需要了解无意说谎和有意说谎的区别，学会判断学前儿童的说谎行为，明确其说谎的原因，这样才能进行正确的教育和引导。无意说谎与有意说谎的区别见表4-4。

表4-4 无意说谎与有意说谎的区别

区别标准	无意说谎	有意说谎
目的性	幻想当成现实	逃避责罚或得到奖赏
认知	不清楚自己在说谎	清楚自己在说谎
存在性	随年龄增长会逐渐消失	可能伴随一生

(三) 说谎的预防与干预

对于学前儿童的无意说谎，成人不必过分担忧。随着年龄增加及认知水平的发展，无意说谎会自然消失。需要注意的是，成人不能当面揭穿，而应该用正确的方法加以引导，倾听学前儿童内心的想法，理解其真实需求。

针对学前儿童的有意说谎，要从以下几个方面进行干预。

1. 给予尊重和信任

家长和教师应创造和谐、民主的环境，给予学前儿童尊重和信任。当学前儿童出现说谎行为时，尽量避免责骂，而是给予他们安全的心理环境，给他们一个自我陈述的机会，然后一起正视说谎行为，让学前儿童明白不说谎依然能得到信任，以免其在犯错后因产生恐惧心理而说谎。

2. 以身作则

家长和教师都是学前儿童学习的榜样，以身作则也很重要。在日常生活中，成人应实事求是，诚实守信。认真履行对学前儿童的承诺，如有特殊原因不能履行，也要向学前儿童告知缘由。如果不经意间犯了错，应及时承认错误并改正，使学前儿童在潜移默化中逐步形成诚信的品格。

3. 家园共育

家庭和幼儿园是学前儿童的主要活动场所，家园之间及时沟通，密切配合，共同干预，有助于纠正学前儿童的说谎行为。

四、口吃

> **案例 4-7**
>
> 小明今年5岁，读中班。他性格较为内向，在班上与同伴交往较被动。在老师请他回答问题或让他在班级中发言时，他总会因紧张而支支吾吾，说话结巴，引起其他小朋友的嘲笑。被嘲笑后，他变得更加紧张自卑，在课堂上发言就更不流畅了。

（一）口吃的定义

口吃俗称"结巴"，是指说话的过程中声音、音节或词汇经常性的重复、拖长或停顿。

（二）口吃的表现

口吃的学前儿童说话时在字音或字句上有不正确的停顿或重复表现，容易造成心理紧张，常表现出面红耳赤、伸颈昂头、摇头挤眼的现象，情绪激动时经常着急得说不出话。

（三）口吃产生的原因

产生口吃的原因尚不明确，研究者普遍认为口吃与心理因素有较大关联。学前儿童的口吃常发生于受到突然的精神刺激后，如父母争吵、家庭不和或环境突变；

口吃模仿性强，如果学前儿童周围有人患有口吃，该学前儿童则也可能受到影响；如果学前儿童因为发音不准而受到父母过分关注和纠正，也较易产生口吃。此外，强行纠正"左撇子"，会使大脑功能发生紊乱，也会引起口吃。

（四）口吃的预防与干预

1. 积极的心理暗示和疏导

当学前儿童言语不流利时，家长和教师不要过度关注，应不责备，不嘲笑，多给予关心和鼓励，为他们创设轻松愉快的语言环境，帮助学前儿童维持良好的心理状态，消除紧张的心理因素。同时，要告诉学前儿童，其发音器官是正常的，帮助其建立克服口吃的信心，让他们相信只要持之以恒，就可以改正口吃。

2. 进行必要的语言训练

首先，教师和家长可以让口吃的学前儿童进行发音练习。口吃的学前儿童多为说话时第一个音节发得较重，发第二音时缺氧而造成口吃。因此，首先可训练学前儿童弱化第一个音节，使其重新找到说话的平衡。其次，可进行朗读练习，鼓励学前儿童多朗读儿歌，讲故事，尽量富有感情，抑扬顿挫。此外，还可以借助游戏、音乐与节律进行训练。

五、吸吮手指

> **案例 4-8**
>
> 圆圆今年 5 岁了，每天睡觉前都要吸吮手指才能睡着。在幼儿园如果碰到紧张的事情，她也总是把大拇指放到嘴巴里吸吮，导致大拇指已被她吮得有点儿变形了。家长试过一些办法：手指涂苦味剂或辣物、与她讲道理，但都无济于事。家长对此特别着急，决定和老师一起来帮助孩子纠正这一行为。

（一）吸吮手指的定义

吸吮手指是学前儿童经常把拇指或其他手指放进嘴里吸吮，并且在吸吮手指时不参与其他活动的行为。吸吮是一种原始的本能反射，婴儿早期便会出现吸吮行为。随着年龄的增长，一般到了 2 岁以后，这一行为会自行消失。如果学前儿童在学前期仍然有吸吮手指的现象，则需要戒除。

（二）吸吮手指的表现与危害

在无所事事、独处、焦虑不安时或入睡前，学前儿童都可能会出现吸吮手指的行为，且常固定吸吮某一手指。吸吮手指的时候，学前儿童通常表现为眼神涣散，注意力不集中，且不参与任何活动。

吸吮手指会带来一系列健康问题。手指所接触到的病菌通过口腔可引发呼吸道或消化道感染；长期吸吮手指易造成手指肿胀、脱皮、湿疹、伤口发炎等皮肤问题；如果这一行为延续至学前儿童换牙期，则可能造成龅牙、咬合不正或下颌发育不良。

（三）吸吮手指的原因

学前儿童缺乏爱抚或产生心理挫折可能会导致其吸吮手指的行为。学前儿童在处于饥饿、身体疼痛、孤独、焦虑不安等缺乏安全感的情况下，在想要得到成人的爱抚却没有得到安慰时，他们会以吸吮手指的方式来分散注意力，满足自己当时的心理需要。长此以往，吸吮手指就会成为一种神经性习惯。此外，若偶然的吸吮手指行为受到成人有意、无意的鼓励，则也可能发展成顽固性习惯。

（四）吸吮手指的预防与干预

1. 表示理解，告知危害

成人应避免用粗暴的方式指责吸吮手指的行为，以免使学前儿童过于紧张或产生反感。教师和家长可以耐心地与学前儿童进行沟通，对其自我安慰的行为表示理解。同时，需要耐心告知学前儿童长期吸吮手指所带来的危害。

2. 提供可以替代吸吮手指的活动

成人应多提供学前儿童感兴趣的活动，从而分散其对吸吮手指这一固有行为的注意力。教师在活动中可以多提供不同类型的触觉和其他感觉刺激的媒介，满足学前儿童不同的感官刺激体验；提供多种游戏区域与多样的游戏材料；安排学前儿童帮助集体收积木、图书和分发碗筷等。成人应花更多的时间进行亲子共读或游戏活动，减少学前儿童看电视和独处的时间；就寝时可以陪伴左右，握着学前儿童的手并为其讲故事，直到他渐渐入睡。

3. 强化不再吸吮手指的行为

留意学前儿童不吸吮手指的时间，每当学前儿童能在提示下停止吸吮手指，或吸吮次数比以前有所减少时，可以采取奖励办法给予强化。例如，走到孩子身边并表扬、拥抱一下，或给予小卡片，使其获得心理的满足，逐渐减少吸吮手指的行为。

六、咬指甲

案例 4-9

小明今年5岁，在幼儿园上课时容易分心，总是不经意地将右手手指放进嘴巴，用牙齿撕咬指甲。经老师提醒，他会马上停止该行为，但过了5分钟左右又会控制不住地咬指甲。时间一长，右手的5个手指甲都很短，有时甚至还会出血。

（一）咬指甲的定义

咬指甲是学前儿童反复出现的自主或不自主的啃咬手指甲的行为。

（二）咬指甲的表现

喜欢咬指甲的学前儿童，其手指甲常会被咬得很短或参差不齐。严重者可将每个手指的指甲咬坏，造成甲床出血。少数学前儿童甚至咬坏指甲周围的皮肤，引发皮肤感染。

（三）咬指甲的原因

咬指甲的行为常与精神压力有关。当学前儿童处于情绪紧张、精神焦虑、家庭不和睦或适应困难时，则可能出现咬指甲的行为。咬指甲的具体原因较多，有些学前儿童因为不适应幼儿园的生活，有些因为无法正确表达自己的情感，有些则因为家长过于严厉或家长常在家发生争吵等。如果成人对学前儿童咬指甲的行为不及时纠正，习惯一旦养成，即便没有精神压力，咬指甲的行为也会经常发生。

（四）咬指甲的预防与干预

一些成人会在学前儿童的指甲上涂苦味剂或辣物，帮助他们克服这种行为。需要指出的是，咬指甲的行为未必能在短时间内得以矫正，可能会经历较长的过程，需要教师和家长的密切配合。

（1）教师与家长进行沟通，了解其行为背后的原因，消除造成学前儿童精神紧张的心理因素。如果是因为入园不适应，教师可以引导学前儿童多参加其感兴趣的游戏和学习活动，转移和分散他们的注意力，帮助他们慢慢融入集体生活；

如果是因为家长过于严厉，家长则需要改变教育方式，切勿批评和责怪学前儿童咬指甲的行为，帮助他们调节好自己的情绪；如果是因为家庭不和睦，家长则应避免过多的争吵，同时给予学前儿童更多的关心和陪伴，满足他们被爱和被关注的需要。

（2）耐心地说服教育，培养其良好的卫生习惯。以柔和的谈话方式，告诉学前儿童基本的卫生常识，使其了解咬指甲的危害，并且定期为他们清洁和修剪指甲。

（3）分散注意力。当学前儿童出现该行为时，教师和家长可以通过做小游戏或讲故事的方式转移其注意力。平日生活中，为其提供合适的玩具和活动场所，安排其喜欢的手工或可以替代咬指甲的活动，从而减少其咬指甲的频率。

（4）强化学前儿童的良好行为。只要其在短时间内未出现咬指甲行为，就加以鼓励或表扬，时间可由短变长，直至其行为消退。

七、入睡困难

案例 4-10

豆豆3岁半，读小班，活泼好动。到了幼儿园午睡时间，豆豆在床上的动作转换频繁，很难让自己安静下来，经常趴在床头向外看，还喜欢和同伴交流。经老师提醒后能安静躺下，但只能保持5分钟左右。一直到1个多小时以后才能入睡，因此无法得到充足的睡眠。

（一）入睡困难的定义

入睡困难又称为睡眠启动困难，指的是学前儿童在上床后至入睡的时间过长，甚至难以入睡。

（二）入睡困难的表现

晚间睡眠时，入睡困难的学前儿童常表现出害怕就寝，无法自主入睡，需要父母长时间陪伴以后才能入睡。入睡困难在幼儿园午睡环节中也较为常见，表现为学前儿童独自嬉戏，如玩儿手指、抠鼻子、自言自语、抬头张望、咬被子、扯线头等。也有刚入园的学前儿童在午睡前哭喊着想要回家，或对午睡要求表示拒绝。

(三) 入睡困难的原因

1. 对黑夜的恐惧

一些学前儿童对睡眠有着恐惧的心理，一到晚上就怕黑，会将夜晚的入睡看作可怕的事情，如担心自己被魔鬼抓走、怕被大灰狼吃掉，因此出现入睡困难的情况。而长时间的心理恐惧会形成条件反射，引起习惯性的入睡困难。

2. 环境因素

睡眠环境异常可能导致学前儿童入睡困难。例如，睡眠环境嘈杂，光线太亮，室温冷热不均都会使得学前儿童的睡眠出现异常的情况。一些学前儿童在家里没有睡眠问题，但是在幼儿园午睡时出现入睡困难，可能是由于园内的睡眠环境与家中的睡眠环境不一致。

3. 社会心理因素

入睡困难的学前儿童可能受到各种生活事件的影响，而导致心理状况出现波动，产生心理紧张、焦虑的情绪。例如，家庭发生矛盾冲突或者关系不和谐、因刚与父母分睡而害怕、在幼儿园出现人际关系紧张的情况、担心第二天起床迟到受到批评等，这些都会对学前儿童的睡眠质量产生影响，使其出现入睡困难的问题。

(四) 入睡困难的预防与干预

1. 给予足够的心理支持

对于由恐惧或其他社会心理因素造成的入睡困难，家长应采取合理的心理措施，安抚学前儿童，给予学前儿童足够的心理支持，帮助他们改善情绪。例如针对天生怕黑的学前儿童，家长可以在房间设置小夜灯，光线尽量昏暗柔和，在孩子入睡前陪伴他，给他讲解一些故事或听柔和的音乐，来缓解其对黑夜的恐惧心理。对于因父母发生矛盾而影响睡眠的学前儿童，家长则需要尽力消除自身的不良情绪，积极营造和谐的家庭氛围。幼儿园中，对于因分离性焦虑出现入睡困难的学前儿童，教师可让学前儿童给家长打个电话，抱抱他，轻轻拍背，帮助其减轻分离性焦虑情绪，慢慢进入睡眠状态。

2. 创造适宜的睡眠环境

应对学前儿童的睡眠环境进行控制，其中需要对室内的温度、湿度和亮度等进行控制，避免室内环境出现异常情况，同时避免出现较大的噪声。在幼儿园，午睡室的光线不能太强，应拉好窗帘，并保证良好的通风。在入睡前，可以播放一段轻音乐，帮助学前儿童安静下来。如遇到问题，教师应走到学前儿童身边与其轻声交流，避免打扰到其他学前儿童。对于新入园尚未适应新环境的学前儿童，教师不应阻止其携带依恋物入睡。

3. 养成良好的睡眠习惯

家长与教师应相互配合，帮助学前儿童养成合理的睡眠习惯。限制学前儿童晚间看电视的时间，做到早睡早起，建立规律的生物钟。遇到双休日和寒暑假，学前儿童在家中的作息时间应尽量与幼儿园保持一致，偶尔因夜间入睡困难而造成白天困倦，也不要在白天过度补觉。

八、习惯性阴部摩擦

案例 4-11

圆圆今年 6 岁，读大班。幼儿园午睡时，圆圆爱把枕头放在两腿中间用力夹着，面部微红，满头大汗。看见老师走过来，圆圆神情紧张，眼睛紧闭假装睡着。老师跟圆圆的父母沟通后了解到，父母也发现圆圆在家入睡前也会有类似的行为，父母曾告诉她这个行为是不好的，不可以这样做。

（一）习惯性阴部摩擦的定义

习惯性阴部摩擦又称夹腿综合征，是学前儿童用手来玩弄、摩擦或者抚摸生殖器地带的行为。

（二）习惯性阴部摩擦的表现

习惯性阴部摩擦主要表现为学前儿童用手抚弄自己的生殖器，或通过被子、枕头、玩具等进行摩擦。由于阴部摩擦产生兴奋，学前儿童会面部发红、眼神凝滞、全身肌肉紧张，有时伴有出汗、气喘等现象。

（三）习惯性阴部摩擦产生的原因

以下原因都可能导致习惯性阴部摩擦：学前儿童如果患有肛周湿疹、会阴部炎症、寄生虫病等，会造成局部瘙痒而自行抓挠或摩擦止痒；学前儿童穿的衣服过紧导致其不断摩擦阴部；学前儿童在自由活动中无意碰到性器官产生快感，之后形成顽固的习惯。

(四) 习惯性阴部摩擦的预防与干预

(1) 保持冷静,要细致分析出现习惯性阴部摩擦的原因。一旦发现皮肤病或寄生虫病,应马上送医治疗。

(2) 引导学前儿童养成良好的卫生习惯和生活作息。经常清洗生殖器,保持清洁干燥;保持良好的睡姿,不要让学前儿童一个人在床上逗留太长时间,应做到上床就入睡,醒来就起床;不穿太紧的裤子,注意透气性。

(3) 尊重学前儿童,给予他们足够的爱抚和关心。切勿厉声指责,以免学前儿童产生罪恶感和恐惧,或强化这一行为。

(4) 开展适宜的性教育。家长对学前儿童提出的性问题应自然、科学地进行回答,做到不回避、不说谎、不指责。不应过分关注该行为,以免使其错误强化该行为。

单元回顾

⊙ 单元小结

本单元主要讨论了以下三个内容。
(1) 学前儿童心理健康概述。
(2) 学前儿童心理保健。
(3) 学前儿童常见问题行为。

学前儿童心理健康的标准有:智力发展正常、情绪反应适度、人际关系和谐、行为统一协调,性格特征良好。影响学前儿童心理健康的原因主要包括生物因素、心理因素、社会因素三个方面。为了促进学前儿童心理健康,教师在实施心理健康教育活动中应遵循主体性原则、活动性原则、差异性原则和发展性原则。围绕这些原则,学前儿童心理保健措施主要包括创设适宜的环境、重视心理健康教育的全面渗透、坚持家园合作共育。最后,本单元介绍了学前儿童常见心理问题,主要有分离性焦虑、攻击性行为、说谎、口吃、吸吮手指、咬指甲、入睡困难、习惯性阴部摩擦。本单元分别对每一种心理问题的定义、表现、原因、预防及干预做了详细的分析与探讨。

⊙ 案例分析

琪琪是个比较内向的女孩子,刚上中班。经过漫长的暑假,琪琪每天来园比较晚，基本上每天都不能参加晨间活动，因此运动器械游戏是她的难题。在教学活动中，她很胆怯，不爱回答老师的问题，偶尔举手了也慌慌张张的。当老师鼓励她回答可以大声一点儿时，琪琪会突然面红耳赤，什么也不说。另外，琪琪不爱睡午觉，有时候老师陪伴一个中午，也未必能将琪琪哄睡着。老师与琪琪妈妈进行沟通，了解到暑假期间因为父母工作忙，白天都由奶奶照顾，琪琪基本都以独自游戏为主，也很少出门玩。父母下班回家晚，琪琪晚上睡觉的时间与父母同步。早上父母上班去了，琪琪都要睡到9点多才起床。

针对以上情况，应该如何帮助琪琪调整现状呢？

分析：

学前儿童心理问题的发生反映出他们在成长过程中遇到了一些困难和压力。教师应该仔细观察每一个学前儿童的行为表现，与家长及时沟通，并分析其原因，制定问题行为的矫正方案，家园合作共同促进学前儿童心理健康。案例中琪琪的退缩行为及入睡困难问题，具体可以采取以下措施。

(1) 在幼儿园中，放大琪琪的闪光点，使其增强自信，尽量给予她在集体面前表现的机会。教师也要常常亲近琪琪，增加与她在区域、教学中的互动。

(2) 调整作息。家长与教师密切配合，帮助琪琪做到每天来园不超过8点，晚上睡觉不超过9点。鼓励琪琪参加晨间活动。面对琪琪遇到的困难，可调整游戏材料的难易程度，以帮助其获得自信。鼓励同伴交往，使其懂得合作与分享。

(3) 在午睡方面，不强求琪琪躺睡2小时，不给其造成心理压力，能循序渐渐地体现其进步即可。

(4) 与琪琪共同阅读有关午睡好处的书籍或文章，帮助她了解午睡的重要性。同时，合理作息与加大运动量，也有助于睡眠。

(5) 家长花更多的时间陪伴孩子，如进行亲子阅读、户外运动、游戏活动等；多带琪琪与社会接触，增长见识和胆量，如去公园、参加社区活动等。

⊙ 拓展阅读

[1] 王练. 学前卫生学 [M]. 北京：高等教育出版社，2014.

[2] 周念丽. 学前儿童心理健康与教育 [M]. 北京：中国人民大学出版社，2019.

[3] 华炜. 学前儿童心理健康教育 [M]. 北京：中国人民大学出版社，2015.

[4] 张祯. 幼儿问题行为识别与应对 [M]. 上海：华东师范大学出版社，2016.

[5] 张劲松. 学前儿童心理健康指导 [M]. 上海：复旦大学出版社，2013.

⊙ 巩固与练习

一、名词解释

1. 学前儿童心理健康
2. 分离性焦虑
3. 攻击性行为
4. 说谎
5. 入睡困难
6. 习惯性阴部摩擦

二、简答题

1. 学前儿童心理健康标准有哪些？
2. 简述影响学前儿童心理健康的因素。
3. 学前儿童心理健康教育应遵循哪些原则？

三、论述题

1. 为维护和促进学前儿童身心发展，请结合实际论述应采取哪些有效的学前儿童心理保健措施。

2. 请结合实际谈一谈针对学前儿童分离性焦虑，应采取哪些预防和干预措施。

第五单元　学前儿童膳食营养和卫生

导　言

　　傍晚时分，朵朵坐在客厅沙发上看动画片，不一会儿妈妈做好了晚饭，叫大家一起吃晚饭，朵朵却坚持要看动画片，怎么也不愿意离开沙发。无奈的妈妈只能把装满肉、蔬菜和米饭的餐盘端到朵朵的面前。"不要肉肉，不要青菜，要吃白米饭！"朵朵指了指，坚持要吃白米饭，然而吃了几口以后就再也不肯吃了。妈妈在一旁大声怒吼："朵朵，你再不吃饭，妈妈打你啦！"妈妈的话音刚落，朵朵开始大声哭闹，在地上打滚，本来其乐融融的晚上，变得一塌糊涂。这样的故事可能经常在家里上演，令各位家长头痛不已，更有甚者可能会影响家庭的和睦，导致家庭矛盾。

　　挑食是幼儿时期的常见行为。挑食的主要表现为吃得少、吃得慢，对食物不感兴趣，拒绝吃某些食物超过 1 个月，不愿尝试新的食物，强烈偏爱某些质地或某些种类的食物。挑食会对幼儿生长发育造成什么样的后果？如何对其进行干预？学前儿童到底需要哪些营养？幼儿园应如何配备营养餐？下面我们将学习这些内容。

学习目标

1. 了解营养素的概念。
2. 了解学前儿童所需要的营养，了解学前儿童的饮食行为。
3. 理解幼儿园膳食安排原则；能初步分析学前儿童饮食行为偏差与改善。

思维导图

学前儿童膳食营养和卫生
- 学前儿童营养基础
  - 学前儿童所需营养素的基本知识
  - 学前儿童营养素摄入原则
- 幼儿园膳食安排
  - 膳食安排原则
  - 膳食卫生管理
  - 食谱营养学分析
- 学前儿童饮食行为偏差与改善
  - 饮食行为问题
  - 饮食行为问题的原因和改善

第一节 学前儿童营养基础

学前儿童需要的营养素与成人所需的营养素是大致相同的，都需要蛋白质、脂肪、糖类（碳水化合物）、无机盐（矿物质）、维生素和水六大类营养素。

一、学前儿童所需营养素的基本知识

营养泛指人体摄取、消化、吸收和利用食物以满足自身生理需要的过程。狭义的营养主要指食物中的营养素含量的多少和质量的差别。

营养素是指能够维持机体基本生理活动、提供体力活动所需能量，并能促进机体生长发育的饮食中的化学物质。前文提到了人体所需的营养素有六大类。其中，蛋白质、脂肪、糖类是产能营养素，在体内代谢过程中能够产生机体所需要的热能。糖类是产热供能的主要物质。

（一）热能

热能是用来维持人体基本的生命活动（如体温、心跳、呼吸）和日常的劳动、运动等。热能的来源就是每天摄入的糖类、脂肪和蛋白质这三类营养物质，这三类营养物质分别在体内每克能够产生并供应机体消耗的热能是4千卡、9千卡和4千卡。2013年的《中国居民膳食营养素参考摄入量》建议，膳食中糖类占总热量的55%～65%，脂肪占20%～30%，蛋白质占10%～15%。

正处于生长发育阶段的学前儿童所需要的各种营养素和热能比成人多。如果供应不足则会造成营养不良、机体抵抗力低下；反之，如果供应过量或各营养素的比例不均衡，则会导致超重及其他一些疾病。

根据中国居民膳食热能参考摄入量，学前儿童每日膳食中热能供给量如表5-1所示。

表5-1 学前儿童每日膳食中热能供给量

年龄/岁	男孩/千卡	女孩/千卡	年龄/岁	男孩/千卡	女孩/千卡
0~0.5	120/千克 体重		3~4	1 400	1 350
0.5~1	110/千克 体重		4~5	1 500	1 450
1~2	1 250	1 100	5~6	1 650	1 550
2~3	1 250	1 200	6~7	1 750	1 650

学前儿童的热能消耗主要有以下几个方面。

1. 维持基础代谢所需

基础代谢是指在静卧、既无体力劳动又无脑力劳动的完全休息状态，空腹12小时以上，消化系统也处于静止状态的情况下，仅维持体温、心跳、呼吸和肌肉紧张度时机体所消耗的热能。

基础代谢受多种因素的影响，主要有年龄、性别、体形、环境因素等。由于学前儿童体表面积与体重的比值大于成人，热量的散失相对较多，故其基础代谢所占总热能的比例也大于成人。年龄越小，每日每千克体重需要满足其基础代谢的热能就越多，1岁以下婴儿约为55千卡，7岁约为44千卡，12岁左右为25~30千卡。

2. 活动所需

用于肌肉活动的热能，消耗多少主要取决于活动的强度、持续时间及熟练程度。1岁以内幼儿多不能下地行走，新生儿只能吸吮、啼哭，肌肉活动少，故活动所需热能较少，为每日每千克体重15~20千卡。好动、易哭的学前儿童活动所需热能消耗可比普通学前儿童高出3~4倍。随着年龄的增长，活动所需热能逐渐增加，12岁儿童活动所需热能消耗为每日每千克体重30千卡。

3. 生长发育所需

生长发育需要热能消耗，主要包括机体新生组织所需及新生成的组织进行新陈代谢所需的热能。生长速度越快，所需热能越多。一般来说，每日每千克体重约需满足生长所需的热能，在出生后前几个月为15~20千卡，1岁末为5~15千卡，以后逐渐减低，到青春期又有所增加。

4. 进食的特殊动力作用

进食的特殊动力作用是因摄取食物而引起体内热能消耗增加的现象。摄入不同营养素增加的热能消耗不同，其中进食蛋白质的特殊动力作用最大，相当于其本身热能的30%，糖类为5%~6%，脂肪为4%~5%。摄入普通的混合膳食时，进食的特殊动力作用约为人体每日基础代谢的10%。

5. 排泄的损失

摄入人体内的食物有少量未被吸收利用而随粪便排出体外，这部分未能有效产生热能的损失可视作热能的消耗。此部分通常相当于基础代谢的10%。

（二）蛋白质

1. 蛋白质的生理功能

（1）构成和修复机体组织。蛋白质是构成人体细胞、组织的基本物质，是生命活动的基础，皮肤、毛发、血液、脏器及骨骼，无一不以蛋白质为主要成分，其中肌肉和神经细胞所含蛋白质成分最多。在人体的化学组成中，蛋白质含量仅次于水。成人体内蛋白质约占体重的18%。蛋白质分子中含有碳、氢、氧、氮，是人体中氮的来源之一。

学前儿童正处在生长发育过程中，需要较多的蛋白质，故蛋白质的摄入量要大于排出量。机体内细胞组织不断更新、损伤组织修复均需要蛋白质的补充。人体内的蛋白质处于不断合成和分解的动态平衡中。成人体内蛋白质一般每天更新3%左右。

（2）承担或参与调节生理功能。人体中许多重要的生理功能由蛋白质及其衍生物承担或参与调节。前者如运输氧气的血红蛋白、维持血管内胶体渗透压和体液分布的血浆白蛋白、具有免疫功能的免疫球蛋白、进行肌肉收缩的肌纤维蛋白等。后者如催化生物化学反应的酶、调节代谢过程的激素等生物活性物质中的蛋白质。

（3）供给热能。蛋白质是三大产热营养素之一。正常情况下蛋白质所产热能不宜超过总热能的10%~15%。当主要供能者（糖类和脂肪）的摄入不足，或蛋白质食物摄入过多时，蛋白质会被分解供应热能，这种状况是不恰当的。其原因一是蛋白质食物的价格通常要明显高于脂肪和糖类食物，用其做产热供能材料不经济；二是大量蛋白质分解代谢时所产生的代谢产物对肾脏等器官有害。

2. 蛋白质的组成和必需氨基酸

蛋白质是由20种氨基酸按不同顺序所组成的高分子化合物。人体自身可以合成并能够满足机体需要的氨基酸，称为非必需氨基酸；人体内不能自然合成，必须靠食物中的蛋白质来补充以维持人体需要的氨基酸，称为必需氨基酸。必需氨基酸只有8种，包括赖氨酸、色氨酸、蛋氨酸、苯丙氨酸、亮氨酸、异亮氨酸、苏氨酸、缬氨酸。1岁内学前儿童还应多补充组氨酸和精氨酸。处于生长发育阶段的学前儿童对必需氨基酸的需要量，大致是成人的10~20倍。

3. 蛋白质的营养价值及食物来源

蛋白质的营养价值取决于食物中蛋白质的含量、必需氨基酸的种类和含量以及蛋白质消化率和利用率。

(1) 蛋白质含量。各类食物中蛋白质的含量差异很大。动物源性食物（如各种肉类和水产品）及乳类的蛋白质含量较高，而植物源性食物（如豆类和坚果类）的蛋白质含量亦相对较高，谷类和薯类等的蛋白质含量较低，蔬菜和水果类的蛋白质含量很低。因此，动物蛋白质因其蛋白质含量高而营养价值较高，植物蛋白质（除大豆外）大多营养价值较低。

(2) 必需氨基酸的种类和含量。食物中必需氨基酸的种类越多、含量越大，其营养价值越高。例如鸡蛋中的必需氨基酸的种类和含量都明显高于大米和面粉，故鸡蛋的营养价值要明显高于后者。

将几种营养价值较低的蛋白质食物混合后食用，使混合物所含必需氨基酸的种类和数量得以取长补短，比单一食物更接近人体需要，从而提高蛋白质的利用率，称为蛋白质的互补作用。利用蛋白质的互补作用可以在不增加膳食费用的条件下，提高蛋白质利用率。我国北方地区将数种粗粮如小米、玉米、黄豆等混合后制成的"杂面"面食，就是对蛋白质互补作用的很好诠释。蛋白质互补作用需要遵循"越快、越远、越多"的原则，即两种类型的蛋白质食物食用时间相隔短、类型差别较大、食用的量较多的原则，这样能更好发挥互补作用。

(3) 蛋白质消化率。蛋白质消化率指食物蛋白质能够被机体消化酶分解的程度。蛋白质消化率越高，被机体吸收利用的可能性越大，产生的营养价值也就越高。

蛋白质消化率受人体和食物两方面的影响。人体因素包括消化功能、饮食习惯、对食物的适应性及精神状态等。食物因素包括食物本身的属性、烹调加工方法等。例如大豆整颗食用时，大豆蛋白质的消化率为60%，而加工成豆浆或豆腐，大豆蛋白质的消化率可达90%。

(4) 蛋白质利用率。蛋白质利用率指食物蛋白质被消化吸收后在体内被利用的程度。决定蛋白质利用率的重要因素是蛋白质中所含必需氨基酸的量和相互比例，其比例越接近机体需要，蛋白质利用率越高。

4. 蛋白质的供给量

根据中国居民膳食营养素参考摄入量，学前儿童每日膳食中蛋白质的推荐摄入量如表5-2所示。

表5-2 学前儿童每日膳食中蛋白质的推荐摄入量

年龄/岁	蛋白质/克	年龄/岁	蛋白质/克
0~1	1.5~3.0克/千克体重	3~4	45
1~2	35	4~5	50
2~3	40	5~6	55

膳食蛋白质供给的常见问题如下。

（1）膳食蛋白质供给不足。人体对蛋白质的需求量比较恒定，学前儿童每千克体重的蛋白质需要量比成人多。蛋白质缺乏在人的任何年龄段都会发生，但处于生长阶段时对机体影响最大、最明显，后果严重。若长期蛋白质摄入不足，会导致贫血、精神疲乏、易于感染疾病等，严重者可导致体格发育迟缓、营养不良性水肿、智力发育障碍等。

（2）膳食蛋白质供给过量。当膳食蛋白质的供给量长期超过人体的需要量时，会加重肝脏和肾脏的负担，并容易导致与代谢紊乱有关的一些疾病。

（三）脂肪

狭义的脂肪仅指中性脂肪。本书所指脂肪为广义，包含中性脂肪和类脂两部分。

1. 脂肪的生理功能

（1）构成机体组织。脂肪是组成人体细胞的主要成分，其中磷脂、固醇及糖脂一起构成细胞膜的类脂层；磷脂构成神经纤维的髓鞘。

（2）供给热能和储存热能。脂肪是食物中产热能力最强的营养素，机体热能消耗的近1/3来源于脂肪。同时，脂肪又是体内热能储存的一种形式。如果膳食中热能摄入超过机体需要，多余的热能就会转变为脂肪在体内储存起来；如果膳食中热能摄入不足，储存的脂肪就会被"动员"而分解产热。

（3）保护和支持机体组织。分布在皮下和关节等处的脂肪在机体受到外界撞击时能起缓冲作用，进而保护相应组织和器官。分布于腹部脏器周围，如肠系膜、大网膜、腹膜后的脂肪对肠道、肾脏具有支持和固定的作用。此外，脂肪的导热性能差，皮下脂肪可以起到隔热层的作用，防止体内热量大量散发。

（4）促进脂溶性维生素吸收。脂肪可促进脂溶性维生素的吸收。膳食中缺乏脂肪或出现脂肪消化吸收障碍时，会引起脂溶性维生素缺乏症，如缺少维生素 A 可能引发夜盲症。

（5）参与调节生理功能。脂肪中的固醇是体内合成固醇类激素如肾上腺糖皮质激素、性激素等的重要物质，这些活性物质对调节生理功能具有重要作用。

（6）增加饱腹感。脂肪能够减缓胃对内容物的排空速度，延长食物在胃中的停留时间，增加饱腹感。

2. 脂肪的组成和必需脂肪酸

脂肪由脂肪酸构成，脂肪酸可分为饱和脂肪酸和不饱和脂肪酸。在不饱和脂肪酸中，有几种在人体内不能合成，必须从食物中摄取，称为必需脂肪酸，如亚油酸和亚麻酸是人体维持正常生理机能的必需脂肪酸。

3. 脂肪的营养价值及食物来源

脂肪的营养价值取决于脂肪酸的性质，含必需脂肪酸越多，营养价值就越高。膳食中的脂肪来源主要是各种植物油和动物脂肪。一般情况下，植物油含不饱和脂肪酸较多，其中必需脂肪酸含量较高，如豆油、花生油、菜籽油、芝麻油等。椰子油含饱和脂肪酸较多，是个例外。动物油含饱和脂肪酸较多，其中必需脂肪酸含量低，如猪油、牛油、羊油等，但动物脂肪中也有含不饱和脂肪酸较多的情况，如鱼脂、鱼肝油等。常见食物中必需脂肪酸含量（占脂肪酸总量的百分比）如表5-3所示。

表5-3 常见食物中必需脂肪酸含量（占脂肪酸总量的百分比）

食物名称	亚油酸	亚麻酸	食物名称	亚油酸	亚麻酸
豆油	52.2%	10.6%	鸡肉	24.2%	2.2%
芝麻油	43.7%	2.9%	鸡蛋黄	11.6%	0.6%
花生油	37.6%	—	猪肝	15.0%	0.6%
菜籽油	14.2%	7.3%	瘦猪肉	13.6%	0.2%
鸡油	24.7%	1.3%	羊肉	9.2%	1.5%
猪油	8.3%	0.2%	牛肉	5.8%	0.7%
牛油	3.9%	1.3%	牛奶	4.4%	1.4%
羊油	2.0%	0.8%	鲤鱼	16.4%	2.0%
奶油	3.6%	1.3%	鲫鱼	6.9%	4.7%

4. 脂肪的供给量

根据中国居民膳食营养素参考摄入量，学前儿童每日膳食中脂肪的推荐摄入量（占总热能的百分比）如表5-4所示。

表5-4 学前儿童每日膳食中脂肪的推荐摄入量（占总热能的百分比）

年龄/岁	脂肪	年龄/岁	脂肪
0~0.5	45%~50%	1~6	30%~35%
0.5~1	35%~40%	7岁以上	25%~30%

必需脂肪酸的供应量应占每日总热能供给量的2%。学前儿童对必需脂肪酸的需要较成人更为迫切，对其缺乏也更加敏感。长期摄入脂肪类食物不足，可导致营养不良、脂溶性维生素缺乏，甚至发育落后；但长期摄入脂肪类食物过多，会对身体有害，容易产生肥胖等疾病。

（四）糖类

糖类，又称碳水化合物，包括能够产热供能的淀粉、蔗糖、麦芽糖、乳糖和葡萄糖，也包括不能被消化道吸收的纤维素。淀粉等多糖和双糖需要转变为单糖即葡萄糖，才能被吸收。多糖中的膳食纤维虽无营养功能，但具有促进肠蠕动和排泄，预防便秘，减少胆固醇吸收，减少肠道炎症和癌症发病率等生理价值。

1. 生理功能

（1）供给热能。糖类对机体最重要的作用就是供给机体所需近2/3的热能。同时，富含糖类的食物资源丰富、价格低廉，作为主要的热能来源，较为经济。

此外，虽然大多数机体细胞可以利用脂肪和蛋白质代替糖类作为能源，但神经组织完全依靠葡萄糖作为能源物质。若血液葡萄糖水平过低（低血糖），就会影响大脑的热能供给，产生注意力不集中、头晕现象，甚至昏迷。大脑每日消耗100~200克葡萄糖。

（2）参与构成机体组织。糖类是构成细胞的重要物质之一，并参与许多生命过程。糖类是糖蛋白、黏蛋白和糖脂不可缺少的部分。糖蛋白是细胞膜的组成成分之一；黏蛋白是结缔组织的主要成分；糖脂存在于神经细胞之中；核糖和脱氧核糖参与核酸的形成。

2. 糖类的组成及食物来源

糖类按分子结构分为单糖、双糖和多糖。

（1）单糖。单糖分子结构简单，不能被进一步水解。单糖为白色结晶体，有甜味，易溶于水，不经消化即可被人体吸收利用，如葡萄糖、果糖等。葡萄糖是单糖中极为重要的一种，它广泛分布在动、植物中，尤其是植物性食物中。人体葡萄糖主要由淀粉、蔗糖、乳糖水解而来。果糖多存在于蜂蜜和水果中。肝脏是利用果糖的唯一器官。

（2）双糖。双糖是由两分子单糖失去一个水分子缩合而成的化合物，水解产生两分子单糖。双糖多为白色结晶体，溶于水，不能被人体直接吸收，必须经过水解生成单糖后才能被人体吸收，如蔗糖、麦芽糖、乳糖等。

蔗糖主要存在于植物中，是重要的甜味剂。食用糖宜少量食用，因为其除了可提供热能以外，不含其他营养成分。

麦芽糖主要来自淀粉水解，饴糖、糖稀中含量较多。

乳糖主要存在于哺乳动物的乳汁中，是婴儿主要的糖类物质，而且能促进钙的吸收。母乳中含乳糖量较多，婴儿若以牛奶为主食，需要另加乳糖。随着年龄的增长，人体内的乳糖酶减少，因此，成年人大量食用乳糖，会不易消化。当食物中乳糖含量大于15%时，成人容易产生乳糖不耐受现象而导致腹泻。

（3）多糖。多糖是由许多单糖分子失去水分子后缩合而成的高分子化合物，水解后最终产生单糖。多糖按其能否被人体消化吸收可分为两大类：能被人体消化吸收的多糖类，如淀粉等；不能被人体消化吸收的多糖类，如膳食纤维等。

淀粉在植物类食物中含量丰富，是人体热能的主要来源。婴儿在出生后的3~4个月内，因缺乏胰淀粉酶的分泌，不能消化吸收淀粉，随月龄增长和胰淀粉酶分泌功能的逐渐完善，才能食用淀粉类食物。

膳食纤维主要包括纤维素、果胶等，主要来源于植物性食物。粮谷类的麸皮和糠中含有大量的纤维素，柑橘、苹果、香蕉等水果和洋白菜等蔬菜含有较多的果胶。

3. 糖类的供给量

糖类的供给量没有明确的标准。中国营养学会推荐，除2岁以下的学前儿童外，糖类摄入量占总热能的55%~60%为合适，其中精制糖应占总热能的10%以下。

糖类在人体中储存量极少，人体每日消耗糖类的量比体内的储备量大得多，因此必须保证一日三餐的主食，及时供给糖类。

膳食中糖类供给不足，可促使体内蛋白质和脂肪分解，导致体重减轻、营养不良、发育缓慢。如果膳食纤维供给不足，易导致便秘、痔疮、高血脂和肠道疾病。

摄入糖类过量，过多的热能转化为脂肪积存体内，会导致肥胖等疾病。膳食纤维摄入过量会影响无机盐的吸收利用，容易产生结石等疾病。膳食纤维可与钙、铁、锌等无机盐结合，一起排到体外。

（五）无机盐

人体所含的各种元素中，碳、氢、氧、氮主要以有机化合物的形式存在，其余元素含量较少，统称为无机盐，又称矿物质。无机盐占体重的4%~5%，无机盐是构成机体的重要材料，也是维持和调节机体生理功能的重要物质。随着机体每日的新陈代谢，人需要不断补充无机盐，以保证机体的需要。如果长期膳食调配不当或严重偏食，以及存在消化道疾病，会影响吸收，导致相应无机盐的缺乏。通常较易缺乏的无机盐有钙、铁、锌、碘。

1. 钙

（1）生理功能。人体中99%的钙存在于骨骼、牙齿之中，是构成骨骼和牙齿的主要原料。另1%存在于血液、细胞外液及组织中，具有维持细胞正常功能等重要作用，并参与调节神经兴奋性、血液凝固等机制。如长期膳食中钙摄入不足，会造成骨骼发育不良或骨质疏松症；血浆中钙离子明显下降，神经、肌肉兴奋性增强，会引起手足搐搦症。

（2）钙的吸收。钙在肠道中吸收不完全，膳食中只有20%～30%的钙能被吸收，钙吸收后与磷结合沉积于骨骼。骨骼中的钙不断释出成为游离钙，而游离钙不断沉积于骨骼。如果钙摄入过少，为了维持血液中游离钙的水平，机体只能减少骨钙的沉积，久之必然造成骨钙减少、骨质疏松。影响钙吸收的因素很多，主要有维生素D和食物成分等方面。

（3）食物来源。钙的来源比较丰富，其中，以乳和乳制品为佳。乳和乳制品不仅含钙量高，而且极易吸收，是理想的钙源。海产品中的虾米、虾皮、紫菜、海带，豆类及豆制品，谷类，大多数绿叶蔬菜，各种瓜子和芝麻酱等含钙量也比较丰富。

（4）钙的供给量。钙是人体中含量最大的无机盐，占体重的1.5%～2.0%。成人骨骼中的钙更新一次需10～12年，而学前儿童每1～2年更新一次。因此，学前儿童对钙的需求量相对比成人要大得多。根据中国居民膳食营养素参考摄入量，学前儿童膳食钙的参考摄入量为：6个月内每日300毫克，6个月～1岁每日400毫克，1～4岁每日600毫克，4～7岁每日800毫克。

2. 铁

（1）生理功能。人体中60%～75%的铁存在于血红蛋白，3%存在于肌红蛋白，1%为含铁酶类，其余存在于肝、脾与骨髓中。铁的主要生理功能是经血红蛋白参与氧的转运、交换和组织呼吸过程。饮食中摄入的铁不足或生长发育较快的学前儿童，会出现缺铁性贫血。

（2）铁的吸收。动物性食物中的铁，因与血红蛋白、肌红蛋白结合，可被肠黏膜直接吸收，因此动物性食物中的铁吸收利用率高，如瘦肉、鱼类等所含的铁吸收率达11%～22%。植物性食物中的铁，多以三价铁的形式存在，需要在酸性介质如胃酸及食物有机酸的作用下，被还原成二价铁，才能被肠黏膜吸收。所以，植物性食物中的铁吸收率较低。

在食物中加入维生素C、乳糖、果糖、氨基酸等，可以促使三价铁还原成二价铁，有利于铁的吸收利用。一些在肠道中能与铁形成不溶性铁盐的物质，不利于铁的吸收，如谷类、某些蔬菜、茶中所含的酸等。

（3）食物来源。含铁丰富且吸收率高的主要为动物性食物，如肝脏、血、瘦肉、鱼类等。植物性食物中含铁量高的有黑木耳、海带、芝麻酱等。

特别要注意的是，乳类含铁极少，以乳类为主食的婴儿要注意补充铁。此外，应大力提倡应用铁锅、铁铲等炊具，以便在烹饪过程中增加铁的供给。

(4)铁的供给量。铁是必需微量元素,也是人体中含量最多的微量元素,总量为4~5克。铁可在体内被反复利用,机体排出的铁很少,因此人体对铁的需求量并不大。根据中国居民膳食营养素参考摄入量,学前儿童膳食铁的参考摄入量从出生至8岁是每日10毫克。

3. 锌

(1)生理功能。锌主要存在于骨骼、皮肤和头发中。锌是人体中多种酶的组成成分或酶的激活剂,已知锌与60种以上的酶有关,在组织呼吸和蛋白质、脂肪与糖类的代谢中起重要作用。锌与核酸及蛋白质的合成密切相关,缺锌会导致生长发育障碍,严重时出现侏儒症。锌能使人保持正常味觉,促进食欲;参与维持免疫功能,促进创伤愈合。

(2)食物来源。锌的食物来源主要是动物性食物,如瘦肉、动物内脏、蛋黄、鱼及其他海产品等,尤以墨鱼卵及牡蛎含锌量较高。蔬菜、水果含锌很少。

(3)锌的供给量。根据中国居民膳食营养素参考摄入量,学前儿童膳食锌的参考摄入量为6个月内每日1.5毫克,6个月~1岁每日8毫克,1~4岁每日9毫克,4~7岁每日12毫克。锌可随汗液流失,多汗季节尤应重视锌的补充。

4. 碘

(1)生理功能。碘是人体必需微量元素之一。成人体内碘总量为20~50毫克,其中20%存在于甲状腺中,其余分布于血浆、肌肉、肾上腺、皮肤等处。碘为构成甲状腺素的主要原料,其生理功能也是通过甲状腺素的作用来体现的。甲状腺素对促进组织氧化、调节机体新陈代谢、促进机体正常生长发育有直接影响。

(2)食物来源。海产品是含碘丰富的食物,如海带、紫菜、海鱼、海虾、海贝、海参等。我国推行多年的食用碘盐也是摄入碘的重要途径。在食盐中加入一定量的碘化钾即成碘盐。碘不耐热,烹调时应尽量在出锅时才加碘盐,保证碘不被破坏。

(3)碘的供给量。根据中国居民膳食营养素参考摄入量,学前儿童膳食碘的摄入量是4岁前每日50微克,4~7岁每日90微克。碘缺乏或碘过量都对身体有害。

(4)碘缺乏症。碘缺乏对学前儿童的危害很大。孕妇缺碘,会使胎儿的生长发育受到严重影响,造成出生后的"克汀病",也称"呆小症"。碘缺乏症可防可治,重要的是早期发现。

(六)维生素

维生素是维持人体正常生理功能不可或缺的一类低分子有机化合物。已经发现的维生素有几十种，虽然其化学结构与生理功能各异，但具有共同的特点：维生素或其前体都存在于天然食物中；都不能供给热能，也不构成机体组织；人体对其需求量虽然很小，但缺乏时会导致相应的缺乏症，过量时则导致中毒；一般不能在体内合成或合成量很少，必须由食物供给。

根据维生素的溶解性质，可分为水溶性维生素与脂溶性维生素两大类。脂溶性维生素和水溶性维生素的异同点如表5-5所示。

表5-5 脂溶性维生素和水溶性维生素的异同点

类别	脂溶性维生素	水溶性维生素
维生素	维生素A、维生素D、维生素E、维生素K	维生素B族、维生素C
溶解性	溶于脂肪	溶于水
化学性质	比较稳定，但易氧化	比较活泼，在碱性环境和加热时会怕破坏
吸收与排泄	随脂肪吸收，少量从胆汁排泄	从肠道经血液吸收，过量时，从尿液、汗液等排泄
储存性	可储存在肝脏等处	一般在体内很少储存
缺乏症	出现的时间比较缓慢	出现的时间比较快速
过多症	一次性摄入大量或长期摄入较多量时会引起过多症	几乎不会出现，除非在极大量摄入的情况下
食物来源	动物性食物，如肝脏、肾脏、瘦肉等	植物性食物，如蔬菜、水果、谷类等

学前儿童较易缺乏的维生素主要有以下几种。

1. 维生素A

（1）生理功能。维生素A能促进视觉细胞内感光物质的合成与再生，维持正常视觉；维持全身上皮细胞（皮肤和黏膜）结构的完整性；促进生长发育，有利于提高机体免疫力。

（2）食物来源。维生素A在动物性食物中的含量丰富，较好的来源有动物肝脏、鱼肝油、鱼卵、乳类、禽蛋等。植物性食物含有胡萝卜素，又称维生素A原，可在体内转化成维生素A。胡萝卜素的较好来源是有色蔬菜和水果，如菠菜、芹菜、胡萝卜、辣椒、杧果、杏子等。

（3）维生素A的供给量。维生素A被人体吸收后主要贮存于肝脏。学前儿童对维生素A的贮存能力较差，但因生长发育的需要，学前儿童对维生素A的需求量又相对较高。因此，必须注意在膳食中为其补充维生素A。中国营养学会推荐学前儿童每日膳食中维生素A的供给量是0~1岁每日400微克，1~4岁每日500微克，

4~7岁每日600微克。

（4）维生素A缺乏症及维生素A中毒。维生素A缺乏症的发生，常与喂养不合理有关，如长期以脱脂乳、乳儿糕、稀粥为学前儿童主食。长期腹泻也可致维生素A缺乏症。

缺乏维生素A会引起夜盲症，进一步发展，会形成角膜及结膜干燥粗糙，眼泪减少，出现眼干燥症，还可有皮肤干燥、粗糙、毛发干燥、易于脱落等症状，并易于反复发生呼吸道、消化道感染。

一般情况下，正常膳食不会引起维生素A摄入过多。但是，若给婴幼儿服用过多浓缩鱼肝油或维生素A制剂，则会导致中毒。维生素A急性中毒表现为食欲减退、烦躁、呕吐、前囟隆起。维生素A慢性中毒表现为骨痛、毛发脱落、体重不增等。

2. 维生素B族

（1）生理功能。维生素B族是构成辅酶的主要成分，该酶对调节体内糖代谢乃至热能代谢过程具有重要作用。维生素B族缺乏时，体内糖代谢就不能正常进行。而人的神经系统主要靠糖代谢维持正常功能，心脏的活动主要靠磷酸葡萄糖及糖原供给热能，故维生素B族缺乏时可导致多发性神经炎、心脏扩大及浮肿等。

（2）食物来源。维生素B族的食物来源主要为未经精制加工的谷类食物、豆类、坚果类、酵母、瘦肉、动物内脏、蛋类等。

（3）维生素B族的供给量。维生素缺乏的原因主要是长期食用精米细粮、烹调方法不当或机体处于特殊生理状态。在谷类的麸皮和糠中，维生素B族的含量很高，如只进食细面则明显放弃了摄入较多维生素的机会；米类经过淘洗，维生素B族的损失率可达到40%~60%；此外，维生素B族在碱性环境中热稳定性极差，如果在制作稀饭时加碱，大部分维生素B族会被破坏。中国营养学会推荐学前儿童每日膳食中维生素B族的供给量是6个月前0.2毫克，6个月~1岁0.3毫克，1~4岁0.6毫克，4~7岁0.7毫克。

3. 维生素B_2

（1）生理功能。维生素B_2是机体中许多重要辅酶的组成成分，参与糖类和脂肪的代谢。维生素B_2缺乏时主要表现为口角炎、面部皮肤病、阴囊炎等。

（2）食物来源。维生素B_2主要来源于肝脏、肉类、蛋类、乳类等动物性食品；其次来源于豆类和新鲜绿叶蔬菜。维生素B_2在碱性溶液中和光照下易被破坏，在烹调中应注意减少损失。

（3）维生素B_2的供给量。中国营养学会推荐学前儿童每日膳食中维生素B_2的供给量是6个月前0.4毫克，6个月~1岁0.5毫克，1~4岁0.6毫克，4~7岁0.7毫克。

4. 维生素C

（1）生理功能。维生素C的生理功能较多，如参与体内的氧化还原过程，增强血管弹性，有益于机体创伤的修复，有利于铁的吸收，有利于增强机体免疫力，有利于生长发育，具有一定的防癌、抗癌等作用。

（2）食物来源。维生素C主要来源于新鲜的蔬菜和水果，如辣椒、菠菜、青椒、柚子、柑橘、山楂、鲜枣、猕猴桃等。维生素C在动物性食物中的含量较少。

（3）维生素C的供给量。人工喂养儿膳食中宜早添加富含维生素C的橘汁、番茄汁、蔬菜汁等。因维生素C为水溶性物质且不耐热，故应注意减少烹调过程中维生素C的损失。中国营养学会推荐学前儿童每日膳食中维生素C的供给量是6个月前40毫克，6个月~1岁50毫克，1~4岁60毫克，4~7岁70毫克。

（4）维生素C缺乏症。维生素C缺乏主要引起败血症。该病是一种以多处出血为特征的疾病。除可引起皮肤瘀斑、牙龈出血外，还可引起骨膜下出血，以致肢体在出血局部疼痛、肿胀。该病现在已很少见。

5. 维生素D

（1）生理功能。维生素D能促进钙、磷吸收，对骨骼的形成极为重要。

（2）食物来源。维生素D主要存在于动物性食物中，如鱼肝油、海鱼、鱼卵、动物肝脏、奶油等。植物性食物中几乎不含维生素D。选择维生素D含量丰富的食物，同时经常进行户外活动，接受日光照射，是预防维生素D缺乏的良好措施。

（3）维生素D的供给量。人体需要的维生素D既可以由膳食提供，又可经暴露于阳光紫外线下的皮肤合成，因此，准确估计维生素D的膳食摄入量是很困难的。中国营养学会推荐学前儿童每日膳食中维生素D的供给量是7岁前10微克。

（4）维生素D缺乏症及维生素D中毒。一般情况下，正常膳食不会引起维生素D摄入过多而中毒。引起维生素D中毒的原因多为长期和过量给学前儿童服用或注射维生素D。维生素D中毒的表现起先是烦躁、睡眠不安、食欲减退，继而出现恶心、呕吐，严重的可损害心、肾功能。

（七）水

1. 生理功能

水在体内的含量最高，是维持人体正常活动的重要物质。水对人体的主要生理功能如下。

（1）构成机体的基本成分。水是构成细胞的必需物质，是人体组织、体液的主要成分。

（2）参与机体代谢。水是机体物质代谢所必不可少的溶剂，作为各种物质吸收、运输及排泄的载体，机体内许多生化反应都必须有水参加。

（3）调节体温。人体在新陈代谢过程中会产生大量的热量，水吸收这些热量，通过血液循环使体热分布均匀，通过排汗有效防止体内过热，保持体温恒定。

（4）润滑作用。水使体内的摩擦部位润滑，减少损伤，如眼泪、唾液、关节滑液、胸膜和腹膜的浆液、呼吸道和胃肠道黏液都有良好的润滑作用。同时，水还滋润身体细胞，使肌肤柔软有弹性。

2. 水的供给量

学前儿童体内水的比例随年龄增长而减少，新生儿体内水约占体重的80%，婴儿约占70%，幼儿约占60%。学前儿童新陈代谢旺盛，体表面积相对较大，水蒸发多，需要的水较多。此外，水的需要量与学前儿童的活动量、气温和食物的种类有关。活动量大、气温高、食用蛋白质和无机盐多时，水的需要量增加。

学前儿童每日每千克体重所需水的供给量为1岁以下110~155毫升，1~3岁100~150毫升，4~6岁90~110毫升，7岁及以上为70~85毫升。

机体需要的水有三类来源：饮用水，汤、食物中所含的水，代谢产生的水。

一般情况下，人体失水量占体重2%时，即可感到口渴、尿少；失水量达体重10%时，可出现烦躁、眼球内陷、皮肤失去弹性、全身无力、体温与脉搏增加、血压下降等脱水症状；失水量超过体重20%时，会造成死亡。脱水对学前儿童机体各系统功能的影响很大，尤其是夏天，水分随汗液丢失较多，应及时补充。

3. 饮用水的选择

理想的饮用水是白开水。生水烧开后，水的密度和表面张力增大，活性增加，温的或凉的白开水很容易透过细胞膜，使组织细胞较快获得足够水分。日常生活中，尽量不选用矿泉水、纯净水、井水、雨水、果汁、饮料代替白开水。矿泉水的无机盐含量不确定且价格高；纯净水中不含矿物质等营养成分；井水和雨水等很难达到饮用水的卫生标准；果汁、饮料等含糖过多，有的还含有色素等物质，对学前儿童身体健康不利。

二、学前儿童营养素摄入原则

（一）食物多样，谷类食物为主

学前儿童正处在生长发育阶段，新陈代谢旺盛，对各种营养素的需求量相对高于成人。合理营养不仅能保证他们的正常生长发育，也可为其成年后的健康打下良好基础。人类的食物是多种多样的，各种食物所含的营养成分不完全相同，任何一种天然食物都不能提供人体所必需的全部营养素。学前儿童的膳食必须是由多种食物组成的平衡膳食，这样才能满足学前儿童对各种营养素的需要，因而提倡广泛食用多种食物。

谷类食物是人体能量的主要来源，也是我国传统膳食的主体，可为学前儿童提供碳水化合物、蛋白质、膳食纤维和维生素B族等。学龄前学前儿童的膳食也应该以谷类食物为主体，并适当注意粗细粮的合理搭配。

在搭配过程中需要注意，学前儿童日常膳食需要由多种多样的食物组成，这些食物一般可分为以下五大类。

第一类为谷类及薯类，谷类包括大米、小麦面粉、杂粮，薯类包括马铃薯、甘薯等，主要提供碳水化合物、蛋白质、膳食纤维及维生素B族。

第二类为动物性食物，包括畜禽肉、鱼类、奶类和蛋类等，主要提供蛋白质、脂肪、矿物质、维生素A、维生素B族及维生素D。

第三类为豆类和坚果，包括大豆、干豆类及花生、核桃、杏仁等坚果类，主要提供蛋白质、脂肪、膳食纤维、矿物质、维生素B族及维生素E。

第四类为蔬菜、水果和菌藻类，主要提供膳食纤维、矿物质、维生素C、胡萝卜素、维生素K及有益健康的植物化学物质。

第五类为纯能量食物，包括动植物油、淀粉、食用糖。动植物油还可提供维生素E和必需脂肪酸。

（二）多吃新鲜蔬菜和水果

应鼓励学前儿童适当多吃蔬菜和水果。蔬菜和水果所含的营养成分并不完全相同，不能相互替代。在制作学前儿童膳食时，应注意将蔬菜切小、切细，以利于学前儿童咀嚼和吞咽，同时还要注重蔬菜水果的品种、颜色和口味的变化，以引起学前儿童对蔬菜水果的兴趣。

在选择蔬菜时，可尽量选择深色蔬菜。深色蔬菜指深绿色、黄色、红色、紫红色蔬菜，其富含维生素C和胡萝卜素，还含有其他多种色素物质和芳香物质，可促进食欲。深色蔬菜的营养价值一般优于浅色蔬菜。常见的深绿色蔬菜有菠菜、油菜、冬寒菜、芹菜叶、空心菜、西兰花、生菜等。常见的红黄色蔬菜有番茄、胡萝卜、南瓜、红辣椒等。常见的紫红色蔬菜有红苋菜、紫甘蓝等。

学前儿童膳食中尽量选择新鲜水果，不要用果汁代替水果。

（三）吃适量的鱼、禽、蛋、瘦肉

鱼、禽、蛋、瘦肉等动物性食物富含优质蛋白质，还有维生素 A、维生素 D，铁、锌等矿物质及长链多不饱和脂肪酸。学前儿童每日膳食中都应安排适量的动物性食物。建议多采用煮、蒸、炖、烧、煨等烹调方法，不用腌渍、烧烤、油炸等方法加工这些动物性食物。由于动物性食物含脂肪和能量都很高，所以长期过量食用不利于健康。

在选择蛋白质时，动物蛋白的氨基酸组成更适合人体需要，且赖氨酸含量较高，有利于补充植物性食物蛋白质中赖氨酸的不足。肉类中铁的利用率较好；鱼类特别是海产鱼所含不饱和脂肪酸有利于学前儿童神经系统的发育。

动物肝脏中富含的维生素 A、铁极为丰富，还富含维生素 B_2、叶酸等。

（四）每日饮奶，常吃大豆及其制品

奶类营养成分齐全、易于消化吸收、营养价值很高，是优质蛋白质和钙的最佳来源，维生素 A、维生素 B_2 的含量也非常丰富。学前儿童生长发育迅速，蛋白质和钙的需求量高，奶和奶制品是满足这些营养需求的理想食物。应该鼓励学前儿童每日饮奶，最好每日饮用 300~400 毫升鲜牛奶、酸奶或者相当量的奶粉等。大豆也是蛋白质的良好来源，还富含不饱和脂肪酸、钙及维生素 B_1、维生素 B_2、烟酸等，建议常吃大豆及其制品。

有的学前儿童肠道缺乏乳糖酶，牛奶中的乳糖在小肠内不能被消化而进入大肠，在细菌的作用下产酸、产气，导致腹痛、腹胀，甚至腹泻，这种现象称为乳糖不耐受。

对于乳糖不耐受的学前儿童，可以采取以下对策。①改吃低乳糖奶制品或酸奶。②可用少量多次饮奶的方式，逐渐加大饮奶量。③先吃主食，避免空腹饮奶。④饮奶前服用乳糖酶。

酸奶是以鲜牛奶为原料，加入乳酸杆菌发酵而成的。牛奶中原含有的乳糖经发酵后被转变为乳酸，易于消化，具有甜酸风味，其营养成分与鲜奶相同，尤其对乳糖不耐受的学前儿童更为适宜。

（五）膳食清淡少盐，正确选择零食，少喝含糖高的饮料

为学龄前儿童烹调加工食物时，应尽可能保持食物的原汁原味，要清淡、少盐、少油脂，少用辛辣刺激性调味品，让学前儿童习惯食物的天然味道，这有利于避免偏食和挑食。要正确认识和合理选择零食，注意零食的品种、数量和进食时机。学前儿童零食最好选用乳制品、水果、蛋类及坚果类食品等，少选用油炸食品、膨化食品、糖果、甜点等。给学前儿童的零食量以不影响正餐为宜。正餐前一小时和睡前半小时内不宜吃零食。学前儿童饮料以洁净水（如白开水）最好，一般每日饮水

量为 1 000~1 500 毫升。

一日三餐两点之外添加的食物属于零食，用以补充能量和营养素。

零食应选用营养丰富的食品，如乳制品、鸡蛋、豆浆、各种新鲜蔬菜水果及坚果类食品等；最好不要选用油炸食品、膨化食品、糖果、甜点、冰激凌等。要选择新鲜、天然、易消化的零食。购买食品时要注意查看生产及出厂日期，选择保质期内的食品。坚果类食物（如花生米、核桃等）不宜整粒给学前儿童食用，应磨成粉、糊状后食用。吃零食的时间不要离正餐时间太近，不应影响正餐的食欲和食量，睡觉前半小时避免吃零食。多喝白开水，少喝含糖饮料。吃零食前要洗手，吃完零食要漱口。

（六）进食量与体力活动要平衡，保证体重正常增长

进食量与体力活动是控制体重的两个主要因素。食物为人体提供能量，而体力活动和锻炼则消耗能量。如果进食量过大而活动量不足，则多余能量就会在体内以脂肪的形式沉积，使体重增长，久之引起肥胖；相反，若长期食量不足，活动量又过大，则会由于能量不足而引起消瘦，造成活动能力和注意力下降。所以学前儿童需要保持食量与能量消耗之间的平衡。消瘦的学前儿童应适当增加食物和油脂的摄入，以满足正常生长发育的需要和适宜的体重增长；肥胖的学前儿童应控制总进食量和高油脂食物的摄入量，适当增加活动和锻炼的强度及持续时间，在保证营养素充足供应的前提下，适当控制体重的过度增长。成人需要定期测量学前儿童的身高和体重，关注其生长状况。

（七）不挑食、不偏食，培养良好的饮食习惯

学前儿童开始具有一定的独立性活动，模仿能力强，兴趣增加，易出现饮食无规律、吃零食过多、食物过量等情况。当受冷或受热、患病或情绪不安定时，易影响消化功能，可能造成厌食、偏食等不良饮食习惯。所以要特别注意培养学前儿童良好的饮食习惯，使其不挑食、不偏食。

要合理安排学前儿童饮食，一日三餐之间加 1~2 次点心，定时、定点、定量用餐；经常变换食物花样、调整口味。此外，轻松、愉快、温馨的进餐环境有利于培养学前儿童良好的饮食习惯。

让学前儿童养成自己吃饭的习惯，让其自己使用筷、匙进食，这样既可增加进食兴趣，又可培养其自信心和独立性。学前儿童的饭菜要少盛勤添，这样既可增加学前儿童吃饭的成就感，又可避免剩菜、剩饭的不良习惯。不宜用食物作为奖励。

吃饭时专心，不边看电视或边玩儿边吃；吃饭应细嚼慢咽，但也不能拖延时间，最好能在 30 分钟内吃完。不要强迫学前儿童吃某种不爱吃的食物。允许学前儿童在合理的范围内选择食物。

（八）吃清洁卫生、未变质的食物

注意学前儿童的进餐卫生，包括进餐环境、餐具和供餐者的健康与卫生状况。集体用餐的幼儿园要提倡分餐制，以减少疾病传染的机会。不要使用或者饮用生的（未经高温消毒的）牛奶和未煮熟的豆浆，不要吃生鸡蛋和未熟的肉类加工食品，不吃被污染、变质和不卫生的食物。

在给学前儿童购买、制作、储存食品的各个环节，都应特别注意清洁卫生。学前儿童应避免或少吃烧烤类食物、含铅高的食品（如爆米花、皮蛋、罐装食品、软饮料）、油温过高的煎炸类食品等。

图 5-1 为中国学前儿童平衡膳食宝塔。

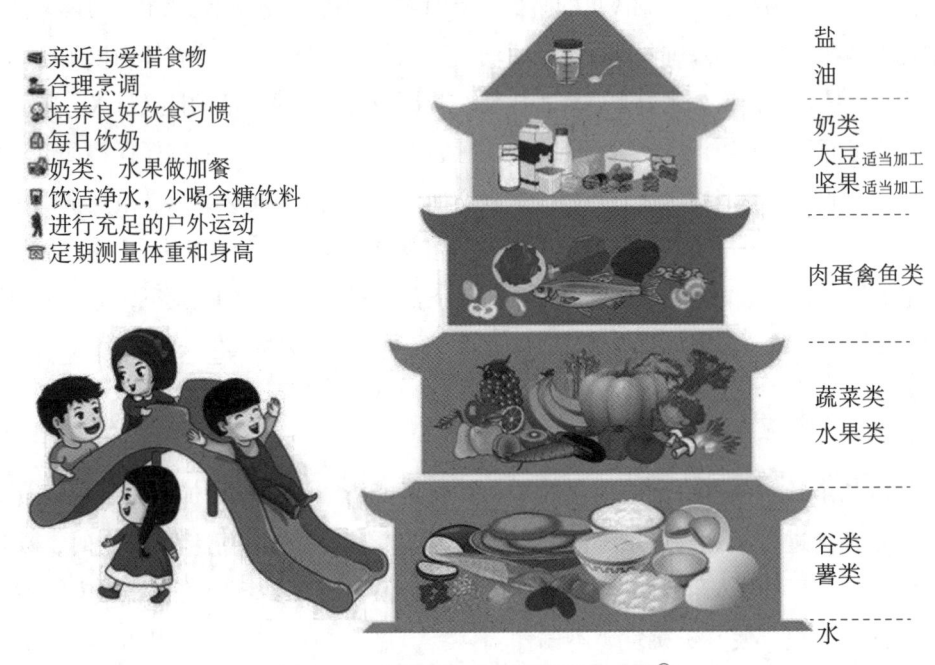

- 亲近与爱惜食物
- 合理烹调
- 培养良好饮食习惯
- 每日饮奶
- 奶类、水果做加餐
- 饮洁净水，少喝含糖饮料
- 进行充足的户外运动
- 定期测量体重和身高

盐
油
奶类
大豆 适当加工
坚果 适当加工
肉蛋禽鱼类
蔬菜类
水果类
谷类
薯类
水

图 5-1　中国学前儿童平衡膳食宝塔[①]

> **小贴士**
>
> **不同颜色的蔬菜，营养价值不同**
>
> 1. 绿色
>
> 代表蔬菜：菠菜、芹菜、西兰花等。

[①] 佚名．中国居民膳食指南［EB/OL］．［2021-07-01］http：//dg.cnsoc.org/imgnewslist_0601_1.htm．引用时有修改。

营养价值：富含维生素C、类胡萝卜素和铁、硒等微量元素，这类蔬菜是膳食纤维的主要来源，有助于减肥。

2. 橙黄色/橙红色/红色

代表蔬菜：南瓜、胡萝卜、西红柿等。

营养价值：富含胡萝卜素和维生素C，其中橙黄色蔬菜还有利于刺激食欲、改善夜盲症、缓解皮肤粗糙并强健骨骼。

3. 紫色

代表蔬菜：紫甘蓝、紫色洋葱。

营养价值：富含花青素，对预防心脑血管疾病，提高机体的免疫力有一定的帮助。

4. 白色

代表蔬菜：白萝卜、莲藕、大蒜、菜花等。

营养价值：富含膳食纤维及钾、镁等微量元素，有利于提高免疫力和保护心脏等。

《中国居民膳食指南（2016）》提出，推荐每天摄入蔬菜300～500克，并且首次提出了深色蔬菜应占一半，因为深色蔬菜的营养价值高于浅色蔬菜。至于深色蔬菜怎么鉴别，教大家一个简单的方法：一般情况下，看着颜色深就是深色蔬菜。（茄子、黄瓜等除外。）

不同颜色的蔬菜所含的营养素不尽相同，为了全面的营养摄入，各种颜色的蔬菜应该都吃一点儿。

第二节 幼儿园膳食安排

一、膳食安排原则

合理营养是保障学前儿童正常生长发育和身心健康的物质基础。该年龄阶段生长发育迅速，新陈代谢旺盛，所需的各种营养素和热能相对地比成人要多。因此，幼儿园在膳食安排中必须做到每日提供符合营养卫生的膳食，确保学前儿童对营养的需要。

（一）营养充足全面的原则

营养素的种类齐全、比例恰当、供应量适宜。

学前儿童每天应得到有规律、按比例的各种营养素。缺乏某一种营养或者摄入的食品热量不足都会影响其生长发育，轻则消瘦，重则患营养缺乏症。营养来源于食物，应按学前儿童对各种营养素的需求量选择食物。

谷类是提供热量的主食，包括米、面、小米、玉米等，它能保证学前儿童活动和生长发育所需的能量消耗；肉类包括鸡、鸭、鱼、猪、牛、羊等；豆类包括豆腐、豆浆、豆干、腐竹等，均是提供蛋白质的主要食品。

（二）科学平衡膳食的原则

平衡膳食能发挥各种食物的营养效能，有助于学前儿童的吸收与身体健康。平衡膳食能给学前儿童提供其身体所需要的各种营养成分。首先要注意保证学前儿童每日六大营养素（蛋白质、脂肪、碳水化合物、维生素、矿物质和水）按适当比例摄入；其次要做到谷类、肉类、蛋类、蔬菜、水果、豆制品、油类、食糖八大类食物比例搭配得当。各类食物的营养价值不相同，一个平衡的膳食除要有上述的各类适量的食物外，还要注意谷类食物要互相搭配，达到互相补充的目的。例如，肉类含有完全蛋白质，谷类含有不完全蛋白质，如以上两种食物同时食用，也就是搭配恰当，不但可以节约开支，而且可以提供其营养价值；否则，饭菜花样虽多，但营养成分差不多，仍会出现缺乏某些营养素的现象。所以，一日各餐的主副食品不应重复。一周食谱中副食品不应有两次以上的重复。更换食物品种时，可用肉类换肉类（如牛肉换猪肉），谷类换谷类（如米粉换面条），各种瓜果蔬菜轮换供给，荤素搭配好，这样做不但营养齐全，而且适合学前儿童的生理需要，食物中的营养能更好地被吸收、利用。学前儿童各类食物每日参考摄入量如表5-6所示。

表5-6 学前儿童各类食物每日参考摄入量[1]

食物种类	1~3岁	3~6岁
谷类	100~150克	180~260克
蔬菜类	150~200克	200~250克

---

[1] 中国营养学会妇幼分会. 中国孕期、哺乳期妇女和0~6岁儿童膳食指南：简要本[M]. 北京：人民卫生出版社，2010.

续表

食物种类	1~3岁	3~6岁
水果类	150~200 克	150~300 克
鱼虾类	100 克	40~50 克
禽畜肉类		30~40 克
蛋类		60 克
液态奶	350~500 毫升	300~400 毫升
大豆及豆制品	—	25 克
烹调油	20~25 克	25~30 克

（三）合理分配备餐食物的原则

学前儿童肝脏中贮存的糖原不多，体内碳水化合物储存较少，再加上学前儿童活泼好动，容易饥饿。所以，幼儿园可在每日三餐之外增加两次小点，将食物恰当地分配到三餐二点中去。一天作息制度中，上午时间最长，活动也多，消耗热量比重也就大，因此，早餐应保证足够的热量和蛋白质、碳水化合物的摄入，这样才能满足学前儿童上午学习和活动的需要，早餐供给热量最好为总热量的25%；午餐应有含蛋白质、脂肪、糖较多的食物，供给热量占总热量的35%~40%为宜；两次小点占总热量的10%~15%。晚餐不必吃得太饱，宜清淡一些，以免影响消化和睡眠，可以安排一些易于消化的谷类、蔬菜和水果等，供给热量为总热量的25%~30%。

（四）考虑学前儿童身心特点的原则

为了满足学前儿童身体对各种营养素的需要，不仅要供给营养丰富的食物，还要考虑其心理、生理特点。由于学前儿童的胃容量小，消化液量也较少，单调的食物容易产生厌食和偏食。但是学前儿童好奇心强，容易受外部环境的影响，因此，教师在定好两餐之间的间隔时间（3~3.5小时）的同时，制作膳食时要注意食物的色、香、味及食物的外观形象，并根据各地的饮食习惯，经常调换花色品种，做到粗粮细作，细粮巧作，以增强学前儿童的食欲。例如，可煮些小米粥、番薯糖水，面食可做成糖包、煎饼，也可以做成肉包、饺子等，面条也可以做成炸酱面、肉丝面、炒面、汤面等多种款式。在食物的选择和制作上，要适应幼儿的消化能力和进食心理，防止食物过酸、过咸、油腻。当然，制定食谱时也应考虑到本园设备和劳动力的情况。集体膳食的制作过程不应太复杂，否则难以实行。

二、膳食卫生管理

幼儿园应加强对饮食卫生的管理，在食品选购、烹调制备、食物贮存等各个环节保证食物的新鲜卫生，同时还要加强对保教人员和炊事人员的卫生监督，确保学前儿童身体健康。根据2012年3月出台的《托儿所幼儿园卫生保健工作规范》，在儿童膳食方面应加强以下工作。

（一）食品卫生

1. 食品的选购

学前儿童的食品应当在具有食品生产许可证或食品流通许可证的单位采购。食品进货前必须采购查验及索票索证，幼儿园应建立食品采购和验收记录体系。幼儿园选购食品，除要根据学前儿童的需要选择营养丰富、保证热能供给而又易被消化吸收的食物外，还必须确保食物的卫生与新鲜，不被致病微生物和有毒有害物质污染。选购的食品应避免下列几种情况。

（1）细菌污染和腐烂变质的食物。食物被细菌污染和腐烂变质后，营养素被大量破坏，失去了食用价值，甚至可致病。例如腐烂的肉类和鱼类中有大量的普通变形杆菌、大肠杆菌，能使蛋白质和脂肪分解产生有害物质；粮食霉变产生的黄曲霉素是典型的致癌物质等。

（2）含亚硝酸盐和多环芳烃致癌物的食品。在腌腊制品、烘烤和熏制的鱼肉中，亚硝酸盐和多环芳烃等物质含量较高，经常食用会导致肝癌、食道癌、胃癌等。

（3）天然有毒食物。发绿、发芽的马铃薯含有龙葵素，食用后会引起恶心、呕吐、腹痛、腹泻、脱水等中毒症状。野生蘑菇中有百余种毒蕈都含有天然毒素，食用后可导致神经麻痹、胃肠道中毒。

（4）被农药、化肥等污染的食物。农药残留量大的蔬菜、水果，食用后会发生农药中毒。

（5）无生产许可证、食品卫生许可证的企业生产的熟食、点心、饮料等；无保质期或超过食品保质期的食品；使用不符合国家卫生标准的食品添加剂、食品防腐剂的食品。

2. 食品的烹调制备

食物的烹调制备要避免有害物质的产生或去除有毒有害物质。

（1）避免发芽马铃薯中毒。发芽的马铃薯在芽及芽根处含有龙葵素，食用发芽的马铃薯可引起中毒。中毒症状为恶心、呕吐、腹痛、腹泻，严重者体温升高、昏迷。凡已发芽过多及皮肉大部分已变紫色的马铃薯不能食用。生芽较少，可挖掉芽和芽根，以及附近的皮肉，将削好的马铃薯在冷水中浸泡30分钟后煮熟煮透。

（2）避免扁豆中毒。若炒煮时间不够，扁豆中所含的皂素未被破坏，可引起中毒。中毒症状为恶心、呕吐。烹调时，要使扁豆原有的绿色消失，无生味，皂素即被破坏。

（3）避免豆浆中毒。生豆浆含有皂素、抗胰蛋白酶等有害物质，对胃肠道黏膜有刺激性，可引起呕吐、腹泻。购回的生豆浆需经煮开后，才能给学前儿童食用。生豆浆有"假沸"现象，当加热至80℃左右时即出现泡沫，此时有害物质尚存。煮豆浆时，容器内的豆浆不可盛得太满。泡沫上溢时，立即改用小火慢煮，待泡沫消失后，豆浆就已烧开。煮开后不要再加入生豆浆。

（4）烹调、制备食物要避免采用烘烤、烟熏的方法。这类方法会使食物中的蛋白质、脂肪和糖类焦化，产生致癌物质。

（5）避免用铁制炊具或容器制作或盛放酸性食物。例如用铁器盛醋、酸梅汤、山楂汁等食物，因酸能溶解大量的铁，食用后可导致呕吐、腹痛、腹泻等中毒症状。

3. 食物的贮存

幼儿园食堂的食物贮存是为了防止食物腐败变质，延长食物可供食用的期限，对食物采取的各种加工措施。

（1）应注意避免以下有利于细菌生长繁殖需要的条件。①温度。引起食物中毒的细菌在37℃左右的温度下生长繁殖最快。温度由37℃降到15℃时，细菌繁殖的速度下降，但低温不能杀死细菌，因此食物放在冰箱中并不能保证没有细菌的滋生。食物在冷冻时，细菌保持休眠状态，暂时停止生长和繁殖。夏天，在通风差的厨房里，气温可高达30℃~40℃，所以细菌性食物中毒多发生在夏季。②营养物质。细菌也需要营养才能生存，在高蛋白和含水分的食物中细菌最易滋生，如肉类、奶类、蛋类等。尤其是在酸度、甜度和咸度不大的食物中生长最快。③水分。大多数食物都含有细菌生长所需要的水分。在干燥食物中细菌保持休眠状态。干燥食物恢复原有水分后，细菌又活跃起来。④时间。细菌的生长繁殖需要一定的时间。熟食要尽快食用，剩饭剩菜放置过久，易使细菌生长。

（2）贮存食物的措施。库存食品应当分类、注有标识、注明保质日期、定位储藏。禁止加工变质、有毒、不洁、超过保质期的食物，不得制作和提供冷荤凉菜。留样食品应当按品种分别盛放于清洗消毒后的密闭专用容器内，在冷藏条件下存放48小时以上；每样品种不少于100克，以满足检验需要，并做好记录。贮存食物应注意以下几方面内容。①低温可以降低或者终止食物中微生物的增殖速度，降低食物中酶的活力和化学反应速度。食物冷冻前应尽量保持清洁和新鲜，减少污染，以延长贮存期限。冷冻时，各种食物应分别在适宜的温度和湿度下储存，并在保质期期限内食用。②粮食类食物宜储存在低温通风的地方，注意防霉、防虫和防鼠。皮部厚韧、多蜡质的蔬菜水果，如南瓜、冬瓜、洋葱、柚、枣等能较长时间贮存，而叶菜类和浆果类水果不耐贮藏，宜趁新鲜时食用。③目前市场上各类物资的供应非常充沛，幼儿园膳食供应所需的粮食、肉类、禽蛋、蔬菜、水果等都能随时采购到，因此除了少数交通不便的幼儿园外，大多幼儿园都应选购新鲜卫生的食品，减少贮存量，缩短贮存期，以保证幼儿园膳食的质量。

（二）厨房卫生

食堂按照《餐饮服务许可审查规范》建设，必须获得餐饮服务许可证。幼儿园食堂要接受当地卫生主管部门的卫生监督，申领食品卫生许可证。

（1）幼儿园的厨房应有合乎卫生要求的工作面积，厨房的墙壁、地面应防水、防潮、易于清洗。园内应设置区域性餐饮具集中清洗消毒间，消毒后有保洁存放设施。幼儿园应当配有食物留样专用冰箱，并有专人管理。学前儿童的食堂应当每日清扫、消毒，保持内外环境整洁。

（2）厨房应有排烟、排气、防尘、防蝇、防鼠、防蟑螂的设备，阻断病原菌污染食物。厨房应有控温设备，避免使室内温度过高。

（3）厨房应有提供清洁水源和排除污水的设施，室内不能有明沟和积水。

（4）厨房的设备布局和工艺流程应当合理，食品加工用具必须生熟标识明确，分开使用，定位存放。餐饮具、熟食盛器应在食堂或清洗消毒间集中清洗消毒，消毒后应存放好，保持清洁。

（5）厨房应有消毒的设备，食具每次用后洗净，煮沸消毒时水要浸没食具，水开后要煮5分钟。用流动蒸汽消毒，出蒸汽后应持续20分钟，温度在95℃以上。

（6）厨房应具备垃圾和污物处理的设施，能及时处理污物，防止害虫滋生和臭气产生。

（三）炊事人员卫生

厨房炊事人员在制作和供应食物时，应避免细菌等病原微生物的污染。炊事人员必须保证身体健康并注意操作规范，应做到以下几点。

（1）炊事人员每年要进行1~2次体检，接受卫生知识培训，凭卫生主管部门出具的合格证持证上岗。如发现炊事人员患有传染病（如肝炎、肺结核、皮肤病等）应立即将其调离炊事员岗位，痊愈后经体检合格才能恢复工作。炊事人员家属中如有急性传染病患者，该炊事员也应暂时离开厨房工作，直至检疫隔离期满才能上岗。

（2）炊事人员要注意保持个人卫生，勤洗头、勤换衣服、勤剪指甲、不染指甲。工作时必须穿工作服，其工作帽要能包盖头发，要戴好口罩。上班前、如厕后要洗手，如厕前要脱去工作服。在炒菜、分菜时不直接从食具中取食物品尝。

（3）炊事人员要严格执行操作规程，工具、容器必须分开使用，用后清洗、消毒。应妥善处理剩余原料，做到调料盒要及时加盖，新、老油要分开等。

此外，幼儿园要严格禁止闲杂人员随意进入厨房。

三、食谱营养学分析

（一）编制食谱

食谱反映学前儿童膳食的食品配制和烹调方法，是膳食计划的重要组成部分。

根据不同年龄学前儿童消化吸收能力的差异，编制食谱应有针对性。一般可分1~2岁、2~3岁、3~6岁几个年龄段。

将能满足学前儿童营养需要的各种食物按名称、数量和烹调方法编制成饭谱、菜谱和汤谱，分配在一日各餐和点心中，编制成每日食谱。在此基础上，可以采用"同类异样"的方法编制一周的食谱，如肉类（猪肉换牛肉）、谷类（米饭换面条）等，一周食谱中的副食品不应有两次以上重复。随着现代科学技术的发展，用计算机能够编制满足各种营养要求的食谱，并且对食谱的营养价值进行评价，使各种营养成分达到预定的营养指标，既快速又准确，使营养食谱的编制程序得到了简化。

食谱实施过程中，不能任意改变食物种类和数量，但应注意观察学前儿童接受食物的情况，必要时做适当调整。食谱一般每周更换一次。普通学前儿童食谱一周举例如表5-7所示。

表5-7 普通学前儿童食谱一周举例

	星期一	星期二	星期三	星期四	星期五
早餐	菜肉包 煮鸡蛋 鲜牛奶	荞麦馒头 鸡丝菜粥 鲜牛奶	荠菜肉馄饨 鹌鹑蛋 鲜牛奶	鸡蛋饼 牛奶麦片粥	小花卷 八宝粥 鲜牛奶
午餐	米饭 肉末烧豆腐 白菜鱼丸子 海带丝蛋汤	米饭 红烧带鱼 番茄西兰花 萝卜排骨汤	米饭 红烧排骨 虾皮炒莴笋 番茄鸡蛋汤	米饭 油焖大虾 鸡蛋炒黄瓜 蘑菇鸡汤	猪肉胡萝卜水饺 素炒三丝 肉末蛋羹
午点	豆浆 梨	豆浆 橘子	豆浆 苹果	豆浆 香蕉	豆浆 芦柑
晚餐	麻酱小花卷 玉米面红薯粥	松仁枣糕 蘑菇虾皮 紫菜汤	肉夹馍 绿豆小米粥	三鲜炒饭 黄豆芽豆腐汤	小笼包 虾皮炒白菜 番茄冬瓜汤

蛋白质过敏是较为常见的过敏性疾病，为了保证过敏患儿的营养摄入，需要遵守"同类互换"的原则，寻找替代食物，保证每日的营养摄入。以下以鸡蛋蛋白质过敏为例，提供参考食谱（见表5-8）。

表5-8 鸡蛋蛋白质过敏患儿食谱参考

	星期一	星期二	星期三	星期四	星期五
早餐	菜肉包 豆干 鲜牛奶	玉米馒头 鸡丝菜粥 鲜牛奶	果酱包 馄饨 鲜牛奶	香蕉饼 枸杞麦片粥 鲜牛奶	小花卷 八宝粥 鲜牛奶
午餐	米饭 肉末烧豆腐 白菜鱼丸子 海带排骨汤	米饭 红烧鱼 番茄菜花 生菜豆腐汤	米饭 红烧排骨 虾皮炒莴笋 番茄肉丝汤	米饭 油焖大虾 鸡丝炒黄瓜 萝卜豆腐汤	胡萝卜芹菜 猪肉水饺 素炒三丝 银鱼冬瓜汤
午点	甜豆浆 梨	甜豆浆 橘子	甜豆浆 苹果	甜豆浆 香蕉	甜豆浆 芦柑
晚餐	麻酱小花卷 红烧肉炖海带 玉米面红薯粥	松仁枣糕 蒸鱼段 蘑菇青菜面条	肉夹馍 青椒猪肝 绿豆小米粥	三鲜炒饭 牛肉土豆炖汤	鲜肉小笼包 虾皮炒白菜 番茄冬瓜汤

对于患有营养不良（超重）的学前儿童，在保持日常身体锻炼的同时，要特别注意合理均衡膳食，要少吃多餐，多吃蔬果，减少油脂的摄入量。以下以超重学前儿童为例，提供参考食谱（见表5-9）。

表5-9 超重学前儿童食谱参考

	星期一	星期二	星期三	星期四	星期五
早餐	菜肉包 豆干 鲜牛奶	玉米馒头 鸡丝菜粥 鲜牛奶	果酱包 馄饨 鲜牛奶	香蕉饼 枸杞麦片粥 鲜牛奶	小花卷 八宝粥 鲜牛奶
午餐	米饭 肉末烧豆腐 白菜鱼丸子 海带丝蛋汤	米饭 清蒸鱼 番茄菜花 生菜豆腐汤	米饭 番茄炒蛋 虾皮炒莴笋 排骨冬瓜汤	米饭 清蒸大虾 鸡丝炒黄瓜 萝卜豆腐汤	胡萝卜芹菜 猪肉水饺 素炒三丝 银鱼蛋羹
午点	纯豆浆 梨	纯豆浆 橘子	纯豆浆 苹果	纯豆浆 香蕉	纯豆浆 芦柑
晚餐	麻酱小花卷 玉米面黑米粥	鸡丝蘑菇 青菜面	肉夹馍 绿豆小米粥	三鲜蒸饺 牛肉粉丝汤	鲜肉小笼包 虾皮炒白菜 番茄冬瓜汤

（二）开展膳食评价

膳食评价是通过调查，计算学前儿童每日从膳食中摄取的营养素和热能的量，将其与相关的推荐供给量相比较，从而对幼儿园的膳食情况进行评价。常用的膳食状况的调查方法有称量法、查账法、询问法等多种。称量法较准确，它要求调查至少3天内每餐的各种食物烹调前的生重、烹调后的熟重及学前儿童剩饭的情况，然后求得每人每日食物的消耗量。查账法比较简便，它是通过查阅一段时间内幼儿园食堂的食物消耗总量，并根据这期间的进餐人数，计算每人每日各种食物的摄入量。询问法较方便，但很不准确，它适用于全日制幼儿园。非全日制幼儿园的学前儿童早晚两餐在家用餐，只能通过询问家长或学前儿童的方式对膳食的种类和数量做出估计。

（三）制订膳食计划

根据《托儿所幼儿园卫生保健工作规范》，幼儿园应开展一些膳食营养计划工作。具体内容将在第六单元第三节进行详细介绍。

第三节　学前儿童饮食行为偏差与改善

学前儿童时期是良好进食习惯养成的关键时期，也是饮食行为问题的多发时期。随着年龄的增长，学前儿童的进食行为由被动进食逐渐过渡到主动进食。正确的饮食行为和家庭喂养行为不仅可以促进学前儿童体格和智力的发展，而且对成年期良好的生活质量有深远影响，对人一生的健康有重要意义。

不良进食习惯多发生于3岁以下的学前儿童，2岁及以上的学前儿童胃口差的检出率明显增高。2岁以上的学前儿童正是对外界环境适应和充满好奇的阶段，注意力的分散和对进食方式的要求都会影响学前儿童，使其可能易出现胃口差的问题。3岁以下的学前儿童自律性差，因为年龄小，家长容易忽视对学前儿童进食习惯的管理而致使这个年龄段的学前儿童的不良进食习惯增多。这个时期的不健康的饮食模式会对随后的认知、行为，以及学前儿童的体重均有影响，并且学前儿童期形成的健康观念和饮食习惯对成年后的健康状况也有重要影响。因此，学前儿童饮食行为问题是不容忽视的，积极地探讨相关的影响因素，进行早期干预是至关重要的。

一、饮食行为问题

饮食行为包括喂养行为、进食行为、食物选择及进食氛围四个方面。[①] 婴幼儿期是学前儿童体格发育的重要时期，不良的饮食行为会引起学前儿童体重不增、各种营养素缺乏，甚至认知功能及智力下降，严重影响学前儿童的健康发育。近年来，学前儿童的饮食行为受到越来越多的关注。国外研究报道，学前儿童轻、中度进食问题的发生率为25%～35%。上海市对1～6岁学前儿童的饮食行为问题的研究显示，学前儿童有偏食、挑食现象的高达39.7%。学前儿童的进食行为受生物、家庭和社会多种因素影响。[②] 学前儿童的饮食行为问题主要有以下几种。

（一）挑食偏食

学前儿童在食物选择上存在偏食或挑食的现象，主要表现为学前儿童对一些食物的过于喜爱，而对其他食物的讨厌甚至厌恶。例如，有的学前儿童喜欢吃肉，对蔬菜不屑一顾，甚至看见蔬菜就厌烦；有的学前儿童喜欢吃甜食，看到甜食就爱不释手，而对其他食物并没有太多好感。有的孩子由于挑食、偏食造成了营养不良，有的孩子由于挑食、偏食造成过度肥胖，由此可见挑食、偏食对学前儿童的身体素质的发展有着较大的不利影响。

（二）成人喂饭

成人喂饭属于不科学的喂养行为。幼儿在自己感觉饥饿时吃饭是一种生命本能，在一种逼迫与追赶状态下吃饭反而会让幼儿对食物没有好感，从而产生逆反的心理。学前儿童会依赖成人喂饭而丧失独立进餐能力，并且成人向学前儿童喂饭时很难掌握学前儿童的真实饭量需求，容易导致消化不良的情况。

（三）需要用道具哄着进食

有的成人用手机哄学前儿童进食，或者在学前儿童进餐时给他们看电视、听音乐或玩儿玩具，通过转移学前儿童的注意力暂时让学前儿童安静下来，吃几口饭菜。通过道具哄着学前儿童进食也会影响学前儿童自主进餐的氛围和意识，造成其依赖

---

① 金星明. 儿童饮食行为问题 [J]. 中国儿童保健杂志，2008（3）：251-252.
② 杨显君，江逊，张玉海. 学龄前儿童饮食行为量表的编制与评价 [J]. 中国儿童保健杂志，2012（8）：682-683.

道具进食、厌食。

（四）对食物不感兴趣

学前儿童对食物不感兴趣有多种表现，如进餐时间不想吃饭，成人喂饭时含着米饭和菜，不咀嚼、不吞咽。

二、饮食行为问题的原因和改善

（一）饮食行为问题产生的原因

学前儿童不同的饮食行为问题背后的原因不尽相同，一般来说，主要的影响因素有以下几个方面。

成人的喂养态度、方式和行为被认为是影响学前儿童的饮食行为最重要的因素。要避免和纠正学前儿童的饮食行为问题，教师需要联合家长，从改善家长的喂养行为和方式做起，如不用食物作为奖励或惩罚的手段；对良好的饮食行为给予及时表扬；纠正学前儿童进餐时的不良习惯等。家长对学前儿童进食的过分关注，无论饥饿与否都要求学前儿童进餐，进餐时间过长，进餐时教育或批评学前儿童，哄骗、强迫或惩罚学前儿童多吃，因学前儿童吃饭不好而发脾气等均会使学前儿童对进餐感到紧张和压力，对进食产生厌恶、抵触甚至恐惧情绪，这会影响学前儿童的中枢神经对内脏的调节，影响唾液、胃酸的分泌，影响食物消化和吸收，引起厌食和胃肠疾病。同时，上述行为会造成亲子关系紧张、疏远，不利于学前儿童培养良好的进餐行为。

学前儿童饮食行为偏差与改善

无规律的进餐也是影响学前儿童食欲和消化功能的重要因素。规律的进餐可以让学前儿童胃肠道及内分泌系统建立起适应进餐的调节反射，清楚用餐和不用餐的区别，并让学前儿童体验饥饿，获得饱腹感。调查显示，如果家长在学前儿童进餐时教育或批评学前儿童、允许学前儿童想吃零食就吃零食、哄骗学前儿童吃其不喜欢的食物，则学前儿童的进餐规律性较差。

（二）饮食行为问题的改善

根据不同的学前儿童饮食行为问题背后的原因，教师可以相应地采取主动和有效的策略，对学前儿童的饮食行为问题进行干预。

1. 增加学前儿童体育锻炼的时间

体育锻炼不仅可促进新陈代谢，增强体质，而且有助于增加食欲。有研究显示，平均每日户外活动时间大于半小时的学前儿童食欲较好,户外活动可以促进胃肠蠕动,增加饥饿感,进而增加食欲。

2. 营造轻松的进餐环境

清新、整洁、优雅的进餐环境和温馨、宽松的气氛,有助于学前儿童餐前做好积极的生理和心理准备,有利于良好饮食习惯的培养。为调动学前儿童进餐的积极性和主动性,达到愉快进餐的目的,幼儿教师在学前儿童进餐时要用亲切适宜的语言,将色香味美的各种菜肴介绍给学前儿童,让学前儿童通过视觉、嗅觉和味觉的享受,体会进餐的乐趣。可以采用暂时隔离、移开食物等冷处理方法对待学前儿童的不良饮食行为,而对学前儿童表现出的良好饮食行为应给予表扬强化;同时,进餐时要尊重学前儿童的态度和感受,促进亲子关系互动,形成良性循环。①

3. 家园共育形成合力

调查发现,学前儿童的不良饮食习惯多数来源于父母,如母亲不喜欢吃的食品,学前儿童也常常不爱吃。有些家庭饮食品种较单调,也会导致学前儿童偏食、挑食。幼儿园可以通过聘请营养专家开设专题讲座、召开家长座谈会等途径,帮助家长树立正确的饮食观念。通过家园合作互动,可以形成家园的教育合力,共同帮助学前儿童建立良好的饮食习惯。

4. 注重榜样的作用

对于学前儿童不喜欢吃的食物,教师可以告诉他们这些食物是他们偶像最喜欢吃的。由于偶像效应,学前儿童对这些不爱吃的食物也会有好感,甚至会吃得很香。例如吃到胡萝卜时,可以说这是军人叔叔最爱吃的蔬菜。当然这些偶像要随学前儿童的情感适时更换,以让其保持新鲜感和兴趣,从而真正达到偶像的榜样作用。同一个班级的学前儿童对食物的喜好也各有不同,可以让不偏食的学前儿童与偏食的同桌进餐,这样可以增强儿童的食欲。

5. 处理好坚持与妥协的度

生动有趣的形式能使学前儿童在轻松愉悦的氛围中粗浅地理解饮食营养知识。对于挑食、少食的学前儿童,教师应根据其身体状况及个性,有分寸地处理好坚持与妥协的度,既要保证学前儿童的身体健康不会受到影响,也应避免因强迫性进食而导致其出现厌食心理。应采取多种积极有效的方法,如创设良好的进餐环境,控

---

① FRANZONI E, FRACASSO A, PELIEEIARI A, et al. The refusal of food in childhood: from our clinical experience to an evaluation of recent diagnostic classifications [J]. Eat weight discord, 2010, 15 (1-2): 81-85.

制好零食的量。在幼儿园中还可以充分利用良好的群体效应,让学前儿童受同伴影响而主动改变不良的饮食习惯。

6. 社区保健部门和托幼机构可以使用学前儿童饮食行为干预工具(identification and management of feeding difficulties, IMFeD)

社区保健部门和托幼机构可以使用学前儿童饮食行为干预工具对饮食行为问题进行诊断、分类和干预,这种方法近年来陆续得到开展运用。学前儿童饮食行为干预工具是对饮食行为问题进行分类诊断及干预指导的临床工具。社区儿保医生或托幼机构保健老师使用该工具对饮食行为问题进行评估和分类,向家长提供饮食行为和营养方面的指导。发育行为儿科医生对儿保医生和保健老师进行培训,并定期举办家长讲座。这种交互干预模式能充分发挥发育行为儿科医生的技术指导优势和社区儿保医生的主导作用,提高干预配合度及依从性,使不良饮食行为学前儿童获得最大收益。[1]

单元回顾

⊙ 单元小结

本单元主要讨论了以下三个问题。
(1) 学前儿童营养基础。
(2) 幼儿园膳食安排。
(3) 学前儿童饮食行为偏差与改善。

学前儿童所需的营养素主要包括蛋白质、脂肪、糖类(碳水化合物)、无机盐(矿物质)、维生素和水六大类。学前儿童需要每日都摄取所有类型的营养素,而幼儿园作为除家庭外的主要供食场所,其膳食安排应遵循营养充足全面的原则、科学平衡膳食的原则、合理分配备餐食物的原则和考虑学前儿童身心特点的原则。幼儿园应加强对饮食卫生的管理,在食品选购、烹调制备、食物贮存等各个环节保证食物的新鲜卫生,同时还要加强对保教人员和炊事人员的卫生监督,确保学前儿童身体健康。婴幼儿期是学前儿童体格发育的重要时期,不良的饮食行为会引起学前儿童的体重不增、各种营养素缺乏,甚至认知功能及智力下降,严重影响学前儿童的健康发育。近年来,学前儿童的饮食行为问题受到越来越多的关注,如挑食偏食、

---

[1] 邓成,张雯,金宇,等.1~5岁学前儿童饮食行为问题与喂养行为的相关性[J].中国儿童保健杂志,2012(8):686-688.

成人喂饭、需要用道具哄着进食、对食物不感兴趣。不同的饮食行为问题的原因主要有家长的喂养态度、方式和行为，无规律的进餐等。根据不同的原因，成人可以相应地采取有效的策略，如增加学前儿童体育锻炼的时间、营造轻松的进餐环境、家园共育形成合力、注重榜样的作用、处理好坚持与妥协的度、社区保健部门和托幼机构可以使用学前儿童饮食行为干预工具。

◉ 案例分析

为什么我的孩子不爱吃饭？

最近王老师接待了多多的爸爸。多多爸爸对孩子的进食状况非常关注。多多平时特别不爱吃饭，稀饭和面条能稍微多吃点儿，其他的东西也不大爱吃，水果只吃杧果、香蕉、火龙果这些又软又甜的，零食也喜欢吃蛋糕这种又软又甜的。

多多刚满4岁，但现在体重才29斤，身高还算正常，脱了鞋量98厘米。每次多多吃饭，全家都愁。为了让她好好吃饭，家长也想了不少办法，连哄带骗，有时候甚至搞得全家都很不愉快，又烦恼又发愁，不知道该怎么办才好。

分析：

多多不爱吃饭这一饮食行为问题的原因主要有家长的喂养态度和方式、无规律的进餐等。成人可以根据不同的原因采取相应的有效策略，如增加学前儿童体育锻炼的时间、营造轻松的进餐环境、家园共育形成合力、注重榜样的作用、处理好坚持与妥协的度、社区保健部门和托幼机构可以使用学前儿童饮食行为干预工具。

◉ 拓展阅读

［1］中国营养学会. 中国学龄学前儿童膳食指南2016［M］. 北京：人民卫生出版社，2016.

［2］史艳丽. 幼儿进餐环节中教师指导行为的个案研究［D］. 鞍山：鞍山师范学院，2017.

◉ 巩固与练习

一、名词解释

1. 营养素
2. 平衡膳食
3. 饮食行为

二、简答题

1. 学前儿童所需的营养素有哪些？每日需要摄取多少？
2. 简述幼儿园膳食安排的原则。
3. 如何改善学前儿童饮食行为问题？

三、论述题

请对某幼儿园膳食计划进行评价。

第六单元 幼儿园保教活动安排的卫生

导 言

学前儿童在园一日活动主要包括生活活动（入园、进餐、饮水、盥洗、如厕、午睡、离园等）、游戏活动（自发性游戏、探索性游戏和规则性游戏等）、学习活动（集体教学活动和区域活动等）、体育活动（早操、运动区游戏、集体游戏等）。

开学初，幼儿园开展"学前儿童一日生活保教"的教研活动。分管教学的园长和分管后勤的园长各自通知分管部门的人员一起参加教研活动。

新入职的教师说："教师主要是开展游戏活动、集体教学活动、体育活动，生活活动主要由保育员负责，分开教研不是更有针对性？"

新入职的保育员说："我的职责是整理班级卫生，清洁、消毒玩教具，帮幼儿打饭、看幼儿午睡。一日活动是教师的事，我看看就好了，为什么要跟教师一起开展教研活动？"

卫生保健人员说："我的职责是对幼儿健康体检，每天做好晨检，幼儿生病、跌倒、碰撞我处理一下就好，为什么要参加教研活动？"

对于教师、保育员、卫生保健人员的疑惑，你是怎样看的？幼儿园一日生活皆课程，你是怎样理解幼儿园的保教活动？在一日活动中，教师、保育员、卫生保健人员的职责是什么？下面我们将学习这些内容。

☆ 学习目标

1. 理解幼儿园制定一日生活制度的意义及依据。
2. 理解幼儿园一日生活各环节安排的卫生。
3. 了解幼儿园卫生保健管理。

思维导图

幼儿园保教活动安排的卫生
- 幼儿园一日生活制度制定的意义和依据
  - 幼儿园一日生活制度制定的意义
  - 幼儿园一日生活制度制定的依据
  - 幼儿园一日生活制度制定举例
- 幼儿园一日活动各环节安排的卫生
  - 入园、离园安排的卫生
  - 盥洗、饮水、如厕、餐点、午睡、整理等生活活动安排的卫生
  - 户外自主活动安排中的卫生
  - 活动区游戏安排中的卫生
  - 集体教学活动中的卫生
- 幼儿园卫生保健管理
  - 幼儿园卫生保健人员配备与职责
  - 幼儿园保健室配备和管理
  - 幼儿园卫生保健制度

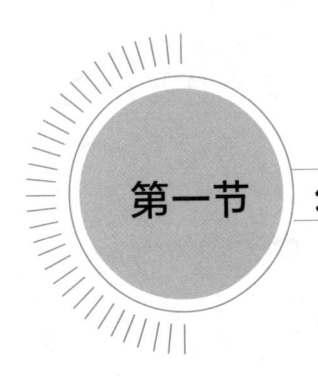

第一节 幼儿园一日生活制度制定的意义和依据

幼儿园一日生活制度是对学前儿童在幼儿园里一日所有活动在内容和时间上的安排，以一定的程序和时间作为制度相对地固定下来。生活制度因学前儿童在园的时长而不同，有全日制、半日制、寄宿制；因年龄不同有小班学前儿童一日生活制度、中班学前儿童一日生活制度、大班学前儿童一日生活制度。

一、幼儿园一日生活制度制定的意义

幼儿园一日生活制度包括全日制、半日制幼儿园的入园、离园，以及盥洗、如厕、进餐、活动和学习、休息和睡眠等要素。[①] 幼儿园合理的一日生活制度指科学地把学前儿童每日的主要活动，如入园、进餐、睡眠、游戏、户外活动、教学活动、离园等在时间和顺序上合理地固定下来，并形成一种制度。幼儿园制定并实施合理的生活制度，可以使学前儿童在园内的生活既丰富多彩，又有规律性，劳逸结合、动静交替，这不仅有利于学前儿童的生长发育和健康，而且还有助于培养学前儿童有规律的生活习惯，形成健康的生活方式。同时，也为保教人员顺利地做好保育和教育工作提供了重要的条件。

二、幼儿园一日生活制度制定的依据

《幼儿园教育指导纲要（试行）》指出："时间安排应有相对的稳定性与灵活性，既有利于形成秩序，又能满足幼儿的合理需要，照顾到个体差异。教师直接指导的活动和间接指导的活动相结合，保证幼儿每天有适当的自主选择和自由活动时间。教师直接指导的集体活动要能保证幼儿的积极参与，避免时间的隐性浪费。尽量减

[①] 王雁. 学前儿童卫生与保健 [M]. 北京：中央广播电视大学出版社，2010：162.

少不必要的集体行动和过渡环节，减少和消除消极等待现象。"① 基于学前儿童神经系统的特点，其一日生活作息各环节不建议太多，也不建议频繁转换。因此，幼儿园一日生活制度的制定，不仅要关注一日活动的组织实施，还要综合考虑学前儿童大脑皮层的活动机能特点，学前儿童的年龄特点、生理活动特点、地区特点、季节变化、家长的需要等多种因素，制定出既符合学前儿童身心发展特点，又切合本园实际情况的生活制度。

（一）大脑皮层的活动机能特点

大脑皮层的活动机能特点是一日生活制度制定的重要依据。

大脑皮层神经活动有两个过程：兴奋和抑制过程。兴奋和抑制过程起初发生于大脑皮层的一定部位的神经细胞之中，继而向邻近部位的神经细胞传播，在扩散到一定限度以后，又逐渐向原来的部位聚集。神经的强弱程度不同，其神经过程的兴奋与抑制在扩散和集中运动中的表现也不同：弱的神经过程倾向于扩散；中等强度的神经过程倾向于集中；而极强的神经过程又倾向于扩散。无论是兴奋过程还是抑制过程，都是能动的，它们都具有扩散集中和相互诱导的运动规律。兴奋过程与抑制过程的矛盾统一和相互协调支配着人体的正常的、有规律的活动。它们的活动具体表现在以下几方面。

1. 始动调节

始动调节指大脑皮层活动能力启动过程逐渐提高。人们在从事学习、研究等脑力活动时，通常在开始时活动效率较低，经过一个适应过程后逐渐提高。这种始动调节是因为神经细胞和机体其他组织一样具有"惰性"，需要通过一定时间来克服大脑本身的这一弱点，并加以调整，而且神经系统作为全身协调系统，对其他系统器官的功能调节也需要一定的时间，相应的活动能力才逐渐上升。

始动调节的卫生学意义表现如下：在一日生活安排中，应采取循序渐进的原则，由浅入深，由易到难，逐渐增加活动难度和强度。在幼儿园一日作息安排中，来园活动宜以游戏、自由活动为主；集中游戏安排在上午或午睡起床以后；离园活动以游戏、自由活动为主。在幼儿园学周安排中，周一工作略低，周三达高峰，周五下降或出现终末激发现象，周末可以进行能力恢复。在幼儿园学年安排中，学期初活动难度较低，学期末难度下降或有终末提升现象。不同年龄段的活动难度和强度应体现出差异性：年龄越小，始动调节速度越慢，越需要在一日、学周、学期安排中

---

① 中华人民共和国教育部. 教育部关于印发《幼儿园教育指导纲要（试行）》的通知［EB/OL］. (2001 - 07 - 02)［2021 - 08 - 01］. http://www.moe.gov.cn/srcsite/a06/s3327/200107/t20010702_81984.html.

有所考虑。

2. 优势法则

人们在从事脑力或体力活动时，在大脑皮层都有代表性的区域，其活动效率的高低取决于有关的皮层区域是否处于良好的兴奋状态，如果这一区域的兴奋状态占优势，就能在大脑皮层形成优势兴奋灶，加强自己的兴奋度，同时使其他部位处于抑制状态。处于优势兴奋灶的皮层区，具有最好的应激能力，条件反射容易形成，学习活动能力和效率都比较高。不同年龄的学前儿童，其优势兴奋灶持续时间不同。

优势法则的卫生学意义表现如下：在一日生活安排中，应尊重并遵循每个学前儿童的优势法则，创设大量的自主选择活动内容和时间，激发学前儿童学习兴趣，提供多样的教学方式方法。根据不同年龄特点，确定活动持续时间。给予学前儿童自主探索、选择的机会，不要随意打扰学前儿童的自主探索学习的过程。

3. 动力定型

动力定型是指一种由固定程序的条件作用建立的暂时联系系统，即条件反射系统。当各种外部和内部的条件刺激，按一定的次序重复多次以后，大脑皮层的兴奋过程与抑制过程在空间和时间上的关系就固定下来，即大脑皮层的兴奋区和抑制区按一定的排列顺序做出的反应越来越精确和恒定。这种在一定条件下形成的，按照一定先后次序和强弱配置而构成的、暂时的神经联系称为动力定型。动力定型的建立需要花费很多神经劳动和重复训练才能形成，它形成以后，神经细胞能以最经济的损耗收到最大的学习和工作的效果。动力定型的系统一再重复，就越来越巩固、越来越易于完成、越自动化，从而在大脑皮质内形成一定的动力定型，即一种系统性。要改变它，往往需要消耗很多的神经能量，这取决于刺激物系统的复杂程度及个体的个性和状态。一般来说，习惯一类的动力定型，稳定性较大、灵活性较少，技能一类的动力定型灵活性比较大。动力定型在一定条件下形成，也可以在新的条件下加以改造或发展。

动力定型的卫生学意义表现如下：一切技能和习惯的培养就是动力定型的形成过程。反复训练、家园共同配合，有助于从小培养学前儿童良好的学习生活习惯、卫生习惯。例如，学前儿童在假期后行为习惯的松懈，通常是由假期家庭习惯与幼儿园习惯不一致所致，往往需要通过一段时间的调整，才能建立新的动力定型。因此，应加强家园沟通，使学前儿童保持假期、学期一致的习惯，不要轻易改变已经建立的良好动力定型，以免消耗更多的脑力。

4. 镶嵌式活动

大脑皮层的不同部位执行着不同的任务，有很细的分工。当人们从事某项活动时，大脑皮层只有相应部分的细胞群处于兴奋或工作状态，而其他部分处于抑制或休息状态。随着工作性质的转换，工作区和休息区不断轮换，好比镶嵌在一块板上的许多小灯泡，忽亮忽灭、闪闪发光。在工作区中，有些神经元处于兴奋过程，而另一些处于抑制过程，形成兴奋区与抑制区或工作区与休息区互相镶嵌的活动方式。

镶嵌式活动的卫生学意义表现如下：在一日生活制度安排中注意活动内容的轮换，注意动静交替，有助于使学前儿童大脑皮质的神经细胞劳逸结合，以逸待劳，维持较长的工作能力，降低大脑的工作压力。

5. 保护性抑制

人们从事任何活动时，大脑皮层兴奋区域的代谢逐渐加强，血流量和耗氧量增加。活动开始时，大脑皮层的恢复过程大于损耗过程，这使工作能力逐渐提高，如果活动长时间持续下去，机能损耗过程超过了恢复过程，工作能力则逐渐下降，大脑皮层进而出现保护性抑制。保护性抑制是生理性保护机制，此时大脑皮层处于休息状态并逐渐加强恢复。

疲劳是引起大脑皮层抑制过程的重要原因。根据大脑皮层细胞的兴奋和抑制状态，可以将疲劳分成早期疲劳和显著疲劳，显著疲劳属于病理状况。在学前儿童不同年龄阶段都能看到疲劳的两个阶段，其表现特征不同：年龄越小，往往早期疲劳的兴奋泛化表现越明显；体弱有病的儿童，显著疲劳会更早出现。学习活动中疲劳表现如表6-1所示。

表6-1 学习活动中疲劳表现

	早期疲劳	显著疲劳
大脑皮层的特点	优势兴奋灶的兴奋性降低或兴奋过程出现障碍，使人在众多刺激中仅对有意义刺激产生反应	保护性抑制全面加深和扩散，兴奋和抑制过程同时减弱
体征与行为表现	坐立不安、交头接耳和注意力不集中、错误反应增加或反应时间延长、反应量减少。更易得到及时恢复，且恢复效果比较好，患病率较高	打哈欠、瞌睡、错误反应增加且反应量减少

保护性抑制的卫生学意义表现如下：早期疲劳变化可认为学习负荷大体合理，显著疲劳变化时提示学习负荷过重。在一日生活学习中，应注意劳逸结合，适时组织休息。遵循学习负荷的卫生标准，以大脑皮层刚出现保护性抑制为生理依据，加强对学前儿童疲劳程度的观察。当学习活动中出现早期疲劳时便应休息，避免过劳产生。过劳是病理状况，疲倦是主观感觉，均不宜作为制定学习负荷卫生标准的依据。

影响脑力工作能力的因素有年龄（反映神经系统的成熟程度，年龄越小，大脑皮层兴奋过程越占优势，小学一年级新生未达到入学成熟，能力低下）、性别（生理发育的差异，2岁以后出现差异）、健康状况、遗传（遗传决定生长发育的潜能）、学习动机（优势兴奋灶的产生）、环境因素、学习和生活条件、情绪因素。

（二）幼儿园制定一日生活制度的具体要求

（1）根据各年龄段学前儿童的生理、心理特点，结合本地区的季节变化和本幼儿园的实际情况，制定合理的生活制度。

（2）合理安排学前儿童作息时间和睡眠、进餐、运动、游戏等各个环节的时间、顺序、次数，注意动静结合、集体活动与自由活动结合、室内活动与室外活动结合，不同形式的活动交替进行。同时，一日活动内容应体现均衡性和丰富性。

（3）保证学前儿童每日充足的户外活动时间。全日制学前儿童每日户外活动时间不少于2小时，寄宿制学前儿童户外活动时间不少于3小时，寒冷、炎热季节及发生突发事件时可酌情调整。

（4）根据学前儿童年龄特点和幼儿园服务形式，合理安排每日进餐和睡眠时间。制定进餐时间：学前儿童正餐间隔时间为3.5～4小时，进餐时间为20～30分钟/餐，餐后安静活动或散步时间为10～15分钟。3～6岁学前儿童午睡时间根据季节以2～2.5小时/日为宜，3岁以下学前儿童日间睡眠时间可适当延长。

（5）幼儿园制定的一日生活制度既要满足家长的需要，又要得到家长的支持与配合，这样才能得以落实。[①]

1～6岁学前儿童一日生活时间分配如表6-2所示。

表6-2 1～6岁学前儿童一日生活时间分配表

年龄/岁	饮食 次数 日托	饮食 次数 全托	间隔时间/时	一日安排活动时间 户外活动时间/时 日托	一日安排活动时间 户外活动时间/时 全托	集体教学活动/(分/次) 小班	集体教学活动/(分/次) 中班	集体教学活动/(分/次) 大班	睡眠 白天睡眠时间/时 冬季	睡眠 白天睡眠时间/时 夏季	夜间睡眠/时	合计睡眠/时
1～6	4	5	3.5～4	≥2	≥3	15	20	30	1.5～2	2～2.5	10	11.5～12.5

注：全日制学前儿童每天户外活动时间不得少于2小时，户外体育活动不得少于1小时，两餐间隔时间不得少于3.5小时。

三、幼儿园一日生活制度制定举例

根据学前儿童在园的时长差异，学前儿童一日生活作息制度可分为全日制、半

---

① 中华人民共和国卫生部. 托儿所幼儿园卫生保健工作规范［EB/OL］.［2021-07-02］. http：//www.gov.cn/gzdt/2012-05/23/content_2143210.htm.

日制、寄宿制。学前儿童一日生活作息制定应综合考虑学前儿童在园时长、学前儿童的年龄特点、季节、地域、学前儿童在园餐点数量及家长需求等因素。学前儿童年龄不同，一日生活作息时间也不同。

> **案例 6-1**
>
> **全日制小班幼儿一日作息时间安排（一餐一点）**
>
> 7：50~9：00 晨间接待、户外活动、早操
>
> 9：00~9：30 生活活动
>
> 9：30~11：10 集体教学与区域游戏
>
> 11：10~11：30 餐前准备、自由活动
>
> 11：30~14：20 午餐、散步、午睡
>
> 14：20~15：00 起床、喝水、吃午点
>
> 15：00~16：00 游戏活动
>
> 16：00~16：30 体育游戏
>
> 16：30~17：00 饮水、整理仪表、离园
>
> （注：晴天时，游戏活动尽量在户外）

> **案例 6-2**
>
> **全日制大班幼儿一日作息时间安排（一餐两点）**
>
> 7：50~9：00 晨间接待、户外活动、早操
>
> 9：00~9：30 生活活动
>
> 9：30~11：00 集体教学与区域游戏
>
> 11：00~11：20 餐前准备、自由活动
>
> 11：20~14：20 午餐、散步、午睡
>
> 14：20~14：50 起床、盥洗、吃水果
>
> 14：50~15：20 体育游戏
>
> 15：20~15：50 盥洗、吃点心
>
> 15：50~16：50 游戏活动
>
> 16：50~17：10 离园准备、离园
>
> （注：晴天时，游戏活动尽量在户外）

> **案例 6-3**
>
> **全日制大班幼儿一日作息时间安排（三餐一点）**
>
> 7：50~8：10 入园
>
> 8：10~8：30 早餐
>
> 8：30~9：00 集体教学活动
>
> 9：00~9：40 体育活动
>
> 9：40~10：40 游戏活动
>
> 10：40~11：00 洗手、准备吃饭
>
> 11：00~12：00 午餐、散步
>
> 12：00~14：30 午睡
>
> 14：30~15：00 起床、吃午点
>
> 15：00~16：30 户外游戏活动
>
> 16：30~17：20 洗手、晚餐
>
> 17：20~17：40 离园活动
>
> （注：晴天时，游戏活动尽量在户外）

第二节 幼儿园一日活动各环节安排的卫生

幼儿园一日活动各环节科学合理的安排能让学前儿童在不同的活动中、从不同的角度得到全面和谐的发展。学前儿童幼儿园一日活动各环节主要包括入园、离园、盥洗、饮水、如厕、餐点、午睡、整理、户外自主活动、活动区游戏、集体教学活动。

一、入园、离园安排的卫生

（一）入园

入园指早晨家长将孩子送到幼儿园。学前儿童入园时的主要活动有晨检、插晨间卡、洗手、摆放自己从家里带来的物品、参加值日生工作、点名等。

入园活动是安保人员、卫生保健人员、门卫、教师、保育员及家长共同参与、帮助学前儿童完成入园的活动。各部门人员要齐心协力一起创设干净、温馨、舒适、整洁、安全的环境，确保入园通道的畅通和安全，并通过履行各自职责做好学前儿童的保育与教育工作。

（1）家长应做好以下工作：指导学前儿童带好随身衣服及用品，按时送孩子入园，并配合幼儿园做好学前儿童入园刷卡、晨检等工作，告诉孩子入园后要马上到自己的班级，不能擅自离开幼儿园。家长应主动向保安、晨检医生等人员问好，通过自己的行为影响孩子，让孩子在耳濡目染中逐渐形成向他人问好的习惯。

（2）安保人员应做好以下工作：穿好保安服、手持保安器械准时到岗，站在园门口迎接家长和学前儿童，主动向家长和学前儿童问好，并眼观六路、耳听八方，时刻观察周围的情况。

（3）卫生保健人员应做好以下工作：穿好医务人员的工作服、准备好晨检需要的物品（体温计、压舌板、手电筒、晨检牌、晨检本、棉签、纱布、免洗洗手液等），面带笑容迎接学前儿童。若晨检的对象是小班的学前儿童，卫生保健人员可以主动向其问好，若是中大班的学前儿童，卫生保健人员可以积极回应学前儿童的问好。卫生保健人员通过"一问、二看、三摸、四查"了解学前儿童健康状况。"一问"主要是问学前儿童在家睡眠、饮食、大小便等情况；"二看"有两种情况，一种是一般情况，主要看精神状态、面色、情绪等，另一种是针对传染病的早期发现的情况，重点看皮肤、眼、耳、鼻、咽喉等是否有异常；"三摸"主要是摸额头、额下、颈部淋巴结及以耳垂为中心的腮部是否有异常；"四查"主要是检查学前儿童是否携带了不安全的物品和饰品、食品，检查学前儿童的指甲是否需要修剪、指甲中是否有脏的东西。根据学前儿童的体征发放不同颜色的晨检牌。例如：绿色晨检牌暗示学前儿童健康，红色晨检牌暗示学前儿童应多饮水，黄色晨检牌暗示学前儿童要剪指甲。晨检中发现可疑情况应及时处理。

（4）门卫应做好以下工作：学前儿童来园时站在园门口，提醒家长出示接送卡，细心观察周边环境，看到学前儿童独自出门要拦截，并仔细询问原因，以防学前儿童走失。晨检结束后，把大门锁上。有人员进出要根据外来人员到访制度随时开门、锁门。

（5）保教人员（教师和保育员）应做好以下工作。

首先，创设舒适的物质环境。在学前儿童来园之前打开活动室、盥洗室、寝室等场所的窗户，尽量把窗户开大，保持空气流通。根据季节和气候的变化，调整开窗通风的时间。清洁消毒，打扫地面、擦拭桌椅、柜子、栏杆、毛巾架等。准备好学前儿童入园活动需要的物品，如学前儿童洗手用的洗手液（肥皂）、擦拭用的毛巾。准备好温度适宜的饮用水；准备好学前儿童插晨检卡的袋子、学前儿童摆放书包的柜子及学前儿童参与值日生工作所需的用具等。

其次，营造良好的精神氛围。保教人员要做好自身的卫生保健。穿着要大方得体、舒适、轻便，便于参与活动。不宜佩戴戒指、发簪等容易伤害到学前儿童的首饰。保教人员的一举一动都会引起学前儿童的模仿。因此，保教人员不要穿奇装异服，不穿高跟鞋，不穿过短的裙子，不染夸张颜色的头发，不做美甲。保教人员的情绪直接影响学前儿童的情绪。因此，保教人员要保持良好的情绪。要以微笑、拥抱迎接每一个学前儿童的到来，要用学前儿童能够接受的语言、语气、语调、语速和学前儿童进行交流，主动跟学前儿童问好，让学前儿童感到亲切。晨间与家长的交流宜简短，家长的要求要一一记录，不能忽视任何一个学前儿童。

最后，指导学前儿童做好入园活动。保教人员站在班级门口迎接学前儿童，观察学前儿童情绪、穿戴，是否携带了不安全的物品等。用额温枪给学前儿童测量体温，了解学前儿童的健康状况。指导学前儿童插晨间卡、摆放书包、盥洗，指导值日生摆放杯子、毛巾等。做好点名工作，及时了解学前儿童的出勤情况，对于没有入园的学前儿童要及时与其家长联系，了解没有入园的原因。对于情绪不稳定的学前儿童要及时安慰，引导学前儿童开开心心入园。若家长没有送孩子到班级，要做好防走失安全教育工作。对于有体温异常的学前儿童，要及时与卫生保健人员、园领导及家长联系，做好预防保健工作。新型冠状病毒肺炎疫情期间师生入园体温异常应急处置流程见图6-1。

（二）离园

离园指幼儿在园一日生活即将结束，家长到幼儿园接孩子回家。学前儿童要做好离园前与离园的工作。

离园前，学前儿童收拾好自己的衣物、玩具及其他随身物品，清理好要带回家的物品，整理好着装，在指定区域等候家长来接。

离园时，学前儿童有礼貌地与教师、同伴道别、跟随家人离园。不跟随陌生人走，不独自离开教师、家长，转交教师给家长的书面通知、便签等。

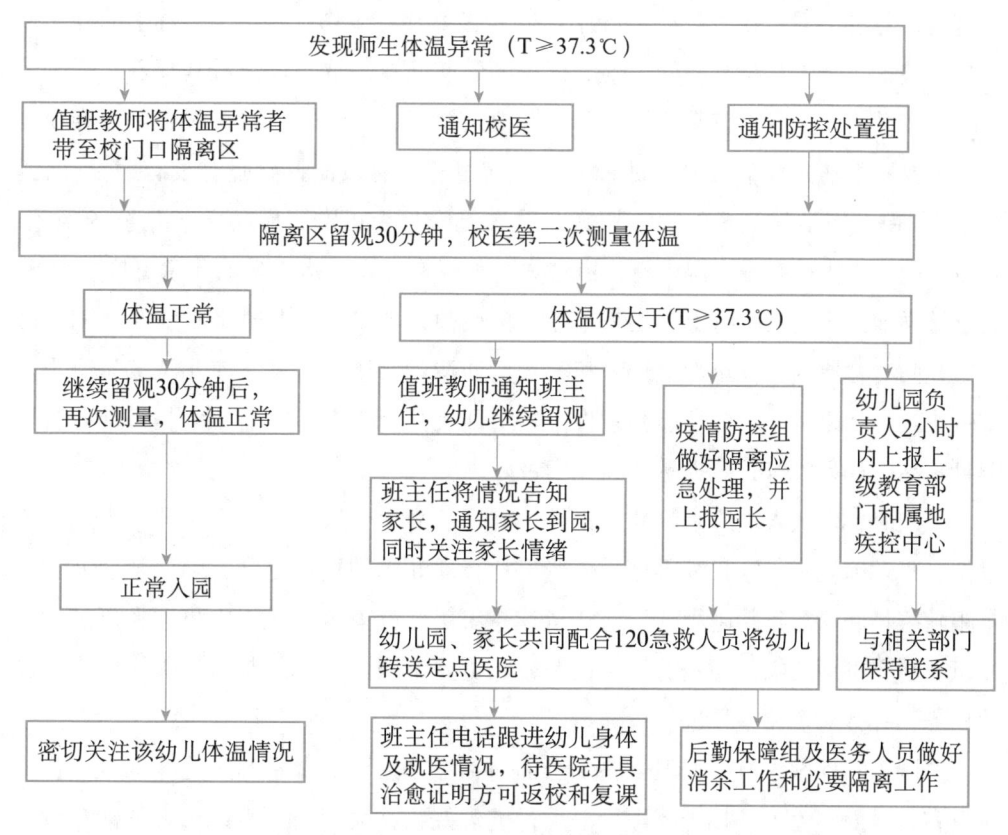

```
┌─────────────────────────────────────────────────┐
│         发现师生体温异常（T≥37.3℃）              │
└─────────────────────────────────────────────────┘
    │                    │                │
┌─────────────┐   ┌─────────────┐  ┌─────────────┐
│值班教师将体温│   │  通知校医   │  │通知防控处置组│
│异常者带至校门│   │             │  │             │
│ 口隔离区    │   │             │  │             │
└─────────────┘   └─────────────┘  └─────────────┘
    │
┌─────────────────────────────────────────────────┐
│    隔离区留观30分钟，校医第二次测量体温          │
└─────────────────────────────────────────────────┘
    │                              │
┌─────────┐              ┌──────────────────┐
│体温正常 │              │体温仍大于(T≥37.3℃)│
└─────────┘              └──────────────────┘
```

图 6-1 新型冠状病毒肺炎疫情期间师生入园体温异常应急处置流程

离园也是安保人员、门卫、教师、保育员及家长共同参与帮助学前儿童完成的活动。

（1）家长应做好以下工作：家长按时到幼儿园，按幼儿园规定的"家长入园制度"入园。家长主动向教师了解孩子在园的情况及需要配合的事宜，积极配合教师做好家园合作教育工作。

（2）安保人员应做好以下工作：离园前，穿好保安服、手持保安器械准时到岗站在门口迎接家长，欢送家长和学前儿童。离园时，保安人员可以主动向家长和学前儿童问好，还应时刻观察周围的情况。要特别留心学前儿童是否跟随家长一起出园门，如果学前儿童一人外出，保安人员要及时拦截。离园后，应将保安器械收拾整理好，脱下保安服，协助门卫做好清洁消杀工作。

（3）门卫应做好以下工作：离园时站在园门口，提醒家长出示接送卡有序排队入园。提醒家长牵住孩子的手离园。看到学前儿童独自出门要拦截并仔细询问原因，以防学前儿童走失。离园结束，把大门锁上，进行清洁消杀。

（4）保教人员（教师和保育员）应做好以下工作。

离园前，保教人员针对不同年龄段学前儿童的学习与发展目标指导学前儿童自我整理，通过"看、摸、查"指导学前儿童做好整理工作。"看"是看学前儿童衣着是否整齐，鞋子有没有穿反，年龄越小的学前儿童，越要仔细看其穿着。天气较冷时，在学前儿童穿得较厚的情况下，保教人员要从内到外查看其衣服是否穿拉到位；还要看学前儿童个人卫生是否良好，嘴角有没有饭渍，衣服有没有明显油污。"摸"是摸一摸学前儿童的手、额头，看看温度是否正常，摸摸学前儿童的衣领、袖口、前胸、内裤有没有湿，有没有遗尿，如果有，及时指导学前儿童更换。"查"是查看学前儿童脸上、身上有没有磕碰过的伤痕，如果有，及时带学前儿童前往医务室并问清楚原因，在接待家长时和家长沟通清楚；还要查看学前儿童口袋有没有携带玩具，如果有，引导学前儿童将玩具送回玩具柜；查看学前儿童是否带好自己随身物品，如果没有，要提醒学前儿童带好。

离园时，保教人员应微笑迎接家长、与家长简短交流学前儿童在园一天的关键事件，与学前儿童、家长说再见。要严格执行幼儿园的接送制度，确保学前儿童安全跟随家长回家。年龄越小的学前儿童，越要关注其安全接送。中班、大班的学前儿童有转交书面通知、便签的任务，保教人员要特别关注学前儿童是否能独立完成此任务，并针对个体差异进行指导。

离园后，保教人员要按卫生要求全面清洁活动室、盥洗室的卫生。保教人员应对寝室、地面、毛巾、杯子等进行消杀，整理好物品关好窗，为第二天的活动做好准备。学前儿童离园后保教人员可以一起回顾一天的工作，相互了解各自发现的问题，研讨第二天的活动方案。

> ⊙ 问题与思考
>
> 观察一所幼儿园的离园活动，结合上述离园安排的卫生，对该园的离园活动进行评价，并尝试提出优化建议。

二、盥洗、饮水、如厕、餐点、午睡、整理等生活活动安排的卫生

（一）盥洗

盥洗是学前儿童一日生活中的重要活动，主要有洗手、漱口、擦嘴等。学前儿童知道饭前、便后、手脏时主动洗手，逐步学会用七步洗手法洗净双手。养成餐点后漱口、擦嘴等行为习惯。良好的盥洗习惯可以为学前儿童身体健康提供保证，提

高其皮肤的抵抗能力，防止病从口入。保教人员应做好准备和指导工作。

1. 做好盥洗的物质准备工作

洗手台的高度与学前儿童的身高相适宜，水龙头的数量充足，避免学前儿童消极等待；水温适宜，避免因水太烫而烫伤学前儿童；出水量适宜，避免因出水过大而溅湿衣服。保教人员应准备好洗手的洗涤用品、擦手的毛巾。要有学前儿童专用的一巾一杯，这些物品的摆放位置要适宜学前儿童取放。要有供学前儿童自取的饮用水。卫生间应整洁通风，定时打扫并消毒。

2. 针对不同盥洗项目进行指导

（1）洗手。保教人员指导学前儿童将袖子卷上，站在水台适宜的位置，肚子不依靠水台，按照七步洗手法洗净双手。保教人员可通过图示指导学前儿童，例如，可以在墙面张贴七步洗手法，学前儿童边洗手边看图，轻松掌握正确洗手的方法。学前儿童洗净双手后，要拿自己的毛巾，将毛巾打开擦干双手，再将袖子放下。可利用儿歌帮助学前儿童学习并熟练掌握洗手的整个程序。

> **小贴士**
>
> **儿歌《七步洗手法》**
>
> 第一步（内）是洗手掌，流水湿润双手，涂抹洗手液（或肥皂），掌心相对，手指并拢相互揉搓。
>
> 第二步（外）是洗背侧指缝，手心对手背沿指缝相互揉搓，双手交换进行。
>
> 第三步（夹）是洗掌侧指缝，掌心相对，双手交叉沿指缝相互揉搓。
>
> 第四步（弓）是洗指背，弯曲各手指关节，半握拳把指背放在另一手掌心旋转揉搓，双手交换进行。
>
> 第五步（大）是洗拇指，一手握另一手大拇指旋转揉搓，双手交换进行。
>
> 第六步（立）是洗指尖，弯曲各手指关节，把指尖合拢并在另一手掌心旋转揉搓，双手交换进行。
>
> 第七步（腕）是洗手腕、手臂，揉搓手腕、手臂，双手交换进行。
>
> **儿歌《洗手》**
>
> 长袖变短袖，打开水龙头，小手冲一冲，关掉水龙头，肥皂抹一抹，手心搓一搓，手背搓一搓，换个手背搓一搓，手指缝里搓一搓，大拇指转一转，换个拇指转一转，手心挠一挠，换个手心挠一挠，手腕转一转，换个手腕转一转，打开水龙头，小手冲干净，关掉水龙头，小手甩三下，（1、2、3）毛巾擦一擦，小手变干净。

(2) 漱口。保教人员指导学前儿童餐点后拿自己的杯子接适量的温饮用水漱口，可通过儿歌帮学前儿童掌握漱口的方法。要告知学前儿童漱口后将杯子放到指定的地方，用自己的毛巾擦干嘴巴。

> **小贴士**
>
> 儿歌《漱口》
>
> 手拿小水杯，喝口温开水，咕噜咕噜咕噜咕噜，吐出水。
>
> 儿歌《漱口歌》
>
> 饭后接杯温开水，送到嘴里咕噜噜，吐出饭菜小渣渣，再把小嘴擦干净。

(3) 擦嘴。保教人员指导学前儿童餐点后用专用毛巾擦嘴。盥洗室可挂镜子，学前儿童擦嘴时可通过照镜子的方法查看嘴巴是否擦干净。保教人员可通过儿歌帮学前儿童掌握擦嘴的方法。

> **小贴士**
>
> 儿歌《擦嘴》
>
> 小小毛巾双手托，对准嘴巴轻轻合，变成一块方手绢，擦擦折，擦擦折，照照镜子看一看，擦净嘴巴笑呵呵。

3. 指导幼儿有序排队盥洗

保教人员可创设相应的环境，通过环境的暗示指导学前儿童自理自立，如在盥洗室的地上贴控制点，学前儿童站在控制点上排队，避免拥挤；可在墙面上张贴不玩水的图示，通过图示教育学前儿童不玩水；可亲身示范，教给学前儿童不将水弄到台面、地面的方法。保教人员教育学前儿童不在盥洗室逗留。盥洗结束，保教人员随时清理地面、洗手池台面、镜面水渍，保持盥洗室清洁干燥。

（二）饮水

水是人体不可缺少的重要物质，饮水是生活需要。学前儿童新陈代谢旺盛，每天更需要保证一定的饮水量。要培养学前儿童口渴了会自觉饮水，主动饮用适量白开水的习惯。

（1）创设良好的饮水环境。提供饮水的设备，如水桶、饮水机、水杯等。放水桶及水杯的地方应比较宽敞，适宜学前儿童高度，便于学前儿童取放。保教人员可以根据不同季节、不同天气掌控好饮用水的温度。在水龙头的下方放个空桶,避免学前儿童接水时水流到地上。创设饮水区和等候区,避免拥挤和消极等待。

(2)指导学前儿童饮水。学前儿童要学会拿自己的水杯接水,掌握正确的接水方法(拿水杯—排队—打开水龙头接水—接适量的水—关掉水龙头—到旁边喝水—放杯子)。环境中有引导学前儿童排队的标识,指导学前儿童有序接水,不相互拥挤。接适量的水时,最好能告诉学前儿童适量的水在杯子的什么位置。指导学前儿童将喝不完的水倒到水池。饮水时不说话、不打闹、不到处乱走,以防呛水、洒水。

(3)指导学前儿童饮水的次数及饮水量。一天中有自由与定时喝水的时间。要营造自由饮水的环境,学前儿童口渴了要会自主饮水。中班、大班的保教人员可通过与学前儿童互动(如询问学前儿童今天喝了几次水,学前儿童每喝完一次水,就给其贴一颗星等),引导学前儿童自主喝水。同时,鼓励学前儿童乐意饮用白开水。对于有特殊需求的学前儿童,保教人员要予以特别关注。

案例6-4

保障学前儿童一日饮适量的水

早晨入园时,总有个别家长来到老师面前说:"老师,麻烦你让我的孩子多喝点儿水,他最近有些不舒服。"下午离园时,有些家长一接到孩子,就拿出事先准备好的白开水或各种饮料让孩子喝。出现以上现象,无疑是因为家长觉得孩子在园饮水量不足。

针对此现象,教师召开家长会。家长会开始,教师抛出问题,学前儿童每天需要喝多少白开水?喝白开水对他们有什么好处?果汁、饮料是否可以替代白开水?经过一番讨论后,教师将学前儿童在园一日基本的饮水量与饮水时间告诉家长。学前儿童在园每日上午、下午各有1~2次集中饮水的时间,每次饮水量100~150毫升。幼儿园会根据季节变化酌情调整饮水量。针对个别幼儿,教师会提醒其饮水。教师还通过营造环境(如询问学前儿童是否喝水,喝了几次等)的方式提醒学前儿童喝适量的水。家长听之,放心多了。

(三)如厕

如厕指学前儿童在园大、小便。保教人员要培养学前儿童在幼儿园如厕的习惯,使其逐步学会按需如厕并尝试自理。

（1）创设良好的如厕环境。尽量营造"家"的氛围，设施安全、美观，便池尺寸适合不同年龄段的学前儿童使用，有扶手、有间隔。学前儿童的厕所需要男女分厕并做标记。学前儿童能根据标记选择厕具。厕所要不定时冲洗，学前儿童便后及时冲洗。厕所一天定时消毒两次，一次是幼儿午睡的时候，一次是幼儿离园后，做到干净、整洁、无异味、舒适、防滑，尤其是遇到雨雪天气，要做好防滑措施。勤擦扶手、挡板、定时用消毒水擦拭消毒，放置厕纸的袋子或箩筐也要定期清洁、消毒。准备学前儿童便纸，厕纸的长度为20厘米左右，应放在学前儿童随手可取到的地方。

（2）营造自主如厕的氛围。保教人员提醒学前儿童如厕时，语气要亲切、柔和、不强制其大小便，允许学前儿童根据需要随时大小便，并在每个活动过渡环节提醒学前儿童，教育学前儿童不憋尿。对个别小班、刚入园大小便困难或不会蹲、不适应在幼儿园如厕的学前儿童，教师要给予帮助，如教给方法、陪伴，同时联系家长，取得家长配合，家园教育一致，尽快消除学前儿童的心理紧张感和恐惧感，使学前儿童逐步学会在幼儿园大小便。有些学前儿童将大小便拉弄在身上，保教人员要及时处理，态度和善，多宽容、不指责。

（3）指导学前儿童正确如厕。保教人员应告知刚入园的学前儿童正确的蹲的方法、蹲的位置，以及蹲在哪里不容易把大小便弄到便器外；指导学前儿童正确脱裤子，如裤子脱到什么位置既不会将大小便弄到身上，又不会受凉；指导学前儿童整理衣裤。小班的学前儿童可以在保教人员的指导下进行，中班、大班的学前儿童应学会自己穿脱裤子。尤其是冬天，保教人员要指导学前儿童一层一层地将裤子往上拉，将内衣塞进裤子里；指导中班、大班学前儿童正确使用便纸、便后清洁，如冲便物、便后及时洗手；指导学前儿童安静有序如厕，不在厕所逗留玩耍打闹。保教人员可以通过儿歌或图示指导学前儿童如厕。

> **小贴士**
>
> **儿歌《如厕》**
>
> 小朋友，要知道，及时如厕很重要。进出厕所守规则，看清标记不滑倒。安全卫生记心里，争做文明好宝宝。
>
> **儿歌《如厕啦》**
>
> 卫生间，地板滑，轻步慢行不擦滑。先方便，后洗手。卫生安全记心头。

（4）关注个体差异。有的学前儿童一日中需要如厕的次数比较多，保教人员要提醒其按需如厕。对于如厕有困难的学前儿童，保教人员要给予个别照顾。入园前，有些学前儿童习惯用纸尿裤；入园后，保教人员要及时与家长联系，帮助学前儿童逐步适应，不用纸尿裤。对于在家习惯用马桶的学前儿童，保教人员要教学前儿童蹲着如厕的方法，逐步习惯在园蹲着如厕。有的学前儿童有遗尿的现象，或常常要到很急才去厕所，保教人员要特别关注，及时提醒学前儿童如厕。

（四）餐点

学前儿童在园的餐点包括早餐、午餐、晚餐、上午的点心和下午的点心。幼儿园应根据学前儿童在园的时间及一日生活制度，制定具体的餐点次数和餐点时间。学前儿童的餐点工作需要后勤人员和保教人员密切配合。

后勤人员主要有分管后勤的副园长、卫生保健人员、厨师、总务等。后勤人员要精心、科学准备学前儿童的食品，在前一周共同制定学前儿童的食谱。卫生保健人员根据学前儿童营养状况提供食品的方案，总务负责采买新鲜食材。厨师烹饪适宜学前儿童吃的食品，给有特殊需要的学前儿童准备适宜的食品。

保教人员主要负责学前儿童在用餐方面的工作。

（1）布置用餐环境及准备用具。学前儿童有固定的用餐地点，用餐环境应干净、整洁，有餐厅的氛围。进餐前，保教人员戴好帽子、口罩、围兜，保持餐桌的整洁。餐桌要做到"三清"，以保证桌面清洁干净。保教人员应提供干净的、尺寸适宜学前儿童使用的碗、勺、筷子等餐具。

（2）保证进餐时间。学前儿童有充足的进餐时间，进餐时间一般控制在30～45分钟。时间太短，学前儿童可能无法充分咀嚼，不利于消化；时间太长，学前儿童边玩儿边吃，不利于良好饮食习惯的养成。

（3）保教人员有序组织进餐活动。进餐前，保教人员将餐具、毛巾等用品摆放在学前儿童可以自取的地方。学前儿童餐前不进行剧烈运动。保教人员可组织安静的活动，如开展食谱播报活动，以激起学前儿童的食欲，餐前保教人员可以组织学前儿童有序排队，指导学前儿童用七步洗手法正确洗手，鼓励并指导学前儿童正确用勺、夹子自取餐点，按自己的食量取适量的食物。

> **小贴士**
>
> **"三清"桌面**
>
> 桌面先用清水擦干净，接着用250毫克/升含氯消毒液擦拭。20分钟后，再用清水巾擦净桌面。使用专用抹布，自上而下、从左到右，再擦四角边缘，抹布勤搓洗，湿度以不滴水为宜。餐桌每天要进行腿和桌面底部的清洁工作。

进餐时，要创设和谐的进餐环境。保教人员可播放轻音乐调节学前儿童用餐的情绪，不处理问题，不引起学前儿童哭泣，允许学前儿童之间对饭菜等问题进行小声交流。针对不同年龄的学前儿童，保教人员可运用不同的方法指导学前儿童进餐。例如，可通过儿歌、故事指导学前儿童正确地使用筷子、勺子、调羹，并告其正确的坐姿等，培养学前儿童进餐能力，使其养成良好的进餐习惯，并鼓励中班、大班学前儿童自己添菜、添饭。对挑食的学前儿童，保教人员要多些耐心，根据学前儿童进餐心理特点，提高其进餐兴趣。对于体质瘦弱的学前儿童，保教人员要仔细观察，针对学前儿童用餐速度、进食量及对于食物的喜好，指导学前儿童专心用餐，以增加食量；对于体质肥胖的学前儿童，鼓励其细嚼慢咽控制吃饭速度，同时要指导其多吃蔬菜、少吃主食。要保证学前儿童的进餐时间，保教人员不要催促学前儿童。

> **小贴士**
>
> **儿歌《吃饭》**
>
> 一手拿勺，一手扶碗，身体坐直，两腿并拢，一口饭，一口菜，宝宝吃得好，干净又安静。

进餐后，可以开展整理与安静活动。保教人员指导学前儿童餐后整理食物残渣和桌子，将餐具放到指定地方；指导学前儿童餐后洗手、漱口、擦嘴；指导中班、大班学前儿童参与值日生工作，学习餐后收拾餐具和桌子。餐后不宜马上午睡，保教人员可以组织学前儿童开展散步、看书、玩儿玩具等安静活动。

（4）及时向家长反馈学前儿童在园食量、食欲、挑食情况。针对挑食及进餐习惯不良的学前儿童，保教人员应指导家长科学喂养，形成家园共育。

（五）午睡

全日制幼儿园有午睡的环节，半托的学前儿童中午在家午睡。学前儿童午睡的习惯能保障其身体机能的正常发育和心理的发展。为让学前儿童有良好的午睡习惯，保教人员需要做好以下几点。

（1）创设良好的午睡环境。学前儿童就寝前半小时要开窗换气，室内温度要适宜（15℃~24℃），睡眠环境安静、舒适、整洁，阳光不宜太强，也不宜太黑。学前儿童有自己的床铺、被褥。学前儿童床铺、被褥的长度和宽度适宜。

（2）做好午睡前的保教。午睡前保教人员组织学前儿童如厕，更换拖鞋、睡衣、整理脱下的衣服，指导学前儿童入睡时盖好被子，避免着凉。保教人员可帮助整理被褥，指导学前儿童保持正确的睡姿安静入睡（右侧卧或仰卧），及时纠正有不良睡姿的学前儿童；指导学前儿童安静入睡，入睡前不说话，不与同伴嬉戏玩耍，不影响同伴入睡，不带玩具到床上玩；教育学前儿童不在被窝儿里玩儿衣物，不吸吮手指、嘴唇等。

(3) 做好午睡中的保教。保教人员要用轻声说话，语气柔和，随时巡视学前儿童午睡的情况，如盖被子、脸色、呼吸等，并要关注个体差异，如入睡慢的学前儿童、不睡觉的学前儿童、睡眠中会遗尿的学前儿童、睡眠时间短的学前儿童，针对个体差异采取适宜的教育策略。例如，对于会遗尿的学前儿童，保教人员要时刻关注他，掌握其遗尿的规律，轻声提醒他如厕。保教人员要随时检查学前儿童睡姿，避免不良睡姿影响学前儿童的心脏、血液循环、肺部、脑部等机能的良好发育。

(4) 做好起床的保教。保教人员提醒学前儿童按时起床时，可轻声叫醒仍在睡眠中的学前儿童，指导学前儿童按顺序穿衣、裤、袜、鞋，指导其先坐在床上穿上衣，然后再坐在床沿，上铺的学前儿童下来坐到下铺床沿依次穿裤子、袜子、鞋子。自理能力差的学前儿童，保教人员单独指导其穿脱衣服、整理物品，提醒穿脱衣服动作慢的学前儿童要按时起床，教育学前儿童不边玩儿边穿衣服。

(5) 指导学前儿童整理衣着、床铺。寝室内应安装适宜学前儿童照的镜子。保教人员指导学前儿童到镜子前观察自己穿着是否整齐，鼓励并指导中班的学前儿童学习整理床铺，指导大班学前儿童自己整理床铺。女孩儿应主动地拿自己梳子找老师梳头。

(6) 指导学前儿童自主盥洗。学前儿童离开寝室后，保教人员组织学前儿童有序进行如厕、盥洗、喝水等活动。

(7) 及时向家长反馈学前儿童入睡情况。有些学前儿童入睡慢或没有午睡习惯，保教人员应指导家长调整其生活作息，让学前儿童早睡早起，周末的作息尽量与幼儿园保持一致。

（六）整理

整理是学前儿童自我服务及为集体服务的重要的内容，是学前儿童重要的生活能力。学前儿童在园一日生活的整理有穿脱衣服，整理个人物品，整理用具、玩具。为培养学前儿童良好的整理习惯，保教人员要注意以下几方面。

(1) 创设自理的环境，如要有摆放玩具、材料、图书、活动器材、学前儿童书包的专柜或场地，专柜有明显的标识。

(2) 学前儿童的衣服、鞋子等要简单实用，便于自己穿脱。

(3) 通过游戏、儿歌、故事等方式让学前儿童知道整理物品、穿脱衣服的正确方法，并指导学前儿童逐步掌握。

> **小贴士**
>
> 儿歌《穿套头衫》
>
> 儿歌一：一件衣服四个洞，宝宝钻进大洞洞，脑袋钻出中洞洞，小手伸出小洞洞。
>
> 儿歌二：爬爬爬，爬爬爬，抓住衣边往下滑，最先露出脑袋瓜。捏住袖口伸进去，左手右手伸出来，最后把衣边往下拉。
>
> 儿歌三：衣服前面贴肚皮，抓住大口头上套，脑袋钻出大山洞，胳膊钻出小山洞。
>
> 儿歌四：纽扣、花纹和领洞，一起压到下面去，双手捏住大洞洞，脑袋钻出中洞洞，小手伸出小洞洞。
>
> 学穿衣儿歌

（4）学前儿童自己能整理的让学前儿童自己整理，学前儿童不会整理的保教人员要耐心指导，避免过度保护和包办代替，要鼓励并指导学前儿童自理、自立的尝试。

（5）家园联系。让家长明确不同年龄段学前儿童整理的学习与发展目标，保教人员指导家长根据学前儿童的能力创设能让学前儿童参与整理的环境与机会，告知家长要让学前儿童参与力所能及的家务劳动，如整理自己的衣物、餐前参与摆放餐具、学习摘菜、帮助扔垃圾等。

三、户外自主活动安排中的卫生

学前儿童新陈代谢旺盛，耗氧量大。学前儿童大脑的耗氧量占全身总耗氧量的50%，脑组织对缺氧的耐受力差，多在户外新鲜空气中活动，可以保证氧的供应，减少呼吸道感染的风险，促进大脑的血液循环和供养，提高大脑对机体的控制能力及反应能力的灵敏度、准确度。同时，户外活动可以使不同性质的区域交替兴奋和抑制，避免疲劳。[①] 学前儿童年龄越小，越需要在户外活动，空气和阳光是保障学前儿童健康的自然条件。《幼儿园工作规程》指出，在正常情况下，幼儿户外活动时间（包括户外体育活动时间）每天不得少于 2 小时，寄宿制幼儿园不得少于 3 小时；高寒、高温地区可酌情增减。《3—6 岁儿童学习与发展指南》指出，幼儿每天的户外活动时间一般不少于 2 小时，其中体育活动时间不少于 1 小时，季节交替时要坚持；气温过热或过冷的季节或地区应适当调整，选择温度适宜的时间段开展户

---

① 王雁. 学前儿童卫生与保健[M]. 北京：中央广播电视大学出版社，2010：168.

外活动，也可根据气温的变化和幼儿的个体差异，适当减少活动的时间。大自然是活教材，蕴含丰富的教育契机，应尽量让幼儿在户外活动。保教人员应做好组织工作。

活动前，首先，保教人员应观察户外环境状况，如观察户外天气、温度状况。其次，保教人员应与学前儿童建立户外活动的基本的规则，如不随便离开指定地方，不破坏户外环境、设施、花草树木，遇到困难及时告知教师等。最后，保教人员应了解学前儿童身体状况，对于行动不方便或不舒服的学前儿童要为其准备相应的物品。

活动中，保教人员应观察学前儿童的活动状况，及时了解学前儿童的出汗情况，调整学前儿童的穿衣。引导学前儿童口渴了要及时补充水分，指导学前儿童少量多次饮水，避免因为一次喝下大量的水而增加心脏的负荷，造成胃肠的不适应。培养学前儿童的自我保护意识，提醒学前儿童注意安全，不离开集体或到隐蔽处玩耍，不玩儿危险的游戏。

活动后，组织学前儿童清洁手、脸和脏衣服。引导学前儿童正确使用毛巾，将额头、身上的汗擦干。对于出汗较多的学前儿童，教师应及时指导其换下湿内衣。当学前儿童情绪平稳、不再出汗时，教师提醒学前儿童及时穿上衣服，以免着凉。

四、活动区游戏安排中的卫生

活动区是根据活动内容的类别对空间进行划分后的区域，是一个空间划分的概念。活动区一般有表现性活动区（装扮区、表演区、建构区、美工区）、探索性活动区（益智区、科学区、沙水区、种植饲养区）、运动性活动区（固定运动器械区、可移动运动器械区、自然游戏区）和欣赏性活动区（阅读区、展示区），这四大类型的活动区覆盖了学前儿童发展的五大领域。幼儿园要创设多元的活动区，让学前儿童有更多的机会、充足的时间在不同的环境中玩耍。要建立活动区游戏的常规，让学前儿童在多元的环境中通过游戏进行自主学习。

游戏前，保教人员应注意以下几方面内容：根据各游戏区的性质和功能，科学合理地规划活动区，围绕目标提供适宜的操作材料；注意材料的安全性、操作性、层次性、趣味性等。

游戏中，保教人员应注意以下几方面内容：鼓励学前儿童自主选择活动内容，引导学前儿童专注、持续活动，与学前儿童共同制定活动区游戏规则，督促学前儿童自觉遵守；保证活动区游戏时间，观察了解学前儿童游戏情况，及时进行有针对性的指导；根据学前儿童的游戏情况及时调整和更换游戏材料。

游戏后，保教人员应注意以下几方面内容：引导学前儿童有序取放和整理活动材料；根据需要组织学前儿童交流分享，通过交流分享提升学前儿童的经验。

幼儿园有四大不同功能活动区，每一类型又有多种。不同的活动区，性质功能不同，保教内容也应有针对性。下面主要介绍运动性活动区、美工区、阅读区。

（一）运动性活动区

运动性活动区是以粗大动作练习为主要内容的活动区域。但是，运动性活动区不只是孤立地用来发展粗大动作，而是通过粗大动作的自发练习促进学前儿童全面和谐发展。在组织运动性活动区的游戏时要特别关注运动安全与运动卫生。

1. 运动前

（1）注意运动场所安全。运动场地要干净、整洁。运动场地要多元化，兼有天然草地、人工草地、塑胶地、硬质地、沙地等各种质地的场地。地貌丰富，凹凸不平，兼有小土坡、斜坡、沟壑等。

（2）注意运动设施安全。运动设施和运动器械应该是牢固、安全、无毒、无气味的，符合卫生要求。运动器械符合学前儿童的年龄特点。幼儿园要建立起有专门负责运动场所和运动器械的安全责任工作小组，定时到各场地和对各种固定器材进行检查，器材的绳索破旧了应及时更换、螺丝松了及时旋紧，对木制的器材及时进行维修和处理。教师在运动前、运动后应对设施进行仔细检查，发现安全隐患及时上报。

（3）检查学前儿童着装。教师应检查学前儿童活动时的服装是否宽松、合体、不妨碍学前儿童运动；检查衣服上是否有链子或圆环等金属、硬质的饰物；检查鞋子是否适合运动，鞋带或粘扣是否系牢，防止学前儿童在游戏中摔倒，发生安全事故。提醒学前儿童穿适量的衣服。与家长联系，尽量给学前儿童穿运动服、运动鞋、不穿带帽子的衣服。

（4）检查学前儿童人数。外出运动前，教师应进行点名，并告知学前儿童进行运动的场地，以及在场地上应注意安全。

（5）准备户外饮用水装备。每个学前儿童应有户外水壶，保育员协助学前儿童接适量适温的饮用水，方便学前儿童户外活动时随时喝水，补充水分。

（6）提醒学前儿童如厕、喝水。运动前，教师应询问学前儿童是否需要如厕，让其尽量不在锻炼时大小便，尽量不憋尿，外出前提醒学前儿童喝适量的水。

（7）有序到达运动场地。教师应组织学前儿童排队有序到达运动场地，提醒学前儿童行走中不推不挤，不嬉戏打闹。

（8）充分热身。运动前，教师组织学前儿童充分热身，因为热身可以适当提升心跳速度，增加体内血液的流量，快速激活呼吸，使心肺可以适应接下来的运动，避免在运动开始后因为热身不充分而导致心肺的不适。热身后人体大脑会进行各种复杂的调节，使机体处于一种兴奋的运动状态，进而使学前儿童能愉悦地参与运动。

热身既有全身性热身,也有针对运动内容进行的针对性的热身。学前儿童通过热身可拉伸筋骨,使身体各关节、各部位得到充分活动。

2. 运动中

(1) 关注运动安全。学前儿童的运动项目要科学,不安排可能引起结构性运动伤害的项目,如拔河、倒立、掰手腕等。关注运动中的环境,确保学前儿童游戏中的安全,做好运动项目的保护。例如攀爬架比较高,教师要站在旁边保护。运动线路要科学,避免相互碰撞。

(2) 关注运动量与运动强度。要遵循人体机能变化规律安排运动内容。控制运动负荷、运动强度、运动密度。体弱多病的学前儿童要控制运动量。可通过面色、出汗量、呼吸、动作、注意力、反应力、情绪判断学前儿童的生理负荷。学前儿童运动密度一般为30%~60%,体育活动的平均心率为130~160次/分。学前儿童体育活动运动负荷参考数据如表6-3所示。学前儿童体育活动生理负荷一览表如表6-4所示。

表6-3 学前儿童体育活动运动负荷参考数据[1]

项目	指标		
	小班	中班	大班
体育活动时间	15~20分钟	20~25分钟	25~30分钟
体育活动的平均心率	130~160次/分		
运动密度	30%~60%		

表6-4 学前儿童体育活动生理负荷一览表[2]

项目		生理表现		
		轻度疲劳	中度疲劳	非常疲劳
运动中	面色	稍红	相当红	十分红或苍白
	出汗量	比平时稍多	较多	大量出汗
	呼吸	比平时稍快	显著加快加深	呼吸急促、表浅、节律紊乱
	动作	动作协调,步态轻稳	协调性、准确性和速度降低	动作失调,步态不稳,用力颤抖
	注意力反应力	注意力集中,反应正常	能集中注意力,但不够稳定,反应力减弱	注意力分散,反应迟钝
	情绪	情绪愉快	略有倦意,但不够稳定,情绪一般	厌倦运动,精神恍惚,疲惫

---

[1] 王占春. 幼儿体育教学法 [M]. 北京:人民教育出版社,1986:114. 引用时有改动。
[2] 王占春. 幼儿体育教学法 [M]. 北京:人民教育出版社,1986:117. 引用时有改动。

续表

项目		生理表现		
		轻度疲劳	中度疲劳	非常疲劳
运动后	食欲	饮食较好，食欲有所增加	食欲一般，有时略有降低	食欲降低，进食量减少甚至出现呕吐现象
	睡眠	入睡较快，睡眠质量良好	入睡较慢或一般，睡眠一般	很难入睡，睡眠质量差
	精神	精神爽快、情绪愉悦、稳定	精神略有不振，情绪一般	精神萎靡、疲倦无力

（3）关注个体。针对不同能力和健康状况的学前儿童给予不同的要求。例如，对于身体不舒服的学前儿童，其运动量可以相对减少；对于习惯性脱臼的学前儿童，可引导他尽量不参加悬垂、拖拉的运动。

3. 运动后

（1）充分放松。运动结束后教师要带领学前儿童做 3~5 分钟的放松运动，调整学前儿童的情绪及身体机能，减轻运动疲劳，减少运动伤害。运动后做放松，会让肌体各个部位逐渐适应从运动到停止运动这一变化，保护身体健康。运动时消耗能量会让肌肉中聚集许多代谢物，如乳酸，如果不进行放松，会产生乳酸堆积。

（2）整理运动器械。运动后，教师应指导学前儿童收拾、整理运动器械，将运动器械归位，摆放整齐。

（3）运动后盥洗、如厕、饮水。运动后，教师应组织学前儿童盥洗、如厕、有序饮水，提醒学前儿童一次不能喝下大量的水，要少量多次地饮水。

（4）运动后着装。运动后，教师要引导学前儿童正确使用毛巾将额头、身上的汗擦干，对于出汗较多的学前儿童，要引导其换下湿衣服。如果天气比较冷，要提醒学前儿童及时穿上外套，避免着凉。

（二）美工区

美工区是学前儿童自主地进行绘画和手工制作的场所，既为学前儿童提供精细动作练习的机会，也为学前儿童提供审美表征的创造条件，更是创造性教育的重要场所。美工区的保教要关注以下几方面。

活动前，要根据学前儿童年龄特点和经验创设美工区的环境。有条件的幼儿园可创设专用的美工区，也可以在活动室创设美工区。美工区的环境应比较宽敞、安静、明亮，最好靠近水池。美工区应具备以下条件：有供摆放材料的柜子，柜子高度适宜，方便学前儿童自主取放材料；有学前儿童从事操作活动的桌面；有可挂放工作服、展示作品、放置未完成作品的地方。美工区应提供丰富的材料，如绘画活动材料（绘画纸、水彩笔、蜡笔、油画棒、粉笔、颜料、画笔等）、纸工活动材料（各色彩纸、剪刀、胶水、抹布、双面胶、透明胶、小箩筐等）、泥工活动材料（各种彩色泥、配套用具、抹布、辅助工具等）。这些材料要符合国家卫生、安全标准，并分类装在容器内，容器要有标识，便于学前儿童收拾整理。

活动中，要创设良好的活动氛围，鼓励学前儿童大胆想象与创作，肯定学前儿童的想法与表达方式，给予学前儿童积极的创作体验。指导学前儿童尽量保持良好的坐姿。根据学前儿童年龄特点与经验，指导学前儿童正确、安全使用剪刀和胶水等工具，告诫学前儿童在活动中不做危险的动作，如笔尖不对着同伴，递剪刀给同伴时要把剪刀柄朝着对方等。培养学前儿童良好的卫生习惯，如画画儿时不把画笔弄到衣裤上、颜料不到处洒、剪下的纸屑放到垃圾桶里。指导学前儿童及时用抹布擦桌面、地面的污渍。

> **案例 6-5**
>
> **颜料"盛装"**
>
> 小班的学前儿童正在自选材料画画儿，奇奇选择了水粉颜料画画儿，红色的水粉滴到身上，奇奇觉得很好看，就将画笔画在自己身上。丫丫看到说："你也画到我的衣服上。"说着，奇奇在丫丫身上画了起来。丫丫还将水粉画到自己脸上，边画边说："我哥哥把蛋糕的奶油画到脸上扮演老虎，真威猛。"几分钟后，奇奇和丫丫的身上、脸上都是颜料。思思看见了大叫起来："老师，快来看奇奇和丫丫！"教师看到了，带着奇奇和丫丫到盥洗室洗漱，指导他们换下满是颜料的衣服，边指导边说："颜料不能随便弄到身上。"奇奇说："颜料涂在衣服上，衣服更漂亮。"教师说："你想用颜料装饰自己的衣服，得找专门的衣服来装饰。不是每件衣服都可以用颜料装饰的。用颜料画画儿时要穿罩衫，颜料弄到罩衫上没关系，不会影响衣服的美观。"奇奇和丫丫明白了教师说的话，说："我知道了。"

活动后，应引导学前儿童收拾整理材料，让其将没有用完的材料归位。创作好的作品可以进行展示，没有创作完的作品可放置在专门柜子里，以便下次继续创作。

> **问题与思考**
>
> 观察与记录幼儿园某一美工区，结合上述美工区的保教要求，对该美工区进行评价，并尝试提出优化建议。

（三）阅读区

阅读区是学前儿童安静阅读图书的场所，是每个幼儿园必须创设的区域，建议每个班级活动室内都要设置阅读区，让学前儿童有机会在各种不同的活动中随时进行阅读。有条件的幼儿园可设置专门的图书室。阅读区的保教要关注以下几方面。

阅读前，要创设适宜学前儿童阅读的环境。阅读区应设置在亮度适宜、采光良好的位置，保证充足的光照亮度。光线不足时，可通过台灯辅助照明。要为学前儿童设计各式各样的座位，如沙发、垫子、地毯；座位的色彩、造型、材质、软硬度、大小各不相同，让学前儿童感受到温馨、舒适。阅读区的空间可以是开放与半封闭相结合的，因此，可以在阅读区放置一些小帐篷、纸箱子，营造有趣、独立的私密阅读空间及分享空间。需要注意的是，学前儿童所在的位置，一定是教师们视线所能看到的地方，避免因教师看不到而发生安全事故。阅读环境相对比较安静，最好不要和角色扮演区、舞台表演区、建构区这样的区域相邻。这些区域相对比较"热闹"，容易分散学前儿童的注意力，不利于专注阅读。

准备稳固的、圆角的书架，书架高度应与学前儿童的身高相匹配，让学前儿童可以看得到，也可以拿得到。书架高度能满足学前儿童随意拿取书籍的要求，书的封面向外而非书脊，最好平铺。这样除方便找书以外，还能够在视觉上激发学前儿童的阅读欲望。

图书数量要充足。一般情况下，图书数量按照进入阅读区学前儿童数量的 2~3 倍投放，定期进行更换，以保持学前儿童的新鲜感和兴趣。班级间轮换和让学前儿童从家里带来各自喜欢的书籍，都是充分发挥图书使用效率的方式。

图书的质量、图书的材料要符合相关卫生要求标准，材质不反光，字体大小适宜。图书内容健康，适合学前儿童阅读。图书的情节出乎意料、引人入胜、想象力丰富。图书的语言文字基于口语经验，与学前儿童的言语发展水平相适应。好的图书具有图的故事、文的故事和图文的故事。要根据学前儿童的年龄选择尺寸大小适宜的图书。有软装封面和腰封的图书，建议把软装封面和腰封拿掉，这样既方便学前儿童阅读，也避免了纸张划伤学前儿童。

图书角还可以放一些可供学前儿童修补图书的材料，如儿童剪刀、胶条、胶棒，供学前儿童随时修补图书。

阅读中，教师可以指导学前儿童端正坐姿。不在光线太强的地方阅读，也不在光线弱的地方阅读，光线弱时要提醒学前儿童开灯阅读。在阅读区还可播放轻音乐，帮助学前儿童静心阅读。

> **案例 6-6**
>
> **图书角阅读**
>
> 图书角铺有地毯，地毯上有沙发、靠垫、小桌子等，教师试图创设像家一样的阅读氛围，可是有的学前儿童将靠垫放在地上趴着看书，有的靠在沙发上看书，看去很"惬意"。小陈老师看到后，将学前儿童看书的不同姿势拍下。活动区游戏结束后，小陈老师播放坐姿端正看书的视频。学前儿童明白了什么是正确的看书姿势（胸离桌子一拳远、肩平、背直，书本可以放在桌上，也可以立起，立起后书本要往外斜）。接着，小陈老师展示了几张不同姿势的照片，让学前儿童找一找哪些看书姿势不对，怎样改正错误的看书姿势。

阅读后，教师应指导幼儿收拾整理图书，让其将书翻到封面，摆放整齐。

五、集体教学活动中的卫生

集体教学活动是教师有目的、有计划地组织班级所有学前儿童都参加的教育活动。学前儿童年龄越小，注意力越不容易集中，也越容易产生疲劳感。因此，不同年龄段幼儿集体活动的时长应根据其特点有所不同：小班一般为 15 分钟，中班一般为 25 分钟，大班一般为 30 分钟。同时，集体活动还要安排在学前儿童精力充沛、机能活动旺盛的时段。

集体教学活动基本是由教师完成，教师是组织集体教学活动的主体，保育员协助教师完成集体教学活动。教师和保育员的职责侧重点不同。

1. 教师的职责

教师根据学前儿童的年龄特点、学习与发展目标安排集体教学活动时间和活动内容，确保小班在 15 分钟左右完成教学内容，中班在 25 分钟左右完成教学内容，大班在 30 分钟左右完成教学内容。

活动前，教师根据教学计划做好活动准备（经验准备、活动材料、情境创设、座位调整等）。教师需特别关注学前儿童用眼卫生。教学活动场所光线适宜，学前儿童的座位要利于学前儿童直视教师及教师演示的玩具、教具。

> **案例6-7**
>
> **多变的座位**
>
> A教师组织集体教学活动时常常会根据需要变换学前儿童的座位。当需要使用多媒体课件时，A教师就示意学前儿童坐成三横排，面对屏幕；当开展音乐活动、不需要使用多媒体课件时，A教师就示意幼儿坐成马蹄形；当学前儿童游戏活动结束、需要小组合作交流分享时，A教师就示意学前儿童与自己合作游戏的同伴一起坐。集体活动前，A教师会通过图示暗示学前儿童，久而久之，学前儿童渐渐习惯按不同的需要坐座位。

活动中，教师应培养学前儿童良好的学习品质。在学习态度上，应让学前儿童做到以下几方面：①有好奇心和学习兴趣；②做事积极主动；③乐于想象和创造。在学习行为与习惯上，应让学前儿童做到以下几方面：①做事专注；②有一定的坚持性和责任感；③有一定的计划性；④能思考自己做过的事并从经验中学习。教师运用适宜的组织形式和多样的教学手段组织教学活动，营造平等、融洽的氛围，鼓励学前儿童积极参加学习活动，启发、支持学前儿童主动学习，促进学前儿童与教师、同伴、材料有效互动。教师要培养学前儿童良好的坐姿，注意保护学前儿童的视力，严格控制其看屏幕的时间及眼睛与屏幕的距离。

活动后，教师指导学前儿童整理玩具、教具，并适时反思，可以根据学前儿童情况随机调整教学行为和活动方案。

2. 保育员的职责

活动前，保育员向教师了解集体教学活动的目标、内容、时间、地点、需准备的玩具、教具。活动场地如果在室内，保育员应调节室内光线，若室内照明度不够，需要开灯照明，若光线太强，应适当拉上窗帘，并摆放好桌椅，准备玩具、教具。保育员主动询问教师是否需要协助制作玩具、教具，帮助教师准备并摆放好所需的教具和材料，协助教师摆放学前儿童的学具和学习材料，保证数量充足。对于中班、大班的学前儿童，保育员可指导值日生一起摆放。

活动中，保育员随时关注教师的教学行为与动态，根据需要及时给予教师必要的支持与帮助，如帮助教师出示、操作、演示教学用品和用具。保育员应随时关注学前儿童的行为，及时给予适时适宜的支持，如当学前儿童注意力不集中时，提醒其安静、认真倾听；当学前儿童坐姿不正确时，及时纠正；当学前儿童需要如厕时，给予支持。

活动后，保育员协助教师收拾整理活动中使用的玩具、教具和材料，并检查是否有缺损，组织学前儿童及时盥洗、如厕、饮水，向教师反馈自己看到学前儿童活动的状况，同时商量后续可开展的活动等。

第三节 幼儿园卫生保健管理

幼儿园卫生保健是保教内容中的重要一部分，保教结合可以为学前儿童创设良好的生活环境，预防传染病，降低常见病的发病率，培养学前儿童健康的生活习惯，保障学前儿童的身心健康。

一、幼儿园卫生保健人员配备与职责

（一）幼儿园卫生保健人员配备

幼儿园卫生保健人员可以是医师、护士和保健员。医师应取得卫生行政部门颁发的医师执业证书。护士应取得护士执业证书。卫生保健人员应具有高中以上学历，经过卫生保健专业知识培训，具备托幼机构卫生保健基础知识，掌握卫生消毒、传染病管理和营养膳食管理等技能。

托幼机构卫生保健人员应定期接受当地妇幼保健机构组织的卫生保健专业知识培训。

幼儿园卫生保健人员的人数按《托儿所幼儿园卫生保健管理办法》第十二条要求配比，文件中规定："托幼机构聘用卫生保健人员应当按照收托 150 名儿童至少设 1 名专职卫生保健人员的比例配备卫生保健人员。收托 150 名以下儿童的，应当配备专职或者兼职卫生保健人员。"[1]

---

[1] 中华人民共和国教育部，中华人民共和国卫生部. 托儿所幼儿园卫生保健管理办法［EB/OL］.（2010-10-26）［2021-06-30］. http：//www.gov.cn/flfg/2010-10/26/content_1730544.htm.

（二）幼儿园卫生保健人员职责

幼儿园卫生保健人员应贯彻国家教育方针，具有良好品德，热爱教育事业，尊重和爱护学前儿童，具有卫生保健专业知识和技能，以及相应的文化和专业素养，为人师表，忠于职责，身心健康。幼儿园卫生保健人员对全园学前儿童健康负责，能协助园长组织实施卫生保健方面的相关法规、制度并监督执行。幼儿园卫生保健人员具体职责有如下几方面。

（1）在园长的领导下，按照保健部门要求，制定幼儿园卫生保健工作制度，卫生保健计划，检查各项制度和计划落实情况。

（2）管理好学前儿童的膳食，针对学前儿童的营养状况制定每周带量食谱，保证按量供给，营养均衡。定期做好营养计算与分析，指导采买人员、食堂工作人员做好膳食烹饪、饮食卫生及餐具消毒工作。定时与不定时检查食品、饮水和环境卫生。

（3）负责学前儿童入园健康检查，定期组织学前儿童健康检查，包括晨检、午检和全日健康观察，发现问题及时上报幼儿园安全管理部门，并通知家长或护送至医院诊治；积极采取措施预防学前儿童意外伤害及做好意外伤害的紧急处理。加强对体弱儿的管理及患病儿童的全天观察工作。做好学前儿童健康档案管理、学前儿童体格发育测量及评价工作。

（4）做好对传染病的管理，要做到早发现、早隔离、早报告、早治疗，加强隔离室患儿的护理。做好传染病所发生班级的消毒、隔离、检疫工作，并协助疾病预防控制部门完成各项免疫接种工作。

（5）负责工作人员的健康工作，组织工作人员每年进行体检，负责新上岗人员体检工作。新上岗人员体检合格后方能就职。发现工作人员因患有某种疾病而不宜留园工作的，应及时报告给园长并给予调离。

（6）负责检查园内环境卫生、个人卫生及安全的工作，发现伤害隐患，及时采取措施，避免发生事故。

（7）指导保育员做好园内环境卫生、各项日常卫生、消毒工作。

（8）定期组织保教人员进行卫生保健知识、公共卫生知识的培训并做好指导工作。积极开展健康教育，做好常见疾病的预防与管理工作，采取有效措施预防学前儿童伤害。定期向家长宣传卫生防病知识，指导保教人员做好体格锻炼工作。

（9）根据妇幼保健机构的工作要求，完成各项卫生保健工作记录的填写工作，做好各项卫生保健工作记录的填写和各种统计分析的工作，并将数据按要求及时上报。

二、幼儿园保健室配备和管理

（一）幼儿园保健室配备

根据《托儿所幼儿园卫生保健管理办法》第十条规定，托幼机构应当根据规模、接收儿童数量等设立相应的卫生室或者保健室，具体负责卫生保健工作，卫生室应当符合医疗机构基本标准，取得卫生行政部门颁发的医疗机构执业许可证。

幼儿园保健室面积应不少于12平方米，设有学前儿童观察床，配备桌椅、药品柜、资料柜，有流动水或代用流动水的设施。

幼儿园保健室配备学前儿童杠杆式体重秤、身高计、国际标准视力表或标准对数视力表灯箱、体围测量软尺等设备，以供健康体检使用。

幼儿园保健室配备消毒压舌板、体温计、手电筒等晨检用品，配备消毒剂、紫外线消毒灯或其他空气消毒装置，配备棉签、碘伏、创可贴等常用的学前儿童擦伤消毒药品。

幼儿园还要设立隔离室，供发现传染病的学前儿童使用，保健室内还应配备档案资料室。

（二）幼儿园保健室管理

幼儿园保健室应有专门的配备和管理人员。幼儿园保健室应当符合医疗机构基本标准，取得卫生行政部门颁发的医疗机构执业许可证。幼儿园保健室不得开展诊疗活动，其配置应当符合保健室设置基本要求。

幼儿园保健室工作的任务是贯彻"预防为主"的方针，采取多种形式做好卫生宣传教育工作，积极培养学前儿童良好的卫生习惯，提高师生员工预防疾病的知识水平。

幼儿园保健室应按照卫生保健要求配备设备、物品和药品，并由保健人员负责管理。非保健人员、健康学前儿童和保教人员不得随便进入幼儿园保健室。上班时不得在幼儿园保健室内会客、干私活儿，中午休息时不得睡在学前儿童保健床上。

幼儿园保健室管理人员要做好保健室的清洁卫生工作，保管好保健室的财产物品、药品、台账，下班前检查门窗、水电是否关好。

三、幼儿园卫生保健制度

幼儿园根据《托儿所幼儿园卫生保健管理办法》《托儿所幼儿园卫生保健工作

规范》及《幼儿园工作规程》，系统、周全、规范地制定幼儿园卫生保健制度，通过制度落实幼儿园的卫生保健工作。

（一）一日生活制度

科学制定和安排适合学前儿童身心发育特点的一日生活制度，能帮助学前儿童养成健康的生活方式，这也是幼儿园一日活动有效开展的前提与保障。在制定一日生活制度时要关注以下几方面。

（1）主管园长、保健人员、保教人员根据学前儿童的生理、心理特点，以及本地区的季节变化和本托幼机构的实际情况，以家长的需求为依据，共同制订学前儿童一日生活作息计划，并力求取得家长的配合。

（2）科学安排学前儿童一日生活的内容。学前儿童的生活活动、游戏活动、学习活动等的时间、顺序和次数应合理，注意动静结合、集体活动与自由活动结合、室内活动与室外活动结合，不同形式的活动交替进行。

（3）保证学前儿童每日充足的户外活动时间。全日制学前儿童每日户外活动时间不少于2小时，寄宿制学前儿童每日户外活动时间不少于3小时，其中体育活动不少于1小时，寒冷、炎热季节可酌情调整。

（4）根据学前儿童年龄特点和学前儿童入托服务形式制定餐、点数，合理安排每日进餐和睡眠时间。学前儿童正餐间隔时间为3.5~4小时，进餐时间为20~30分钟/餐，餐后安静活动或散步时间10~15分钟，午睡时间根据季节以2~2.5小时/日为宜。

（5）保教人员和卫生保健人员应观察一日生活制度是否适宜，发现问题及时予以修正，以保证学前儿童在园生活的规律性和稳定性。

（二）膳食制度

幼儿园的膳食制度包括膳食管理制度和膳食营养制度，主要目的是保障幼儿园集体伙食的科学管理，保证学前儿童摄取合理平衡的营养，促进学前儿童生长发育与健康成长。

1. 膳食管理制度

（1）幼儿园食堂应当按照《中华人民共和国食品安全法》《中华人民共和国食品安全法实施条例》及《餐饮服务许可管理办法》《餐饮服务食品安全监督管理办法》《学校食堂与学生集体用餐卫生管理规定》等有关法律法规和规章的要求，取得餐饮服务许可证，建立健全各项食品安全管理制度。

（2）为确保食品的质量，学前儿童食品应当在具有食品生产许可证或食品流通许可证的单位采购。幼儿园进货前必须进行采购查验及索票索证，应建立食品采购和验收记录体系。幼儿园禁止加工变质、有毒、不洁、超过保质期的食物，不得制作和提供冷荤凉菜。留样食品应当按品种分别盛放于清洗消毒后的密闭专用容器内，在冷藏条件下存放48小时以上；每样品种不少于100克，以满足检验需要，并做好记录。

（3）学前儿童膳食应当由专人负责，学前儿童伙食应实行民主管理。成立膳食委员会，膳食委员会由园长、膳食管理人员、保健人员、保教人员、财务人员、家长代表组成，定期召开会议，进行民主管理。

（4）幼儿园教职工膳食与学前儿童膳食的储存和制作要严格分开，学前儿童膳食费应专款专用，每月公布账目，每学期膳食收支盈亏不超过2%。

（5）学前儿童食堂应当每日清扫、消毒，保持内外环境整洁。食品加工用具必须生熟标识明确，分开使用、定位存放。餐饮具、熟食盛器应在食堂或清洗消毒间集中清洗消毒，消毒后存放并保持其清洁。库存食品应当分类、注有标识、注明保质日期，并定位储藏。

（6）各班要每天统计学前儿童出勤人数，食物保管人员按人数出仓原材料。炊事员根据各班当天报来的实际人数烹饪食物，尽量做到少剩食品，不浪费。

（7）进餐环境应当卫生、整洁、舒适。餐前做好餐具和餐桌及学前儿童个人卫生的准备工作。两餐间隔时间不少于3.5小时。培养学前儿童良好的饮食行为和卫生习惯。

（8）开展能够激发学前儿童食欲的活动，保证学前儿童愉快地用餐。教育学前儿童不挑食、不浪费粮食，尽量做到"光盘行动"。

2. **膳食营养制度**

（1）幼儿园应当根据学前儿童生理需求，以《中国学龄儿童膳食指南（2016）》为指导，根据中国居民膳食营养素参考摄入量和学龄儿童各类食物每日参考摄入量，制订学前儿童膳食计划。

（2）根据膳食计划制订带量食谱，带量食谱1~2周更换1次。食物品种要多样化且搭配合理。

（3）在主副食的选料、洗涤、切配、烹调的过程中，方法应当科学合理，减少营养素的损失，符合学前儿童的清淡口味，达到营养膳食的要求。烹调食物注意色、香、味、形，提高学前儿童的进食兴趣。

（4）幼儿园至少每季度进行1次膳食调查和营养评估。学前儿童热量和蛋白质平均摄入量全日制幼儿园应当达到 DRIs 的 80%，寄宿制幼儿园应当达到 DRIs 的 90%。维生素 A、维生素 B_1、维生素 B_2、维生素 C 及矿物质（如钙、铁、锌等）应当达到 DRIs 的 80%。三大营养素热量占总热量的百分比是蛋白质 10%~15%，脂肪 20%~30%，碳水化合物 55%~65%。每日早餐、午餐、晚餐热量分配比例为 30%、40% 和 30%，优质蛋白质占蛋白质总量的 50% 以上。

（5）有条件的幼儿园可为贫血、营养不良、食物过敏等学前儿童提供特殊膳食。不提供正餐的幼儿园，每日至少提供 1 次点心。[①]

（三）体格锻炼制度

有规律地进行身体活动、保证充足的睡眠及合理的营养、减少静坐时间可促进学前儿童生长发育，预防超重肥胖的发生，并让学前儿童保持旺盛的精力进行学习活动与游戏活动。

（1）幼儿园应当根据学前儿童的年龄及生理特点，每日有组织地开展各种形式的户外身体活动，时间至少为 2 小时。中等强度的身体活动时间累计达 60 分钟，其中每周至少组织 3 次高强度的身体活动，包括抗阻力运动和骨质增强型运动。看视频时间每天不超过 2 小时，越少越好。

（2）利用日光、空气、水进行"三浴锻炼"，有计划地利用器械进行学前儿童体格锻炼。做好运动前的准备工作。运动中注意观察学前儿童面色、精神状态、呼吸、出汗量和学前儿童对锻炼的反应，若有不良反应要及时采取措施或停止锻炼；加强运动中的保护，避免运动伤害。运动后注意观察学前儿童的精神、食欲、睡眠等状况。

（3）保证学前儿童室内外运动场地和运动器械的清洁、卫生、安全，做好运动场地布置和运动器械的准备工作。定期进行室内外安全隐患排查。

（4）全面了解学前儿童健康状况，对肥胖学前儿童制订特殊的体格锻炼计划，患病学前儿童停止锻炼，对于体弱学前儿童的体格锻炼进程适当放慢，时间可缩短，并实时监控学前儿童的运动过程。

（四）日常消毒制度

托幼机构环境和物品预防性消毒方法

幼儿园日常消毒是预防疾病发生及切断传染病传播途径的一项重要举措，主要有环境的卫生消毒，学前儿童个人毛巾、杯子、床铺的清洁与消毒，室内空气的消毒等。保健人员要制定一整套适合本园的卫生消毒制度，制度应包括具体幼儿园各种环境及各类物品消毒的次数、消毒

---

① 中华人民共和国卫生部. 托儿所幼儿园卫生保健工作规范 [EB/OL]. (2012-05-22) [2021-06-30]. http://www.gov.cn/zwgk/2012-05/22/content_2142591.htm.

的方法及各岗位人员的职责，并严格执行。保健人员要检查各类人员消毒记录本，了解其是否按规定和按时进行清洁和消毒。幼儿园各种环境及各类物品具体的消毒方法可参照《托儿所幼儿园卫生保健工作规范》中托幼机构环境和物品预防性消毒方法，由保健人员负责消毒工作的技术指导并检查执行效果。

（五）学前儿童常见疾病预防与管理制度

学前儿童常见疾病主要有呼吸系统疾病、消化系统疾病、营养性疾病、五官常见疾病等。幼儿园要对学前儿童常见疾病建立预防、检查、登记和治疗制度。保健人员要配合各部门做好常见疾病的预防与管理工作，具体包括以下几个方面。

（1）配合保教人员开展健康教育活动，丰富学前儿童的卫生知识，培养良好的卫生习惯。保障学前儿童膳食合理平衡，保证学前儿童睡眠充足；加强学前儿童体格锻炼，增强学前儿童体质，提高其对疾病的抵抗能力。

（2）指导保教人员开展学前儿童心理卫生知识的教育活动，发现有心理行为问题的学前儿童，应及时告知家长，并到医疗卫生机构进行诊疗。

（3）定期检查学前儿童的眼、耳、口腔，发现视力低常、听力异常、龋齿等问题及时进行登记管理，并与教师反馈。教师联系家长及时带学前儿童到医疗卫生机构进行诊断及矫治。

（4）对学前儿童进行定期体检，了解学前儿童的营养状况。对患有贫血、营养不良、肥胖等营养性疾病的学前儿童进行登记管理，对于患有中重度贫血和营养不良的学前儿童，除进行专案管理外，还需要协调厨师、教师和家长，多方人员配合，对其进行科学的食物治疗。

（5）对有先天性心脏病、哮喘、癫痫等疾病的学前儿童，以及对有药物过敏史或食物过敏史的学前儿童进行登记，及时与教师联系，与教师一起加强日常健康观察和保育护理工作。

（六）传染病预防与预后制度

幼儿园应贯彻"预防为主"的方针，做好传染性疾病的预防工作。当发现学前儿童患传染病，应采取积极措施，控制传染病的蔓延。幼儿园要有传染病的预防和预后制度。传染病预防制度包括建立并实施科学规范的晨检制度、日间观察制度、消毒制度和预防接种制度。传染病预后制度是指传染病发生后的措施。发现传染病疫情或疑似病例后，幼儿园应当立即向属地疾病预防控制机构报告（详细内容参阅第三单元）。

（七）健康检查制度

健康检查包括学前儿童健康检查和幼儿园保教人员的健康检查制度。

1. 学前儿童健康检查制度

（1）入园检查制度。学前儿童入园前必须进行体格检查，验乙肝五项、血色素，体检合格后方可办理入园手续，同时要了解学前儿童的接种史、疾病史、家族史、过敏史及生活习惯等。

（2）定期健康检查制度。幼儿园每年为在园学前儿童做一次体检，每半年测一次身高，每季度测一次体重、视力，建立儿童档案率达100%，对学前儿童体格发育情况进行分析评价，及时将检查结果和评价情况向家长反馈，同时督促家长对患有龋齿、视力不良、贫血、沙眼等疾病的学前儿童进行矫治，并向幼儿园及时提供反馈治疗情况。

（3）晨检及日间观察制度。保教人员要认真做好晨检，内容包括询问学前儿童在家有无异常情况，观察其精神状况、有无发热和皮肤异常情况，检查其有无携带不安全物品等，发现问题及时处理。同时，做好日间健康观察，内容包括饮食、睡眠、大小便、行为、情绪、精神状况等，并做好观察及处理记录。

保健人员每日深入班级巡视，上午一次，下午一次，发现患病、疑似传染病儿童应当尽快将其隔离并与家长联系，告知家长应及时到医院诊治，并追访诊治结果。学前儿童健康检查的详细内容可参阅第二单元第三节。

2. 保教人员健康检查制度

保教人员上岗前需进行健康检查，合格了才能上岗。在岗的保教人员每年全面体检一次，发现疾病及时治疗，治愈了才能复岗。

保教人员上岗前必须按照《托儿所幼儿园卫生保健管理办法》的规定，通过县级以上人民政府卫生行政部门指定的医疗卫生机构进行健康检查，取得托幼机构工作人员健康合格证后方可上岗。精神病患者或者有精神病史者不得在托幼机构工作。

在岗的保教人员必须按照《托儿所幼儿园卫生保健管理办法》规定的项目，每年进行一次健康检查。在岗工作人员患有精神病者，应当立即调离托幼机构。凡患有流感、活动性肺结核、痢疾、伤寒、甲型病毒性肝炎、戊型病毒性肝炎、淋病、梅毒、滴虫性阴道炎、化脓性或者渗出性皮肤病等疾病者须离岗，治愈后须持县级以上人民政府卫生行政部门指定的医疗卫生机构出具的诊断证明，并取得托幼机构工作人员健康合格证后，方可回园（所）工作。体检过程中发现异常者，由体检的医疗卫生机构通知托幼机构的患病工作人员到相关专科医院进行复查和确诊，并追访诊治结果。

（八）安全制度

幼儿园应根据《中小学幼儿园安全管理办法》等有关法律法规，制定幼儿园安全管理责任制度，明确各项安全规则。

（1）建立各部门人员的安全责任人制度。园长是幼儿园安全工作的第一责任人，分管副园长是幼儿园安全工作的直接责任人，分管安全工作的主任是幼儿园安全工作的具体负责人。各处室、各部门、各岗位的负责人同时也是各处室、各部门、各岗位安全工作的负责人。各部门人员应明确各自安全规则。

（2）全方面建立健全安全预防制度。安全预防制度包括幼儿园安全检查制度、学前儿童接送制度、保教人员安全责任、保健人员值班巡逻制度、幼儿园门卫管理制度、幼儿园安防制度、幼儿园校园警务室工作制度、幼儿园消防设施维修保养制度、幼儿园重大危险源安全管理制度、幼儿园消防检查管理制度、幼儿园教育教学活动安全管理制度、幼儿园体育教学活动安全常规制度、幼儿园体育活动安全管理制度、幼儿园户外活动器械管理及检修制度、幼儿园暴力突发事件预案、幼儿园防震应急预案、幼儿园消防演练应急预案、学前儿童走失应急预案、学前交通安全预案、幼儿园房屋倒塌事故应急预案、幼儿园传染病应急预案等。

（3）建立应急预案制度。应急预案制度是意外伤害发生后的处理备案。应急预案制度能安全、有序、及时处理突发的事故。

（九）健康教育制度

（1）保健人员应当根据季节、疾病流行情况制订全年健康教育工作计划，并组织实施。

（2）幼儿园健康教育的内容包括膳食营养、心理卫生、疾病预防、学前儿童安全及良好行为习惯的培养等。健康教育的形式包括举办健康教育课堂、发放健康教育资料、宣传专栏、咨询指导、开设家长开放日等。

（3）幼儿园应采取多种途径开展健康教育宣传。幼儿园应每季度对保教人员开展一次健康讲座，每学期至少举办一次家长讲座，每班都应有健康教育图书，幼儿园还要组织学前儿童开展健康教育活动。

（4）保健人员指导保教人员做好健康教育记录。保健人员定期评估相关知识知晓率，以及良好生活卫生习惯养成、儿童健康状况等健康教育的效果。

（十）卫生保健信息收集制度

保教人员协调保健人员做好各类信息的收集与建档，通过信息的收集、分析，研究幼儿园的卫生保健质量，以不断发现问题，改进工作。

（1）建立健康档案，包括幼儿园工作人员健康合格证、幼儿入园健康检查表或手册、幼儿转园（所）健康证明。

（2）对卫生保健工作进行记录，内容包括出勤、晨、午检及日间健康观察、膳食管理、卫生消毒、营养性疾病、常见病、传染病、伤害和健康教育等的记录。

（3）卫生保健工作记录和健康档案应当真实、完整、字迹清晰。工作记录应当及时归档，至少保存3年。

（4）定期对学前儿童出勤、健康检查、膳食营养、常见病和传染病等进行统计分析，掌握学前儿童健康及营养状况。

（5）应用计算机软件对学前儿童体格发育评价、膳食营养评估等卫生保健工作进行管理。

案例6-8

幼儿园卫生保健信息管理档案目录

1. 卫生保健文件、规范
2. 卫生保健制度
3. 卫生保健计划、总结
4. 卫生保健登记册
5. 学前儿童膳食管理
6. 卫生消毒（各环境消毒等级表）
7. 健康教育：①计划②记录③效果评估④宣传手册
8. 学前儿童健康管理：①学前儿童入园体检表②学前儿童转园证明
9. 教职工健康管理
10. 传染病管理：①制度②预案③处理流程
11. 体格锻炼管理
12. 肥胖儿、瘦弱儿管理：①肥胖儿、瘦弱儿登记②肥胖儿、瘦弱儿专案③干预④效果
13. 培训学习记录：①园内②园外

14. 学前儿童花名册
15. 预防接种记录
16. 学前儿童健康档案及健康分析、科研、调查
17. 卫生保健统计报表

单元回顾

⊙ 单元小结

本单元主要讨论了以下三个内容。
（1）幼儿园一日生活制度制定的意义和依据。
（2）幼儿园一日活动各环节安排的卫生。
（3）幼儿园卫生保健管理。

本单元主要讨论幼儿园一日生活制度的制定、幼儿园一日生活各环节保育与教育要求、幼儿园环境卫生及卫生保健管理等。生活即教育，幼儿园一日活动是幼儿学习与发展的重要途径，幼儿园一日活动各环节的保教是幼儿园课程实施重要方式。

对于幼儿园保教活动安排的卫生，应注意以下内容。第一，遵循学前儿童大脑发育特点和身心发展需要科学安排一日生活作息，保障学前儿童每天生活、游戏、学习、运动时间充足，生活安排既要充实，又不使其疲劳。第二，重视学前儿童一日各项活动的保育与教育，为其创设适宜的保育环境，进行适当的教育，帮助其养成良好生活习惯和生活能力，为学前儿童将来形成健康生活方式奠定基础。第三，关注集体教学活动、游戏活动等各类活动的卫生要求，兼顾生理特点和能力，实施保教并重。第四，重视幼儿园日常卫生保健工作。建立幼儿园一日卫生保健制度，规范幼儿园的保健工作，为幼儿创设良好的生活环境，预防传染病，降低常见病的发病率，保障儿童身心健康。

⊙ 案例分析

午睡后的梳头

下午起床，女孩儿拿着自己的梳子找老师帮着梳头，也许这是幼儿园里常见的一幕。可老师们常常百般无奈，因为班级里每个女孩儿都要梳头，每天用于女孩儿梳头时间需要半小时以上，影响了老师组织后续活动。

生活是最好的教育资源，何不让孩子们自己试试梳辫子呢？青青老师进行了

尝试。

她与孩子们聊天的内容如下：

青青老师："你们给自己或者给谁扎过辫子吗？"

幼儿1："我有一只芭比娃娃，我喜欢给她扎头发。"

幼儿2："我没有扎过头发，我的头发都是妈妈给我梳的。"

幼儿3："我的头发都是我姥姥梳……"

青青老师："你们想学习自己扎辫子吗？"

幼儿1："我想学，可我怕学不会……"

幼儿2："我可不想学，太难了。"

幼儿3："我也想学，学会了就不用老师帮忙了。"

幼儿4："我自己试过，但是扎不起来。"

幼儿5："我很想自己梳，但是总是扎不好，妈妈说我扎得很难看，不让我扎。"

在与孩子们的聊天中，青青老师发现孩子们有想自己梳头的念头，但是有的觉得比较难，有的没有机会尝试。

于是，青青老师继续与孩子们聊天。

青青老师："扎辫子需要哪些工具？"

经过与孩子们的讨论，孩子们一致认为需要梳子、镜子、头绳、发夹。

青青老师："那要怎样扎呢？"

扎头发之前要先把头发梳通了，扎头发的时候要把头发扎紧，不紧会掉的，头发太多一把扎不下，可以分成两把来扎。

孩子们对于扎辫子的流程都比较清楚，于是开始尝试。但是，当将了解到的"认识"转化成实际"行动"时，还是遇到了很多困难。原来看似简单的事情做起来却这么难。经过两天的探索，青青老师和孩子们梳理出了扎辫子的步骤：

先把头发梳通——一手抓紧头发——一手将头绳绕一绕——马尾辫儿就完成了。

为鼓励幼儿，青青老师与家长沟通："亲爱的家长，近阶段，我们班上的女孩儿在尝试自己梳头，也许扎得不是很美观，也有点儿乱，但是回家记得鼓励她们哟！"

经过半个多月的尝试，孩子们终于成功了！

幼儿1："我自己扎辫子，终于成功扎好一个'马尾辫儿'。"

幼儿2："我把头发给梳通，终于把头发扎起来了。"

幼儿3："我自己扎了两根辫子！"

孩子们说："我想尝试其他更难的。"

幼儿1："我想我还可以扎一个丸子头。"

幼儿2："我想尝试麻花辫儿。"

幼儿3："我想扎两只羊角辫儿。"

孩子们从不会扎辫子发展到成功扎起辫子，再到挑战更有难度的扎法。

分析：

《幼儿园教育指导纲要（试行）》指出，既要高度重视和满足幼儿受保护、受照顾的需要，又要尊重和满足他们不断增长的独立要求，避免过度保护和包办代替，鼓励并指导幼儿自理、自立的尝试。

梳头是学前儿童起床后重要的生活活动。生活即教育，青青老师具有一日生活皆课程的理念。扎头发虽是一项生活技能，但蕴含着学前儿童学习与发展的机会，如锻炼手的肌肉群、促进手的动作灵活协调、左右手配合能力、使用工具能力、空间的预判，以及养成自我服务的习惯等。青青老师针对大班学前儿童的学习与发展水平，组织他们谈话，了解其原有经验，鼓励其大胆尝试，学前儿童尝试后，青青老师又及时组织学前儿童梳理经验，帮助他们掌握扎头发的技能，再与家长联系，取得家长的配合与支持。当学前儿童掌握方法后，青青老师继续鼓励他们尝试多样的扎头发的方法。这一系列活动激发了学前儿童对扎头发的兴趣，支持他们从不会扎头发到学着花样扎头发，真正做到保中有教、教中有保、保教并重。

⊙ 拓展阅读

［1］王练. 学前卫生学［M］. 北京：高等教育出版社，2014.

［2］潘建萍，柳倩. 学前儿童健康教育［M］. 上海：华东师范大学出版社，2008.

［3］梁雅珠，陈欣欣. 幼儿园保育工作手册［M］. 北京：人民教育出版社，2016.

［4］张徽. 幼儿卫生与保健［M］. 上海：华东师范大学出版社，2014.

［5］国家卫生健康委办公厅，教育部办公厅. 关于印发高等学校、中小学校和托幼机构新冠肺炎疫情防控技术方案（第四版）的通知［EB/OL］.（2021－08－20）［2021－08－25］. http://www.gov.cn/zhengce/zhengceku/2021－08/23/content_5632879.htm.

⊙ 巩固与练习

一、名词解释

1. 幼儿园一日生活制度
2. 幼儿园一日生活各环节
3. 幼儿园卫生保健管理

二、简答题

1. 简述幼儿园一日生活制度制定的意义和依据。

2. 简述餐点、盥洗、午睡等生活活动安排的卫生。

3. 简述户外自主活动安排中的卫生。

4. 幼儿园卫生保健制度有哪些?

三、论述题

1. 选择一所幼儿园的一日生活制度,分析其是否科学合理。

2. 在一所幼儿园实习,分析该园一日活动各环节安排的卫生是否适宜,如果不适宜请提出修改意见。

第七单元 学前儿童伤害和安全防护

导 言

午饭前,生活老师将食堂送来的一桶煮面条放到活动室的桌上,然后就去擦拭桌子。一名学前儿童看到桌上的桶很好奇,就踮起脚尖,双手拉着桶沿,伸长脖子想看个究竟,结果把桶里的面条弄了下来,洒了学前儿童一身,学前儿童随即大哭起来。生活老师看到了,赶紧跑过去,脱掉学前儿童的衣服和裤子。

面对这样的场景,你怎么看?这是伤害吗?生活老师这样操作对吗?下面我们学习相关内容。

学习目标

1. 记忆学前儿童伤害的类别和发生特点。
2. 理解学前儿童伤害发生的原因和预防措施。
3. 掌握并运用急救原则和措施。
4. 了解心理创伤和救助。

思维导图

- 学前儿童伤害和安全防护
  - 伤害的内涵与分类
    - 伤害的内涵
    - 伤害的分类
  - 学前儿童伤害的发生原因
    - 生源性因素
    - 家庭因素
    - 托幼机构因素
    - 社会环境因素
  - 学前儿童常见伤害的预防
    - 跌落的预防
    - 窒息的预防
    - 交通相关损伤的预防
    - 溺水的预防
    - 烫伤的预防
    - 运动损伤的预防
  - 学前儿童伤害发生后的处理
    - 急救的基本原则
    - 伤害现场的伤情判断和处理
    - 急救基本技术
    - 常见创伤的急救措施
    - 伤害发生后的转运

第一节 伤害的内涵与分类

一、伤害的内涵

伤害是突然间或短暂地遭受到不可耐受的能量作用而导致的人体损伤,这种损伤可以是机体急性暴露于超过机体生理耐受总程度的能量而导致的损伤,也可以是缺乏一种或多种生命必需物质(空气、水、温度)所导致的功能损伤,如溺水、勒颈或冻伤。

可能导致伤害的能量有以下几类:①机械能(如与固定的或者移动的物体碰撞);②辐射能(如物体爆炸产生的耀眼的光亮或冲击波);③热能(如过热或过冷的空气或水);④电能;⑤化学能[毒物、兴奋剂或精神类物质(如酒精或毒品)]。

二、伤害的分类

(一)国际分类

世界卫生组织将伤害分为溺水、跌落、烧烫伤、交通相关损伤、中毒和窒息及其他伤害(锐器伤、火器伤、机器伤、自然和环境伤害、挤压伤等)[1]。

(二)中国疾病预防控制中心的分类

中国疾病预防控制中心将伤害分成六个等级,分别是较轻(不需要就诊,自行恢复);一般严重(需要就诊或误工/误学1天及以上);严重(需要住院1~9天,

---

[1] BORSE N N, GILCHRIST J, DELLINGER A M. CDC childhood injury report: patterns of unintentional injuries among 0 – 19 year olds in the United States, 2000 – 2006 [R]. Atlanta, GA: U. S. Department of Health and Human Service Centers for Disease Control and Prevention, 2008.

但没有导致终身残疾）；较严重（至少住院 10 天，但没有导致终身残疾）；很严重（伤害致终身残疾）；非常严重（伤害致死亡）。

第二节 学前儿童伤害的发生原因

学前儿童伤害的发生原因比较复杂，总体可以归为四类：生源性因素、家庭因素、托幼机构因素和社会环境因素。

一、生源性因素

（一）年龄

学前儿童身心发育尚未成熟，好动且好奇心强，理解力和判断力尚未完善，缺乏生活经验，对周围环境缺乏正确的认识，危险意识薄弱，防范能力较差，容易暴露在危险环境中，加上其认知能力低，自我保护能力和技巧相对也较差，因此容易遭受伤害。学前儿童身体尚未发育成熟，骨骼、肌肉和关节正处于逐渐成长的过程之中，在参加超负荷运动中容易发生运动伤害；持续长时间的运动，也会使学前儿童身心疲惫、精神恍惚，进而发生伤害。学前儿童容易忽视周围环境的危险性。例如，学前儿童喜欢攀爬，如果建筑物（如阳台、门窗、楼梯）缺少齐全的保护装置，学前儿童就容易发生高空跌落。玩儿水、游泳给学前儿童带来乐趣的同时也潜藏着溺水的风险：年纪较小的学前儿童在水边玩耍时容易失足落水，而年龄较大的学前儿童常常因为游泳时滑入深水区或腿部抽筋而溺水，甚至死亡。学前儿童注意力容易分散，对交通标志辨别不清，对交通规则、交通状况缺乏判断力，易成为交通事故的高危人群。学前儿童喜欢以触摸或者用嘴尝的方式来认识世界，容易发生气管异物、鼻腔异物、眼内异物、夹伤、触电、误服，甚至烫伤等伤害。农村学前儿童的主要伤害是跌落、切割伤、溺水和动物咬伤等；城市学前儿童的主要伤害是交通损伤、跌落和骨折等。

(二) 性别

男童是伤害的高危人群,其死亡率、伤害率均高于女童,且随着年龄增长,该比例有所加大。伤害的类型存在性别差异:男童容易发生如跌落、中毒、溺水等伤害,伤害多为主动性伤害;女童易发生车祸等伤害,伤害多是被动性伤害。

男童的伤害发生原因主要是男童通常比女童更加好动,其游戏类型以身体接触、打闹为主,女童伤害的发生原因主要是其反应不够敏捷,遇突发事件容易手足无措,并且由于家长和老师对于男童和女童的保护和教育方式不尽相同,可能造成男童受伤害的机会大于女童,因此在采取预防措施时应考虑性别差异。[1]

(三) 心理特征

学前儿童心理特征如冲动性、注意力易分散、多动等对伤害的发生有显著影响[2]。具有明显伤害倾向的学前儿童和正常儿童相比,多表现为情绪不稳,粗暴易冲动、大胆冒失、遇事有强烈的情绪反应[3]。学前儿童的情绪容易冲动、不稳定、情绪化,往往会在情绪不顺遂或紧张不安时,做出一些令大人难以预料的、鲁莽的、自我伤害的动作,从而发生意外。

二、家庭因素

家庭因素是学前儿童伤害发生的重要影响因素。由于学前儿童的脆弱性需要成人的保护,所以,监护被广泛认为是保护学前儿童免于伤害的重要手段。

家庭经济状况缺乏安全环境是学前儿童伤害的最强危险因子[4]。保护因素不足是造成儿童伤害发生的原因,农村儿童行为、父母风险感知等危险因素,家长监督、家长急救知识、态度、技能,以及家庭环境等保护因素对伤害发生率、严重程度产生影响。父母感知的伤害风险越大,学前儿童伤害发生的程度越重。家庭环境、家长具有较好伤害救护知识和技能时,学前儿童伤害发生较少,且家庭物理环境可以

---

[1] 戴文灿,柴军安,刘芝茵. 男女性别与儿童伤害关系的 Meta-分析 [J]. 疾病控制杂志, 1999, 3 (4): 292-293.

[2] 金会庆,孙业恒,张树林,等. 事故倾性儿童相关生理心理特征的 Logistic 回归分析 [J]. 中国学校卫生, 1999 (1): 53-54.

[3] 方鹏骞,黄映瑜. 儿童意外伤害与心理行为关系分析, 医学与社会, 2002, 15 (3): 8-11.

[4] EDWARDS P, Green J, Lachowycz K, et al., Serious injuries in children: variation by area deprivation and settlement type [J]. Arch dis child, 2008, 93 (6): 485-489.

预测儿童伤害的发生。[①] 留守儿童缺少父母的监护，是目前我国学前儿童伤害研究的新对象。

紧张的家庭人际关系、举家迁居等是造成学前儿童伤害的重要因素。有慢性疾病、经常搬家和父母经常吵架的家庭，学前儿童易发生伤害。在父母受教育程度和态度方面，一般情况下，父母受教育水平越低，子女发生伤害的可能性越大，家长应对相关的教育内容加强学习。

三、托幼机构因素

托幼机构安全措施、保教人员的师德和安全防范意识及能力对学前儿童伤害的发生有重要影响。对托幼机构中伤害发生的原因进行分析，有助于建立科学的预防机制。

当托幼机构安全管理不当、运动设置不安全和餐饮不卫生时，学前儿童容易发生伤害。学前儿童在托幼机构的伤害主要发生在户外活动中，以缝针、骨折（裂）等一般伤害为主，这与活泼好动、缺乏自我保护能力及室外保护防范措施的不健全等有一定关系。在保教人员人数不足、师生距离比较远的情况下，学前儿童伤害发生率会提高。保教人员的安全意识显得至关重要，保教人员的疏忽与放任、专业能力不足或敬业精神不够，缺乏对危险事物的警觉性和面临危险的应变能力弱等，都是学前儿童伤害发生的隐患。

托幼机构的某些物理环境容易导致学前儿童伤害的发生。幼儿园空间环境设计和装修设计缺少安全性，成为学前儿童发生伤害的隐患。例如，托幼机构的用房过分拥挤、活动场地狭小、地面不平整，家具的角、玩具的边角锐利，过于细小的玩具颗粒、游戏设备器具陈旧、老化，工具不适合学前儿童操作等，都可能成为伤害的潜在原因。

托幼机构监督不力，安全管理制度管理不完善、执行不到位是在园学前儿童伤害发生的主要原因。托幼机构的安全管理制度不仅应包括伤害发生前的预防制度，还应该包括伤害发生后的急救措施处理制度。

四、社会环境因素

社会环境对学前儿童伤害的影响主要集中在全社会对学前儿童伤害的重视程度及安全社会环境的营造等，具体表现在立法、产品设施等方面。

[①] 杨丽艳，崔玉霞，尹斐，等．黑龙江省农村儿童伤害累积效应分析［J］．中国学校卫生，2020（4）：576－579．

国家立法能够强有力地提高全社会对学前儿童伤害的关注度和强制实施力度。完善公共活动设施的安全管理能够减少学前儿童伤害的发生。道路基础建设的水平改善,能够降低学前儿童交通伤害的发生率和死亡率。城市学前儿童的伤害和操场设施有关,操场的设计和建造必须符合安全标准。

玩具的质量安全一直是社会关注的热点,关系到学前儿童的健康成长。玩具召回制度的建立和实施是其重要举措。在2019年国外玩具召回案例的统计分析中,误吞风险占比最高(32.7%),且误吞伤害本身具有突发性强、隐蔽性高等特点,所以有针对性地加强玩具风险管控成为玩具质量安全的重要工作。

第三节 学前儿童常见伤害的预防

在传统观念中,伤害的发生具有不可预知性,伤害通常被称作"意外伤害"。近年来大量研究证明,伤害的发生、分布及危险因素具有一定的规律性,这为判断和预防伤害提供了重要的理论基础。

一、跌落的预防

跌落的主要预防策略如下:加强儿童监护,建筑物安装护栏,设计、制造和使用安全的学前儿童娱乐设施,消除环境中容易导致学前儿童跌落的危险因素,使用安全的学前儿童产品,学前儿童运动时使用护具做好热身运动,宣传学前儿童跌落的相关法律法规,完善学前儿童跌落的医疗康复制度。

跌落很容易导致学前儿童死亡,建筑物的安全设计能有效减少跌落伤害。托幼机构的建筑物应该符合安全标准。窗户安装栏杆能够有效地减少跌落所造成的伤害和死亡。楼梯的设计对于减少跌落伤害有重要影响。台阶的高度和楼梯的倾斜度应该符合人体生理特点,楼梯要装扶栏。在阳台门口加上围栏,使学前儿童无法单独通过。不可在阳台上堆放可以垫脚的东西。在家具的边缘、有凸出部分的柜子、有尖角的窗户上加装防护设施，如圆弧角的防护棉垫；给桌椅板凳的脚装上柔软材质的安全护角。尽量将学前儿童活动的空间弄得空旷些，窗户最好改成推拉的。在洗脸盆附近铺上橡胶地垫，能有效保护学前儿童。卫生间的台子边缘如果是直角的，要加装圆弧角型防护棉垫，以免学前儿童滑倒时受伤。可以在地上贴止滑条，给学前儿童穿有防滑底的鞋。

不要将学前儿童单独置于餐桌、床、椅子等高处，清除地上电线、绳索等杂物，保证室内和走廊有充足的照明，可以有效地预防学前儿童跌落伤害。利用缓坡和柔性边界性质（如植物）代替台阶、路缘石和护栏等地面铺装和设施；强化地面铺装在交通方面的安全引导。地面铺装可通过特殊的色彩、质感和构型加强地面的可辨识性，特别是过渡的边界，可以划分不同性质的交通区间。

二、窒息的预防

学前儿童窒息多是异物进入气管、气管受压迫及口鼻被蒙所致。低龄学前儿童是窒息预防的重点。

消除学前儿童睡眠环境中的潜在危险是防止学前儿童窒息的重要措施。防止学前儿童因进食或者误食造成气管内异物阻塞。小塑料球、玻璃球、硬币和纽扣等杂物也很容易被儿童误食，引起窒息，因此教师应该严格保管零碎杂物，确保学前儿童的活动范围内不要出现这些危险物品。花生、豆类、硬的糖果及葡萄等小球状食品容易滑入气管导致窒息，可以将食物切碎或者榨汁后食用。应该选择适合学前儿童年龄、能力、行为特点的玩具和设备，避免选择以下玩具和设备：细小易吞食的玩具、不易清洗而易燃烧的玩具、有毒材料制品、没有经过玩具检验获得合格证和安全标志的产品、需要耗费太多成人监督的玩具，在激烈作用下无法承载的物品、有锐角的物品或尖锐物、小配件容易脱落或松动的物品、构架或基座不稳的物品、活动部位容易夹到手的玩具和设备。如果让学前儿童拿着有吞咽危险的东西，教师应该守护着他，确保视线不离开学前儿童。

三、交通相关损伤的预防

不安全的道路设计、交通速度、未能使用安全设备是交通相关损伤的主要原因。

预防交通相关损伤的措施如下：加强监护，提高学前儿童醒目性，增强学前儿童的危险识别能力，使用儿童安全座椅/安全带、佩戴头盔、减少骑乘非机动车的违规行为，控制速度，杜绝酒驾，加强交通基础建

学前儿童安全座椅的使用误区

设、调整车辆设计，完善道路交通伤害救护制度。交通安全意识的健康教育是预防儿童交通事故伤害的重要环节。这些举措需要行为者共同采取行动，并在更广泛的交通和城市发展政策中整合安全措施。例如，设置安全的自行车道和行人专用区。为儿童提供安全的环境可以减少道路交通伤害，减少噪声。有关部门要加强交通法规的宣传力度，对司机进行定期教育，普及交通安全知识。

对幼儿园来说，入口空间的交通可分为动态交通、静态交通，动态交通又分为人行交通、非机动车交通和机动车交通，只有三者比例和幼儿来园及离园的交通特点相适应，交通才能通畅。可以因地制宜，建立健全交通督导员制度、鼓励公共交通等举措。同时，要教育学前儿童不要在马路上追逐、打闹。

四、溺水的预防

溺水的主要预防策略如下：加强儿童监护，隔离学前儿童和危险水体，培训公共安全救援知识和心肺复苏技巧，设立醒目警示牌并提供安全救援装置。

加强对学前儿童的照看，对室内周围环境中的危险水源设置防护装置，是避免学前儿童溺水的有效措施。学前儿童由于认知水平有限，对环境中危险的识别能力有限，所以，即使是很浅的水也可能造成伤害。低龄学前儿童应该由专人看护，远离水源。

五、烫伤的预防

烫伤的预防措施是加强学前儿童监护，使其远离火源，分隔人员，排查用电隐患，正确购买、使用爆竹烟花，设计、制造和使用安全的电子电器产品、设备，使用各类消防设施。

通过各种措施进行预防或控制，包括立法、改善环境、教育人们提高认识。加强安装烟雾报警器的规范和打火机的标准对预防热伤害是有效的，提供高质量的烧伤护理也是有效的，需要广泛推广。

烫伤预防的重点是加强学前儿童的看护，不要使他们暴露在火源和烫伤源的环境中。教育学前儿童不玩儿火，加强用火、用电、开水和蒸汽等危险源管理；热水瓶应放在学前儿童够不到的地方，煮熟的热粥、热汤也要放在高处。吃饭时，应把热汤放在其够不到的地方，等温度适中，再放到学前儿童面前。学前儿童自取饮水宜备用温开水；家长给儿童洗澡时应养成先放冷水，后加热水的习惯。

六、运动损伤的预防

对于学前儿童而言，参加运动是很重要的，有规律的体力活动能够降低肥胖率和近视率，增强身体素质。但是在运动过程中，要注意运动损伤。

运动损伤是一个复杂的过程，运动损伤的预防具有一定困难，但不是不可实现的。许多干预方式可以降低各种损伤的发生率。例如运动前，确定学前儿童的生理功能状况是否良好，是否适宜参加运动；提高神经肌肉的控制能力和灵活性，以避免损伤；提高学前儿童的心理变量有助于增加其承受力、降低受伤概率；调整运动场地的摩擦力（摩擦力太大将导致下肢末端扭伤，太小可能导致摔伤受伤）；改变运动规则，避免一些危险的动作；穿适宜的运动服装。还要关注能够帮助学前儿童受碰撞或摔倒时的外力，包括一般的力量训练，柔韧性训练，落地技巧，头盔、护膝在骑行中的运用等。

第四节 学前儿童伤害发生后的处理

一、急救的基本原则

保教人员的首要责任是给予受伤或者生病的学前儿童必要的紧急处理，减轻痛苦，预防残疾的发生。

（一）抢救生命

呼吸和脉搏是最重要的生命活动。在常温下，呼吸、心跳若完全停止4分钟以上，生命就有危险；超过10分钟，很难起死回生。若患儿呼吸、心跳已很不规则，快要停止或刚刚停止，还迟迟等待卫生保健人员，往往会造成不可挽回的后果。因此，一旦患儿的呼吸、心跳发生严重障碍时，应该立刻采取人工呼吸、胸外按压等救生措施,帮助其从被动呼吸和心跳转为自动呼吸和心跳,以维持其血液循环。

(二)防止残疾

发生伤害后,在施行急救措施抢救生命时,还要尽量防止患儿日后留下残疾。例如,发生腰椎、颈椎骨折后,患儿不能移动身体,如果采用帆布等担架或者以背抱形式抬动患儿送院,虽然可能挽救了其生命,但是可能损伤其脊髓,造成终身残疾;出现强酸或者强碱中毒时,如果采用呕吐法来挽救其生命,有可能进一步灼伤患儿的食道,造成残疾。

(三)减少痛苦

伤害往往会对患儿身心造成极大的痛苦,因此,在急救时,保教人员应该保持镇静地陪在患儿身边,在搬动、处理时动作轻柔,语言温和。

二、伤害现场的伤情判断和处理

学前儿童伤害发生后的现场急救极为重要,直接关系到学前儿童生命的挽救和伤残的减少。面对突发伤害,学前儿童处于极度的恐惧之中,难以正确表达自身感受和疼痛部位,而且学前儿童的定性、定位能力差,因此,学前儿童的体格检查比主诉更为客观和准确。在伤害现场伤情判断时急需确定的内容是其意识状态、运动能力、疼痛叙述、全身情况及局部伤情。

(一)意识状态

意识状态是判断神经系统损伤的可靠体征之一。现场人员应该观察学前儿童是否清醒,能否自主睁眼,能否正确回答问题。若学前儿童病伤时哭叫不止,能正确回答姓名或年龄等简单问题,则为意识清醒;若学前儿童呼唤不醒,不哭不叫,抱起无反应,则处于昏迷状态。

(二)运动能力

运动能力是判断有无颅脑损伤、脊髓损伤及骨骼损伤的体征。拒动是儿童受伤后的突出表现,可依据此征象判断损伤的程度及部位。学前儿童受伤后的拒动表现有肢体制动、不能站立、惧怕振动、拒绝碰撞、固定体位等。如患儿一侧肢体不能活动,并伴有剧烈疼痛,则考虑为患肢骨折,应予以制动后再搬动。

（三）疼痛叙述

疼痛是创伤后的主要症状，学前儿童对疼痛的表达是判断组织或器官损伤的一个重要信号。疼痛点常被作为重点部位加以检查。对于多发伤的疼痛，学前儿童常诉说最明显的疼痛部位，而忽视了其他部位的疼痛，因此，需要对学前儿童进行耐心询问和全面细致的体格检查。急救人员可以轻触疼痛部位，观察患儿对疼痛的躲避反应，观察疼痛肢体有无畸形及异常。

（四）全身情况

全身情况主要观察面色有无苍白、呼吸是否平稳、手足是否湿冷、脉搏是否细弱。

（五）局部伤情

发生伤害后，需要在第一现场快速检查身体，对病情做评估和分类，具体如下。

观察眼睛，同时双手插入头发摸头皮，并轻轻转动头颈，看口腔、鼻腔、双耳，注意有无活动限制与疼痛，以及五官出血情况。

注意呼吸动作，双侧呼吸是否对称。轻压双肋边缘时若出现伤痛，应注意是否有肋骨骨折。

轻压腹部，检查是否有腹胀、压痛。

查四肢，牵拉或敲动肢体末端，检查关节活动范围，最后翻身观察背部、脊柱及会阴。

三、急救基本技术

（一）基础生命支持

（1）在现场开放气道首要的措施是使用手或者其他方法将上呼吸道异物、呕吐物迅速清除，同时将患儿平放，用手托其下颌并使头轻度后仰，防止舌后坠。

（2）使患儿平卧于地面上，按压其胸外心脏处。对于学前儿童主要采用双指按压法，具体操作步骤如下：复苏者将并列的右手食指、中指置于患儿两乳连线与胸骨交接处下一横指处，用力按压，使胸廓下陷2~3厘米。新生儿、婴儿采用双手环抱按压法，复苏者用双手围绕患儿胸部，双拇指并列或重叠于前胸，其余双手手指置于婴儿后背相对按压，使胸廓下陷1.5~2厘米。对学前儿童进行心脏按压的频率与学前儿童心率一致。

(3) 休克复苏。学前儿童休克的特点是进展迅速、程度严重、复苏成功率高。治疗休克的关键是早期、快速、足量的液体输入。在抢救现场应迅速建立静脉输液通路，保证快速输液。

(二) 控制外出血

(1) 直接压迫法。学前儿童的外出血多采用直接压迫法，即用敷料直接压迫出血部位，再用绷带加压包扎。如敷料被血液浸湿，可在上面再加敷料继续施压，切勿更换原有敷料，以防凝结的伤口再次受损。

(2) 间接压迫法。如伤口有异物或采用直接压迫法无效，则应采用间接压迫法，即用手指压迫出血部位近侧端的动脉出血。

(三) 骨折固定

骨折的现场处置的关键是制动，利用支撑物达到制止身体部分活动的医疗目的。支撑物有夹板、绷带、支具等。如现场固定器材不足，可以将患侧上肢固定于胸壁上，患侧下肢与健侧下肢绑扎在一起。

> **小贴士**
>
> **身体各部位的制动方法**
>
> 手指：将小硬纸板放置在手指的屈侧，然后以绷带、布条或胶布固定；也可以利用临近健指，将其与患指包扎在一起。
>
> 手掌：将小夹板放置在手背侧或手掌侧，超过腕关节，然后以绑带、布条或胶布固定。
>
> 足部：将小夹板放置在足底部，以绑带或布条固定，也可以与所穿鞋以布条固定。
>
> 上肢：将小夹板放置在前臂背侧或上臂外侧，以绷带、布条或胶布固定，然后以三角巾将上肢吊于胸前，也可利用三角巾将患肢与躯干固定在一起。
>
> 下肢：将小夹板放置在下肢后侧或外侧，以三角巾、布条或绷带固定，也可利用健侧下肢与患肢一起用三角巾固定，至少固定3道。
>
> 脊柱：不可随意将患儿抱起或抬起，应将患儿固定在板上，至少固定4道，方可运转。

(四) 特殊部位损伤的处理

(1) 疑有颈椎损伤时，应遵循搬动前先固定的原则，用颈托固定，平移患儿于脊柱板上，用沙袋分别置于头两侧。

(2) 腹部开放性伤口应覆盖敷料或清洁毛巾、床单等，由腹部伤口脱出的肠管，禁止还纳入腹腔，应以清洁湿布覆盖及用碗、盆等容器扣住，再用绷带、布条固定。

四、常见创伤的急救措施

(一) 呼吸道梗塞的急救措施

发生呼吸道梗塞时，一般情况下，如果患儿能够说话、呼吸，就能够通过强有力的咳嗽将异物咳出。如果患儿无法自己咳出异物，并且出现了嘴唇和指甲呈青紫、脸色苍白、说话无力、咳嗽无力、呼吸困难甚至呼吸停止的情况，说明患儿处于呼吸道梗塞状态，必须采取急救措施。

1. 婴儿呼吸道梗塞的救生方法

(1) 救生者用手撑住患儿的颈部，让患儿面朝下卧于手臂上，使其颈部低于其胸；或者让患儿面朝下且颈低于胸俯伏在救生者的大腿上。

(2) 用手掌根快击患儿背部两肩胛间。

(3) 将患儿转身仰卧，将他放在救生者的大腿或者一个坚硬的表面，颈部仍低于胸部，用2~3根手指快速向上推压婴儿胸骨四次，旨在使气管内的气体排出来，使呼吸道通畅。

(4) 重复进行一系列的上述动作：4次击背、4次推压胸部，使患儿从仰卧再变为俯卧，直到排出异物。

(5) 如果患儿意识不清，应该立刻停止上述操作而进行人工呼吸，如果患儿胸部胀起，继续进行人工呼吸；如果胸部未胀起，应该在人工呼吸后拍背、压胸各4次，并且检查口中是否有异物。

(6) 即使患儿已经能够开始正常呼吸，也应该得到医生的监护。

2. 患儿呼吸道梗塞的救生方法（海姆利希法）

(1) 站在或者跪在患儿身后，用胳膊围住其腰部。

(2) 一手握拳，将大拇指包在其他手指内握起拳头。

(3) 握拳的手快速抵住患儿的上腹部（肚脐上方，靠胸骨下方）。

(4) 另一手抓住拳头。

(5) 屈肘在上述位置上快速挤压、敲打 4 下。

(6) 重复上述动作直到异物从喉部或者气道内排出。

(7) 如果患儿意识不清，应该立刻停止上述操作而进行人工呼吸，如果患儿胸部胀起，继续进行人工呼吸；如果胸部未胀起，应该在人工呼吸后拍背、压胸各 4 次，并且检查口中是否有异物。

(8) 即使患儿已经能够开始正常呼吸，也应该得到医生的监护。

(二) 出血的急救措施

在一般止血法无效的情况下，应该采用指压止血法，否则可能有生命危险。

指压止血法操作如下。

(1) 找到出血部位，去掉伤口上的碎屑物。

(2) 如果无骨折现象，可以抬高患儿流血部位，使流血部位超过心脏。

(3) 如果因出血量大、伤口太大而无法有效覆盖，可以使用定点按压的方法，即用拇指按压住出血血管的上端（近心端），压闭血管，阻断血流，按压 5~10 分钟后再松手。不同部位的止血压迫点如表 7-1 所示。

表 7-1 不同部位的止血压迫点

出血部位	指压方法
前头部 （耳前眼以上部分）	在患侧颞浅动脉搏动处（相当于耳屏前上方凹陷处），以拇指或其余 4 指用力将血管压在下面的骨面上
后头部 （耳后发际以上部分）	在患侧摸到耳后动脉搏动处（相当于耳后下方骨突起后方），以拇指或其余 4 指用力将血管压在下面的骨面上
指或趾	以食指和拇指攥住患儿指或趾的根部，适当用力
手或足	先抬高患肢，救护者双手配合攥住患儿腕或踝部，适当用力
前臂或小腿	先抬高患肢，救护者双手配合攥住肘上或膝上部，适当用力

和体外大出血一样，体内大出血也能造成生命危险，尤其是头部伤害的内出血。内出血是体内血管破裂，体表并无伤口，征兆可能在受伤后几小时甚至几天后失血过多时出现。因此，保教人员应该仔细观察发生头部伤害后的患儿是否有如下情况出现：脸色苍白、频频呕吐或者呈喷射状呕吐、严重头痛、昏睡、鼻子或耳朵中流出透明液体或者出血、协调或平衡感下降等。

鼻子的碰撞、过敏，挖鼻子或者鼻腔充血，都会导致流鼻血。一般的止血法是：让患儿坐着，不要让头向后仰；用冰湿布冷敷鼻梁以减缓出血速度；紧捏住患儿的鼻孔，至少 5 分钟；如果出血不止，可以放个棉球在鼻孔，捏住鼻孔 10 分钟，当鼻血停止后再慢慢取掉棉球；告诉患儿在数小时内不要到处跑或者擤鼻子。利用这一方法，能止住大部分的流鼻血现象，如果超过半小时不能止血，必须就医。

（三）误食中毒的急救措施

误食中毒主要采用催吐、洗胃的急救措施，具体如下。

（1）通过查看装有学前儿童所误食食物的空盒子、学前儿童口部，或对其进行询问，判断其误食的有毒物质，从而决定应该采取何种急救措施。如果发现患儿口腔有红色灼烧现象，就可能是误食了强碱、强酸或者石油制品类的毒物。

（2）如果确定误食毒物不是强碱、强酸或者石油制品类，首先应施行催吐，催吐时可以用手指或者汤勺压住患儿的舌根，或者喝催吐药；其次是洗胃，让患儿喝清水或者洗胃液，然后再催吐、洗胃，如此反复进行。当喝下去的水和吐出来的水的颜色、清洁程度相差无几时，表明洗胃已经完成了。

（3）如果误食毒物是强碱、强酸或者石油制品类，不可催吐，否则所吐出的毒物会再次造成灼伤，但是可以洗胃，让患儿喝1～2杯牛奶，以冲淡毒性，并且尽快送医院。

（4）如果无法确定是否为强碱等腐蚀性毒物，最好选择用清水、鸡蛋清、豆浆或者牛奶进行洗胃，这样既能够达到洗胃排毒的功能，又能够保护胃黏膜。

（5）在催吐、洗胃的过程中，仔细观察患儿是否有休克或者呼吸困难的现象，让患儿的头部低于胃部，以免吸入毒物。

（6）在急救现场要收集患儿吃剩的东西和呕吐物，以供医生检验毒物的性质，为进一步治疗提供依据。

（7）如果毒物食入已超过4小时，毒物可能已经进入肠道，应该立刻送医院。

（四）烫伤的急救措施

按照皮肤受伤的深浅程度，可以将烫伤分为三度：一度烫伤，只伤及表皮，皮肤发红、微肿，无水泡，局部疼痛，2～3天后即可消失。二度烫伤，伤及真皮，皮肤发红并且起水泡，疼痛剧烈。三度烫伤，全层皮肤受损，甚至较深的组织也会坏死，皮肤和皮下组织烧焦。

根据部位差异，皮肤烫伤可以分为几种：头面部烫伤、肢体烫伤、躯干烫伤、气道烫伤等。一般来说，如果学前儿童有气道、眼睛、脸部及生殖器的烧伤，无论病情如何，都必须立刻送医院。

烫伤的急救措施如下。

（1）烫伤发生后，首先必须去除热源，如用水冲掉身上的热粥、热汤，如果是石灰烫伤，则不能用清水，而要先擦去残留的石灰。

（2）除去被高温液体浸透的衣物，必要时可以用剪刀剪开衣物。

（3）对于一度烫伤的急救，应该将烫伤部位浸泡在冷水中，或者用流动的清水冲洗至少 10 分钟，再用冷开水（或淡盐水）冲洗清洁创面。对于发生在四肢和躯干上的创面，可在局部涂上烫伤药膏，外用纱布包裹即可。对于发生在颈部、面部的轻度烫伤，可清洁创面并涂药膏后不必包扎，以使创面裸露，与空气接触，这样可以使创面保持干燥，加快复原。

（4）对于二度以上的烫伤，首先检查学前儿童呼吸和循环的状况是否正常，如果有异常情况，必须立刻进行心肺复苏并且止血，其次进行烧伤创面的处理，将水疱挑开或者剥去痂皮都可能引发并发症，油腻的软膏也容易使灰尘和细菌聚集，导致伤口感染。应该用一层消毒的油纱贴敷于创面上，上面用无菌绷带包扎。10~14 天后打开绷带，观察创面情况。

（五）割伤、擦伤和其他小部位的皮肤外伤的急救措施

这是儿童伤害中常见的伤害类型，其急救的目的主要是止血和避免感染。急救措施如下。

（1）洗净双手。

（2）用干净的纱布直接盖在伤口上止血。

（3）用消毒水洗净伤口。消毒过程中必须由伤口中心向外画圈，以减少伤口的细菌量或外来物。

碰伤、擦伤、割伤的预防和处理

（4）用消毒绷带包扎伤口。

（六）眼伤的急救措施

当眼睛受到球、木制积木或其他硬物突然撞击时，必须进行急救。眼伤的急救措施如下。

（1）让学前儿童保持安静。

（2）若出血，可用冰袋敷眼 15 分钟。

（3）直接对眼睛四周加压以止血，但是不可以压到眼球；洗净伤口并覆盖消毒纱布。

（4）如果学前儿童说看不见，或者看到黑点、亮光时，必须立刻送医院。

当沙、粉末或者灰尘微粒等异物进入幼儿眼内时，应该提醒幼儿不要用手揉眼睛，以免伤及眼球。一般情况下，自然产生的泪水能够将异物冲出眼外。如果进入眼内的异物是可见的，可以用干净纸巾或者手帕的一角挑出异物并且用温水将异物

冲出；如果异物不易取出，可以用干净纱布贴住眼睛，送医院诊治。

当异物刺入眼球时，切勿急于取出，应该先用纸杯、漏斗或者小的硬纸盒将眼睛和异物一块盖住，再用纱布盖住未受伤的眼睛，并用绷带缠住头部以固定纸杯和纱布，提醒学前儿童闭上双眼以减少受伤眼球的转动，同时送医院诊治。

当纸张、玩具或者手不小心划过眼睛，也会造成眼睛的极端疼痛，并且会不断流泪。此时，保教人员应该用纱布盖住学前儿童的双眼，并且带其就医。

化学物品灼伤学前儿童的眼睛时，应该迅速让其将头转向患处并倾斜，并用大量温水冲洗眼睛，至少冲洗15分钟，同时，送医院救治。

（七）骨折的急救措施

骨折主要有两种，一种是骨折部位的皮肤没有破裂的皮下骨折（封闭性骨折），另一种是皮肤破裂出血，甚至骨骼鼓出的开放性骨折。

如果将骨折误认为是磕碰或者扭伤而未采取急救措施，延误治疗，可能延长治疗时间或者留下后遗症。因此，当学前儿童正在运动时感到身体某个部位疼痛，保教人员应该立刻检查疼痛的程度、肿胀情况，以及其是否能走动，判断其是否骨折。如果发现受伤学前儿童有以下症状，那么就能够基本确定为骨折。

（1）受伤部位剧烈、持久疼痛：骨折部位有跳疼感，活动或者按压该部位时疼痛加剧；敲打附近部位时，也会影响到骨折的部位。

（2）不能活动：手脚骨折时，稍微活动一下都会感到剧痛，也不能完全屈伸。

（3）骨头形状异常或者畸形：骨骼折断，从正常部位鼓出后，皮肤上会出现鼓起或者坑洼，用手触摸时非常明显。手脚骨折时，折断的一侧也可能比健康的一侧短。

（4）骨头突出体外：开放式骨折能够看到断骨外露。

（5）肿胀：内出血，并开始肿胀。学前儿童多发生骨膜不破裂的不完全骨折，肿胀较少。

（6）骨骼活动异常：骨骼没有完全折断时，平时不能动的部位可能会错位移动；折断的骨骼会相碰发出"咯吱咯吱"的声音。

（7）全身的休克症状：骨折程度严重时，会发生轻度休克现象，脸色苍白、出冷汗、呼吸和脉搏变弱。

（8）受伤部位周围的肤色异于平时。

一旦确定为骨折后，应该尽快采取以下急救措施，然后送医院接受诊治。

（1）不要轻易搬动受伤的学前儿童，尤其是背部或者颈部受伤时更应如此，否则会损伤脊椎。骨折后如果强行脱下衣物有可能使骨折进一步恶化，必要时要用剪刀剪开衣物。

（2）如果有伤口，应该先做处理。如果骨折部位有伤口流血（开放性骨折），首先要处理伤口，但不可以清洗伤口，只需要用消毒纱布盖住伤口并敷上纱布，再用毛毯或者坐垫固定，但是不能触及伤口。

（3）选择长短、粗细合适的夹板，缠绕上纱布或者绷带。夹板可以用临时卷起的杂志、毯子、尺、伞、木板或者厚纸板代替，长度应为骨折部位上下关节之间的距离，宽度比骨折处最细的部位宽。如果夹板直接接触皮肤产生疼痛的话，可以先用毛巾或者纱布包好夹板后再使用。

（4）用绷带固定夹板。缠绕绷带时不需要重叠。只要使夹板不移动即可。不要绷得太紧，否则会有不良影响。注意绷带结不要打在伤处。膝盖或者踝部可以塞入折叠的毛巾来固定。

（5）让学前儿童保持温暖，并仔细观察是否有休克现象。可以将固定夹板的位置用枕头垫高，并且用冰袋敷于患处止痛，同时送医院就诊。

（八）扭伤的急救措施

扭伤是关节附近的肌肉组织所受的伤，通常采用 RICE（rest、ice、compression、elevation）急救措施：

（1）rest（制动）。学前儿童受伤后，往往会心神不定，乱动会引起肿胀甚至出血，因此，成人应该陪同在其身边，使其尽量保持安静，不再活动，让伤处得到充分的休息，并且当场采取治疗。

（2）ice（冷敷）。冷敷伤处可以达到收缩血管和抑制疼痛、内出血、肿胀的作用。将装入冰的塑料袋或者专用冰袋直接敷于伤处，保持15～30分钟静止不动。如果直接冷敷太凉，可以将冰袋垫在袜子或运动服上，或包在毛巾里。

（3）compression（压迫）。用绷带或者布袋缠绕、压迫伤处，可以抑制内出血、肿胀，减少疼痛。可以将绷带缠绕在冰袋上稍稍缠紧，避免过紧缠绕，防止血液循环不畅而压迫神经。如果被缠绕的伤处附近失去血色或者开始麻痹，应将绷带缠松一些。

（4）elevation（抬高）。将伤处置于高于心脏处，可以避免血液大量流向伤处，抑制疼痛、内出血和肿胀。如果伤到了脚，可以在脚下垫上坐垫，使伤处高过心脏处。

通常情况下，骨折和扭伤往往很难区分，保教人员可以根据骨折的判断指标加以确定，一旦确定为骨折，便不能随意搬动，必须冷敷伤处，固定后去医院救治。

五、伤害发生后的转运

学前儿童伤害发生后病情严重者需要及时转运，快速、正确的转运工作，有助于学前儿童得到及时救助。

（一）保持镇静，保护好现场，及时拨打急救电话

遇到伤害时，不要慌张，要保持镇静、保护好现场，及时拨打急救电话120。可以给急救中心打电话叫救护车，在没有急救中心或救护站的城镇，可以直接给医院急诊室或医院总值班室打电话叫救护车。

简明扼要地介绍患儿的主要病情，要详细告知急救人员患儿的姓名、性别、年龄、地址（街道、门牌号码、附近标志）和家长（看护者）姓名。打完电话后，最好安排一个人在路口或者路旁等救护车。

当发生伤害，而现场没有其他人可以帮忙时，应向周围大声呼救，请求他人帮忙或设法联系有关部门，不要单独留下患儿无人照管。

（二）转运前的注意事项

在周围环境不危及生命时，一般不要随便搬动患儿。暂时不要给患儿喝任何饮料，也不要让其进食。

转运前要做到固定骨折的肢体、控制出血、包扎好伤口、固定颈部及脊柱、做心肺复苏。对于呼吸困难、窒息和心脏暴动或停顿的患儿，将其置于后仰位，托其下颌，使呼吸道通畅，同时实施人工呼吸、胸外心脏按压等心肺复苏操作，进行原地抢救。

遇到严重事故、灾害或中毒时，除急救呼叫外，还应立即向有关政府部门（如卫生部门、防疫部门、公安部门等）报告，说明现场在什么地方、患儿有多少、伤情如何、做过什么处理等。

（三）转运时的注意事项

搬运患儿时切忌将患儿从地上随意抱起，尽量保持平卧位，急救人员位于患儿一侧，双手平铺从患儿身体下方托起，平抬平放。尽可能将患儿置于急救担架上，也可用木板替代。最好用救护车转运受伤学前儿童，若用普通车辆转运应保持途中患儿平卧，避免震荡及颠簸。不要喝水、吃东西，因为外伤后急诊手术需要禁食6小时、禁水4小时，尤其是患儿多采用全身麻醉方法，要保证胃处于排空状态。采

取仰卧位,头部不垫枕头,昏迷患儿应让其头偏向一侧,防止呕吐窒息,不要让患儿坐着或站立;随时清除患儿口腔、鼻腔内呕吐物和分泌物,以防误吸。

单元回顾

⊙ 单元小结

本单元的内容是学前儿童伤害与安全防护,主要内容有伤害的内涵与分类;学前儿童发生伤害的原因,包括生源性因素(年龄、性别、心理特征)、家庭因素(家庭经济状况、家庭关系)、社会环境因素(立法、产品)和托幼机构因素(安全措施、保教人员的师德和安全防范能力)。学前儿童伤害的预防部分,强调了伤害的发生具有不可预知性的观念,明确指出伤害的发生、分布及危险因素具有一定的规律性,为判断和预防伤害提供了重要的理论基础。在此基础上,本单元围绕伤害的发生、分布和危险因素等介绍了跌落、窒息、交通相关损伤、溺水、烫伤等学前儿童常见伤害的预防措施。本单元还介绍了学前儿童伤害发生后的急救措施的内容,包括急救的基本原则,常见创伤的急救措施等,以及意外伤害发生后的转运。

⊙ 案例分析

学前儿童从高处跳下没有"受伤",有伤害吗?

户外自主体育活动中,教师鼓励学前儿童自己搭高,从高处跳下。有的学前儿童从高的梯凳上跳下,有的学前儿童从1米多高的油桶跳下;有的学前儿童能大胆跳下,有的学前儿童登上高台后面露怯色。教师鼓励学前儿童大胆跳下,并为跳下的学前儿童鼓掌。从高处跳下来的学前儿童一个个落地动作变形,失去平衡,摔倒在体操垫上。

分析:

从表面上看,学前儿童没有损伤,但是实际上这给学前儿童的身心带来了伤害。3~6岁学前儿童的骨骼正处于骨化过程中,当其从高处向下跳双脚落地时,身体对地面产生的加速度冲击力立刻会转化成一股强大的反作用力,沿着学前儿童的双脚依次冲击小腿、大腿、骨盆、脊椎、内脏、颈椎,最终到达头部。如果这种反作用力超过学前儿童的承受能力,就会对其健康成长造成不利的影响。"从高处往下跳"的高度、强度严重超出学前儿童的身体承受能力,也会使其产生恐惧、拒绝等消极情绪,不利于学前儿童心理健康。

有幼儿园教师认为：不断增加难度的运动有助于培养学前儿童的勇敢精神和应对突发事件的能力。这种说法似是而非，因为盲目的挑战会使学前儿童产生一种虚高的勇气和能力感。当没有成人、没有海绵垫之类的安全地垫的保护时，他们会不会也"勇敢""自信"地从窗台、楼梯、围墙等高处往下跳，从而发生意外事故？从这个意义上讲，幼儿园的体育教学活动要与学前儿童的实际发展水平和现实生活相联系，盲目地提高运动难度很容易导致学前儿童对现实生活中的危险情境和自我保护能力做出错误判断，从而发生意外事故。对此，我们绝不能掉以轻心。

⊙ 拓展阅读

[1] 中国疾病预防控制中心慢性非传染性疾病预防控制中心，全球儿童安全组织. 儿童出行安全[M]. 北京：人民卫生出版社，2013.

[2] 王临虹. 爱，从安全做起，儿童伤害预防指导：儿童乘车安全[M]. 北京：人民卫生出版社，2014.

[3] 里贝克. 儿童急救：应急指南[M]. 澄泉，译. 北京：求真出版社，2013.

⊙ 巩固与练习

一、名词解释

1. 伤害
2. 急救

二、简答题

1. 学前儿童伤害的主要类型是什么？如何预防？
2. 学前儿童伤害发生后主要判断什么？
3. 学前儿童发生窒息后如何急救？
4. 学前儿童流鼻血后如何急救？
5. 如何对发生伤害的学前儿童进行转运？

三、论述题

1. 结合实例说明如何在托幼机构预防学前儿童伤害的发生。
2. 结合实例说明学前儿童发生伤害后托幼机构如何进行转运。

参考文献

[1] 王雁．学前儿童卫生与保健［M］．北京：中央广播电视大学出版社，2010．

[2] 王练．学前卫生学［M］．北京：高等教育出版社，2014．

[3] 潘建萍，柳倩．学前儿童健康教育［M］．上海：华东师范大学出版社，2008．

[4] 梁雅珠，陈欣欣．幼儿园保育工作手册［M］．北京：人民教育出版社，2016．

[5] 张徽．幼儿卫生与保健［M］．上海：华东师范大学出版社，2014．

[6] 周梅林．保育员：基础知识［M］．北京：中国劳动社会保障出版社，2003．

[7] 张亚妮，王瑜．幼儿园保育员胜任能力十五讲［M］．北京：清华大学出版社，2020．

[8] 刘妤，闫学明．幼儿园保健医工作指南［M］．北京：北京师范大学出版社，2017．

[9] 赵丽丽．幼儿卫生与保健［M］．北京：中国劳动社会保障出版社，2006．

[10] 李季湄，冯晓霞．《3—6岁儿童学习与发展指南》解读［M］．北京：人民教育出版社，2013．

[11] 周念丽．学前儿童心理健康与教育［M］．北京：中国人民大学出版社，2019．

[12] 华炜．学前儿童心理健康教育［M］．北京：中国人民大学出版社，2015．

[13] 张祯．幼儿问题行为识别与应对［M］．上海：华东师范大学出版社，2016．

[14] 张劲松．学前儿童心理健康指导［M］．上海：复旦大学出版社，2013．

[15] 张兰香，潘秀萍．学前儿童卫生与保健［M］．北京：北京师范大学出版社，2011．

[16] 麦少美,高秀欣. 学前卫生学 [M]. 2版. 上海:复旦大学出版社,2009.

[17] 朱家雄. 学前儿童心理卫生与辅导 [M]. 长春:东北师范大学出版社,2003.

[18] 陈帼眉,庞丽娟,冯晓霞. 学前儿童发展心理学 [M]. 北京:北京师范大学出版社,2013.

[19] 金星明. 儿童饮食行为问题 [J]. 中国儿童保健杂志,2008 (6):251-252.

[20] 杨显君,江逊,张玉海,等. 学龄前儿童饮食行为量表的编制与评价 [J]. 中国儿童保健杂志,2012 (8):682-683.

[21] FRANZONI E, FRACASSO A, PELIEEIARI A, et al. The refusal of food in childhood: from our clinical experience to an evaluation of recent diagnostic classifications [J]. Eat weight discord, 2010, 15 (1-2): 81-85.

[22] BORSE N N, GILCHRIST J, DELLINGER A M. CDC childhood injury report: patterns of unintentional injuries among 0-19 year olds in the United States, 2000—2006 [R]. Atlanta, GA: U. S. Department of Health and Human Service Centers for Disease Control and Prevention, 2008.

[23] BANERJEE T D, MIDDLETON F, Faraone SV. Environmental risk factors for attention-deficit hyperactivity disorder [J]. Acta paediatr, 2007 (9): 1269-1274.

[24] EDWARDS P, GREEN J, LACHOWYCZ K, et al. Serious injuries in children: variation by area deprivation and settlement type [J]. Arch dis child, 2008, 93 (6): 485-489.

附录1 儿童入园（所）健康检查表

姓名		性别		年龄		出生日期	年 月 日		
既往病史	1. 先天性心脏病　2. 癫痫　3. 高热惊厥　4. 哮喘　5. 其他								
过敏史				儿童家长确认签名					
体格检查	体重	kg	评价		身长(高)	cm	评价		皮肤	
	眼	左	视力	左	耳	左	口腔	牙齿数	
		右		右		右		龋齿数	
	头颅		胸廓		脊柱四肢		咽部		
	心肺		肝脾		外生殖器		其他		
辅助检查	血红蛋白（Hb）			丙氨酸氨基转移酶（ALT）				
	其他								
检查结果				医生意见					

医生签名：　　　　　　　　　　检查单位：
体检日期：　年　月　日　　　　（检查单位盖章）

239

附录2 0~18岁儿童青少年身高、体重百分位数值表

0~18岁儿童青少年身高、体重百分位数值表(男)

年龄	3rd 身高/cm	3rd 体重/kg	10th 身高/cm	10th 体重/kg	25th 身高/cm	25th 体重/kg	50th 身高/cm	50th 体重/kg	75th 身高/cm	75th 体重/kg	90th 身高/cm	90th 体重/kg	97th 身高/cm	97th 体重/kg
出生	47.1	2.62	48.1	2.83	49.2	3.06	50.4	3.32	51.6	3.59	52.7	3.85	53.8	4.12
2月	54.6	4.53	55.9	4.88	57.2	5.25	58.7	5.68	60.3	6.15	61.7	6.59	63.0	7.05
4月	60.3	5.99	61.7	6.43	63.0	6.90	64.6	7.45	66.2	8.04	67.6	8.61	69.0	9.20
6月	64.0	6.80	65.4	7.28	66.8	7.80	68.4	8.41	70.0	9.07	71.5	9.70	73.0	10.37
9月	67.9	7.56	69.4	8.09	70.9	8.66	72.6	9.33	74.4	10.06	75.9	10.75	77.5	11.49
12月	71.5	8.16	73.1	8.72	74.7	9.33	76.5	10.03	78.4	10.83	80.1	11.58	81.8	12.37
15月	74.4	8.68	76.1	9.27	77.8	9.91	79.8	10.68	81.8	11.51	83.6	12.30	85.4	13.15
18月	76.9	9.19	78.7	9.81	80.6	10.48	82.7	11.29	84.8	12.16	86.7	13.01	88.7	13.90
21月	79.5	9.71	81.4	10.37	83.4	11.08	85.6	11.93	87.9	12.86	90.0	13.75	92.0	14.70
2岁	82.1	10.22	84.1	10.90	86.2	11.65	88.5	12.54	90.9	13.51	93.1	14.46	95.3	15.46
2.5岁	86.4	11.11	88.6	11.85	90.8	12.66	93.3	13.64	95.9	14.70	98.2	15.73	100.5	16.83
3岁	89.7	11.94	91.9	12.74	94.2	13.61	96.8	14.65	99.4	15.80	101.8	16.92	104.1	18.12
3.5岁	93.4	12.73	95.7	13.58	98.0	14.51	100.6	15.63	103.2	16.86	105.7	18.08	108.1	19.38
4岁	96.7	13.52	99.1	14.43	101.4	15.43	104.1	16.64	106.9	17.98	109.3	19.29	111.8	20.71
4.5岁	100.0	14.37	102.4	15.35	104.8	16.43	107.7	17.75	110.5	19.22	113.1	20.67	115.7	22.24
5岁	103.3	15.26	105.8	16.33	108.4	17.52	111.3	18.98	114.2	20.61	116.9	22.23	119.6	24.00
5.5岁	106.4	16.09	109.0	17.26	111.7	18.56	114.7	20.18	117.7	21.98	120.5	23.81	123.3	25.81
6岁	109.1	16.80	111.8	18.06	114.6	19.49	117.7	21.26	120.9	23.26	123.7	25.29	126.6	27.55
6.5岁	111.7	17.53	114.5	18.92	117.4	20.49	120.7	22.45	123.9	24.70	126.9	27.00	129.9	29.57
7岁	114.6	18.48	117.6	20.04	120.6	21.81	124.0	24.06	127.4	26.66	130.5	29.35	133.7	32.41

附录2　0～18岁儿童青少年身高、体重百分位数值表

续表

年龄	3rd 身高/cm	3rd 体重/kg	10th 身高/cm	10th 体重/kg	25th 身高/cm	25th 体重/kg	50th 身高/cm	50th 体重/kg	75th 身高/cm	75th 体重/kg	90th 身高/cm	90th 体重/kg	97th 身高/cm	97th 体重/kg
7.5岁	117.4	19.43	120.5	21.17	123.6	23.16	127.1	25.72	130.7	28.70	133.9	31.84	137.2	35.45
8岁	119.9	20.32	123.1	22.24	126.3	24.46	130.0	27.33	133.7	30.71	137.1	34.31	140.4	38.49
8.5岁	122.3	21.18	125.6	23.28	129.0	25.73	132.7	28.91	136.6	32.69	140.1	36.74	143.6	41.49
9岁	124.6	22.04	128.0	24.31	131.4	26.98	135.4	30.46	139.3	34.61	142.9	39.08	146.5	44.35
9.5岁	126.7	22.95	130.3	25.42	133.9	28.31	137.9	32.09	142.0	36.61	145.7	41.49	149.4	47.24
10岁	128.7	23.89	132.3	26.55	136.0	29.66	140.2	33.74	144.4	38.61	148.2	43.85	152.0	50.01
10.5岁	130.7	24.96	134.5	27.83	138.3	31.20	142.6	35.58	147.0	40.81	150.9	46.40	154.9	52.93
11岁	132.9	26.21	136.8	29.33	140.8	32.97	145.3	37.69	149.9	43.27	154.0	49.20	158.1	56.07
11.5岁	135.3	27.59	139.5	30.97	143.7	34.91	148.4	39.98	153.1	45.94	157.4	52.21	161.7	59.40
12岁	138.1	29.09	142.5	32.77	147.0	37.03	151.9	42.49	157.0	48.86	161.5	55.50	166.0	63.04
12.5岁	141.1	30.74	145.7	34.71	150.4	39.29	155.6	45.13	160.8	51.89	165.5	58.90	170.2	66.81
13岁	145.0	32.82	149.6	37.04	154.3	41.90	159.5	48.08	164.8	52.21	169.5	62.57	174.2	70.83
13.5岁	148.8	35.03	153.3	39.42	157.9	44.45	163.0	50.85	168.1	58.21	172.7	65.80	177.2	74.33
14岁	152.3	37.36	156.7	41.80	161.0	46.90	165.9	53.37	170.7	60.83	175.1	68.53	179.4	77.20
14.5岁	155.3	39.53	159.4	43.94	163.6	49.00	168.2	55.43	172.8	62.86	176.9	70.55	181.0	79.24
15岁	157.5	41.43	161.4	45.77	165.4	50.75	169.8	57.08	174.2	64.40	178.2	72.00	182.0	80.60
15.5岁	159.1	43.05	162.9	47.31	166.7	52.19	171.0	58.39	175.2	65.57	179.1	73.03	182.8	81.49
16岁	159.9	44.28	163.6	48.47	167.4	53.26	171.6	59.35	175.8	66.40	179.5	73.73	183.2	82.05
16.5岁	160.5	45.30	164.2	49.42	167.9	54.13	172.1	60.12	176.2	67.05	179.9	74.25	183.5	82.44
17岁	160.9	46.04	164.5	50.11	168.2	54.77	172.3	60.68	176.4	67.51	180.1	74.62	183.7	82.70
18岁	161.3	47.01	164.9	51.02	168.6	55.60	172.7	61.40	176.7	68.11	180.4	75.08	183.9	83.00

注：①根据2005年九省/市儿童体格发育调查数据研究制定　参考文献：中华儿科杂志，2009年7期
②3岁以前为身长

首都儿科研究所生长发育研究室　制作

0~18岁儿童青少年身高、体重百分位数值表（女）

年龄	3rd 身高/cm	3rd 体重/kg	10th 身高/cm	10th 体重/kg	25th 身高/cm	25th 体重/kg	50th 身高/cm	50th 体重/kg	75th 身高/cm	75th 体重/kg	90th 身高/cm	90th 体重/kg	97th 身高/cm	97th 体重/kg
出生	46.6	2.57	47.5	2.76	48.6	2.96	49.7	3.21	50.9	3.49	51.9	3.75	53.0	4.04
2月	53.4	4.21	54.7	4.50	56.0	4.82	57.4	5.21	58.9	5.64	60.2	6.06	61.6	6.51
4月	59.1	5.55	60.3	5.93	61.7	6.34	63.1	6.83	64.6	7.37	66.0	7.90	67.4	8.47
6月	62.5	6.34	63.9	6.76	65.2	7.21	66.8	7.77	68.4	8.37	69.8	8.96	71.2	9.59
9月	66.4	7.11	67.8	7.58	69.3	8.08	71.0	8.69	72.8	9.36	74.3	10.01	75.9	10.71
12月	70.0	7.70	71.6	8.20	73.2	8.74	75.0	9.40	76.8	10.12	78.5	10.82	80.2	11.57
15月	73.2	8.22	74.9	8.75	76.6	9.33	78.5	10.02	80.4	10.79	82.2	11.53	84.0	12.33
18月	76.0	8.73	77.7	9.29	79.5	9.91	81.5	10.65	83.6	11.46	85.5	12.25	87.4	13.11
21月	78.5	9.26	80.4	9.86	82.3	10.51	84.4	11.30	86.6	12.17	88.6	13.01	90.7	13.93
2岁	80.9	9.76	82.9	10.39	84.9	11.08	87.2	11.92	89.6	12.84	91.7	13.74	93.9	14.71
2.5岁	85.2	10.65	87.4	11.35	89.6	12.12	92.1	13.05	94.6	14.07	97.0	15.08	99.3	16.16
3岁	88.6	11.50	90.8	12.27	93.1	13.11	95.6	14.13	98.2	15.25	100.5	16.36	102.9	17.55
3.5岁	92.4	12.32	94.6	13.14	96.8	14.05	99.4	15.16	102.0	16.38	104.4	17.59	106.8	18.89
4岁	95.8	13.10	98.1	13.99	100.4	14.97	103.1	16.17	105.7	17.50	108.2	18.81	110.6	20.24
4.5岁	99.2	13.89	101.5	14.85	104.0	15.92	106.7	17.22	109.5	18.66	112.1	20.10	114.7	21.67
5岁	102.3	14.64	104.8	15.68	107.3	16.84	110.2	18.26	113.1	19.83	115.7	21.41	118.4	23.14
5.5岁	105.4	15.39	108.0	16.52	110.6	17.78	113.5	19.33	116.5	21.06	119.3	22.81	122.0	24.72
6岁	108.1	16.10	110.8	17.32	113.5	18.68	116.6	20.37	119.7	22.27	122.5	24.19	125.4	26.30
6.5岁	110.6	16.80	113.4	18.12	116.2	19.60	119.4	21.44	122.7	23.51	125.6	25.62	128.6	27.96
7岁	113.3	17.58	116.2	19.01	119.2	20.62	122.5	22.64	125.9	24.94	129.0	27.28	132.1	29.89
7.5岁	116.0	18.39	119.0	19.95	122.1	21.71	125.6	23.93	129.1	26.48	132.3	29.08	135.5	32.01
8岁	118.5	19.20	121.6	20.89	124.9	22.81	128.5	25.25	132.1	28.05	135.4	30.95	138.7	34.23
8.5岁	121.0	20.05	124.2	21.88	127.6	23.99	131.3	26.67	135.1	29.77	138.5	33.00	141.9	36.69
9岁	123.3	20.93	126.7	22.93	130.2	25.23	134.1	28.19	138.0	31.63	141.6	35.26	145.1	39.41
9.5岁	125.7	21.89	129.3	24.08	132.9	26.61	137.0	29.87	141.1	33.72	144.8	37.79	148.5	42.51
10岁	128.3	22.98	132.1	25.36	135.9	28.15	140.1	31.76	144.4	36.05	148.2	40.63	152.0	45.97
10.5岁	131.1	24.22	135.0	26.80	138.9	29.84	143.3	33.80	147.7	38.53	151.6	43.61	155.6	49.59
11岁	134.2	25.74	138.2	28.53	142.2	31.81	146.6	36.10	151.1	41.24	155.2	46.78	159.2	53.33
11.5岁	137.2	27.43	141.2	30.39	145.2	33.86	149.7	38.40	154.1	43.85	158.2	49.73	162.1	56.67

续表

年龄	3rd 身高/cm	3rd 体重/kg	10th 身高/cm	10th 体重/kg	25th 身高/cm	25th 体重/kg	50th 身高/cm	50th 体重/kg	75th 身高/cm	75th 体重/kg	90th 身高/cm	90th 体重/kg	97th 身高/cm	97th 体重/kg
12 岁	140.2	29.33	144.1	32.42	148.0	36.04	152.4	40.77	156.7	46.42	160.7	52.49	164.5	59.64
12.5 岁	142.9	31.22	146.6	34.39	150.4	38.09	154.6	42.89	158.8	48.60	162.6	54.71	166.3	61.86
13 岁	145.0	33.09	148.6	36.29	152.2	40.00	156.3	44.79	160.3	50.45	164.0	56.46	167.6	63.45
13.5 岁	146.7	34.82	150.2	38.01	153.7	41.69	157.6	46.42	161.6	51.97	165.1	57.81	168.6	64.55
14 岁	147.9	36.38	151.3	39.55	154.8	43.19	158.6	47.83	162.4	53.23	165.9	58.88	169.3	65.36
14.5 岁	148.9	37.71	152.2	40.84	155.6	44.43	159.4	48.97	163.1	54.23	166.5	59.70	169.8	65.93
15 岁	149.5	38.73	152.8	41.83	156.1	45.36	159.8	49.82	163.5	54.96	166.8	60.28	170.1	66.30
15.5 岁	149.9	39.51	153.1	42.58	156.5	46.06	160.1	50.45	163.8	55.49	167.1	60.69	170.3	66.55
16 岁	149.8	39.96	153.1	43.01	156.4	46.47	160.1	50.81	163.8	55.79	167.1	60.91	170.3	66.69
16.5 岁	149.9	40.29	153.2	43.32	156.5	46.76	160.2	51.07	163.8	56.01	167.1	61.07	170.4	66.78
17 岁	150.1	40.44	153.4	43.47	156.7	46.90	160.3	51.20	164.0	56.11	167.3	61.15	170.5	66.82
18 岁	150.4	40.71	153.7	43.73	157.0	47.14	160.6	51.41	164.2	56.28	167.5	61.28	170.7	66.89

注：①根据2005年九省/市儿童体格发育调查数据研究制定　参考文献：中华儿科杂志，2009年7期
②3岁以前为身长

首都儿科研究所生长发育研究室 制作